仁济泌尿临床手册

Handbook of Clinical Urology Techniques in
Shanghai Renji Hospital

主编　黄翼然　薛　蔚

上海科学技术出版社

图书在版编目（ＣＩＰ）数据

仁济泌尿临床手册 / 黄翼然主编. -- 上海 ：上海
科学技术出版社，2023.1
ISBN 978-7-5478-5812-7

Ⅰ. ①仁⋯ Ⅱ. ①黄⋯ Ⅲ. ①泌尿系统疾病－诊疗－
手册 Ⅳ. ①R69-62

中国版本图书馆CIP数据核字(2022)第153517号

仁济泌尿临床手册

主编　黄翼然　薛　蔚

上海世纪出版(集团)有限公司 出版、发行
上 海 科 学 技 术 出 版 社
（上海市闵行区号景路159弄A座9F-10F）
邮政编码201101　www.sstp.cn
上海盛通时代印刷有限公司印刷
开本　787×1092　1/32　印张 14.5
字数　300千字
2023年1月第1版　2023年1月第1次印刷
ISBN 978-7-5478-5812-7 / R·2572
定价：58.00元

本书如有缺页、错装或坏损等严重质量问题，请向印刷厂联系调换

内容提要

本书是聚焦泌尿科临床主要问题和重点问题,基于经典泌尿科专科书籍及国际和国内临床指南,结合上海交通大学医学院附属仁济医院(简称"仁济医院")泌尿科临床实践的认识与经验,形成的一本实用性和可操作性强的临床手册。本书囊括了泌尿科常用检查和操作、泌尿系统肿瘤、泌尿系统结石、男科疾病、肾移植、泌尿生殖系统畸形及泌尿科急诊等内容。同时采用条目化编写方式,便于读者理解掌握。本书的读者对象是泌尿科的专科医师。本书通过聚焦临床主要问题和重点问题,并由有经验的医师按照看病治病的思路编纂,为临床医生在专科或亚专科疾病的诊断与治疗中提供临床思路和处理原则,更好地为患者服务。

致 谢

上海永达公益基金会·仁济医院·翼然教育基金会

"医生培训计划"项目资助

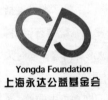

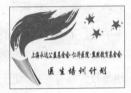

编者名单

主 编

黄翼然　薛 蔚

编 委

(按姓氏拼音排序)

薄隽杰	曹 明	陈 奇	陈海戈	陈勇辉	迟辰斐	董柏君
杜柘彬	方伟林	皋 源	胡 炯	黄吉炜	黄翼然	姜心诚
蒋 晨	金 迪	冷 静	李 敏	李方舟	李佳怡	李震东
刘 炜	刘东明	刘毅东	卢慕峻	吕坚伟	吕向国	潘家骅
邱 丰	沙建军	孙 杰	王 荀	王鸿祥	吴广宇	吴小荣
夏 磊	夏盛强	谢少伟	徐云泽	宣寒青	薛 蔚	杨国良
叶惟靖	应 亮	袁晓东	翟 炜	张 进	张 明	张连华
张瑞赟	周 翔	周立新	朱寅杰			

黄翼然教授简介

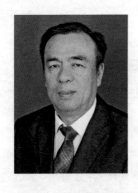

医学硕士、主任医师、二级教授、博士研究生导师,我国著名泌尿科专家。曾任中华医学会男科学分会副主任委员、中华医学会泌尿外科分会常委、上海市医学会男科专科分会主任委员、上海市专科医师培训泌尿外科专家组组长、上海市男科学研究所所长,以及上海交通大学医学院附属仁济医院副院长、泌尿科主任。

长期从事泌尿生殖系统肿瘤的临床诊疗工作,特别在 von Hippel-Lindau 病和遗传性肾癌诊治、肾脏肿瘤保留肾单位手术、肾癌伴腔静脉瘤栓的手术和解剖性耻骨后前列腺癌根治术等方面有深厚造诣。主要从事肾细胞癌和前列腺癌的基础和临床研究,作为项目负责人主持国家自然科学基金 6 项、省部级课题 11 项。以第一作者或通讯作者发表 SCI 论文 30 余篇,培养博士和硕士研究生共 40 名。主编《泌尿外科手术并发症的预防与处理》《临床肾脏肿瘤学》,参与编写《吴阶平泌尿外科学》等著作。1998 年入选上海市卫生系统百名跨世纪优秀学科带头人;2004 年获上海市"十佳医生"称号和首届上海第二医科大学校长奖；2006年荣获上海市"五一劳动奖章"；2007年获泌尿外科最高荣誉"吴阶平医学奖"；作为第一完成人荣获2014年上海医学科技奖一等奖、2015年教育部科学技术进步奖一等奖和2016年华夏医学科技奖二等奖。

2015年，黄翼然教授率先捐资50万元发起成立上海交通大学医学院"翼然教育基金"，旨在利用上海交通大学医学院附属仁济医院泌尿科的学科优势，建立临床重要诊疗技术培训、专科护理培训和科室管理培训的平台，提高基层医疗机构尤其是贫困地区泌尿科的临床诊治水平，培养泌尿科专科医师，更好地造福患者。目前已募集资金超过500万元，资助近30名来自云南、新疆、内蒙古等8个省和自治区15家基层医疗机构的泌尿科医师来沪进修，在超过10家基层医院建立"翼然教育助飞项目"，调研考察5个贫困地区，联合举办各类学术会议10余场。该项目荣获2018年度上海市教卫工作党委系统"十佳好人好事"。

前　言

　　近二十年来,泌尿科的临床发展日新月异,在常规临床知识和操作的基础上,大量的科学研究成果被临床接受和应用。我们认为有必要编写一本有关泌尿科基础与进展结合的手册,以规范和指导学科临床实践。

　　已故著名的泌尿科江鱼教授于20世纪80年代主编的中国第一本《泌尿外科手册》,曾指导许多临床医师学习和掌握泌尿科基础知识和技能。《仁济泌尿临床手册》则聚焦于泌尿科临床主要问题和重点问题,依据仁济医院泌尿科各亚专业、重要专病临床诊断与处理经验,按照临床医师看病治病的思路,参考经典泌尿科专科书籍和国际国内临床指南、专家共识和规范,以实用性和可操作性为特色。例如,在"泌尿科急诊"一章,我们对严重上尿路感染、严重血尿、上尿路梗阻性肾功能衰竭等临床难点,梳理出一套诊断、鉴别诊断及处理思路。

　　本书每个章节都由亚专业组负责编写,经过科室讨论,并经有经验的临床医师审核,以期为泌尿科的专科医师提供临床思路和处理原则。当然,《仁济泌尿临床手册》是仁济医院泌尿科的临床常规,内容上可能有不完整之处,需要通过与广大读者学习交流使手册得以更加完善。书中内容如有不当之处,欢迎同行批评指正。

目　录

第一章
泌尿科常用检查与操作

第一节　泌尿生殖系统疾病症状学

一、概述

- 从专业角度通过患者清晰或凌乱的叙述获取其主诉。
- 了解症状发生的时间、诱因,是间歇性或持续性,病史的时间。
- 得出症状严重程度、对生活的影响。若症状轻,可以随访观察;客观症状明显需药物或手术治疗,主观症状需加心理治疗。
- 症状相关的既往史和家族史。
- 从症状分析其病理生理机制,产生的可能原因,获得初步诊断,制订诊疗计划。

二、下尿路症状

1. 下尿路症状(lower urinary tract symptoms, LUTS)
(1)储尿期症状:尿频、尿急、夜尿增多、急迫性尿失禁。
(2)排尿期症状:排尿踌躇、尿线变细、间断排尿、腹压排尿、终末滴沥。

（3）排尿伴随症状：排尿疼痛、尿后滴沥、尿不尽感，以及伴随症状如发热、血尿、脓尿等。

2. 尿频、尿急、伴急迫性尿失禁　最常见于原发性膀胱过度活动症（overactive bladder, OAB），也是前列腺增生（benign prostatic hyperplasia, BPH）的早期症状。

3. 尿频与尿量关系　每次尿量少，表示膀胱容量减小或有膀胱逼尿肌过度活动；每次尿量正常或增多，则与进水量多或肾脏浓缩稀释功能下降相关。

4. 尿急　严重伴急迫性尿失禁多与膀胱逼尿肌过度活动相关，病因可包括下尿路梗阻、中枢神经损伤、肌源性疾病、下尿路感染。

5. 夜尿次数增多　每次尿量减少多与下尿路炎症刺激相关；每次尿量增加与代谢相关，如糖尿病的渗透性利尿、脑垂体功能异常所致的多尿症。

6. 尿频、尿急伴尿痛　与尿路感染相关。尿频、尿急伴膀胱区疼痛，排尿后改善，与膀胱小容量相关，常见于结核性小膀胱、间质性膀胱炎等。

7. 排尿困难，严重时出现尿潴留　主要包括三方面情况：① 膀胱出口以下梗阻，膀胱颈挛缩、良性前列腺增生症、尿道狭窄等。② 膀胱逼尿肌功能下降，包括长期梗阻膀胱逼尿肌失代偿、神经性膀胱、药物性膀胱收缩无力等。③ 膀胱逼尿肌与尿道括约肌不协调。正常生理排尿时，膀胱逼尿肌收缩，使膀胱内压力增大，尿道括约肌松弛，尿道阻力减小。此类患者膀胱逼尿肌收缩时尿道括约肌也收缩，出现排尿困难，多与精神因素相关。

8. 国际前列腺症状评分（international prostate symptom score, IPSS）　IPSS是下尿路症状严重程度的自我评分，分为轻度（0～7分）、中度（8～19分）和重度（20～35分）。IPSS是

临床治疗和随访的重要评价指标。

三、尿失禁

与尿道括约肌功能相关的尿失禁包括：压力性尿失禁、急迫性尿失禁、充盈性尿失禁与完全性尿失禁。

1. 压力性尿失禁　是指腹压增加或直立重力原因导致尿液不自主流出，有腹压增高与尿道关闭压减低两个因素。腹压增高条件下出现的尿失禁多与女性生产相关，而尿道关闭压下降导致的尿失禁多见于老年女性雌激素分泌减少，尿道黏膜萎缩导致的尿道关闭压下降；前列腺癌根治术后尿道外括约肌关闭压下降可导致站立漏尿，而睡眠时体神经支配的尿道外括约肌松弛导致睡眠时漏尿。

2. 急迫性尿失禁　压力性尿失禁常合并急迫性尿失禁，发生机制不同，处理方法不同，压力性尿失禁外科治疗可能加重急迫性尿失禁的症状，治疗时需综合考虑。

3. 充盈性尿失禁与完全性尿失禁　充盈性尿失禁是膀胱尿量增多，尿潴留，膀胱压力超过尿道压力，尿液不停溢出，夜间明显。完全性尿失禁是尿道括约肌功能完全消失，尿液不自主流出。前者下腹部可触及隆起的膀胱，B超显示膀胱内有大量残余尿，需留置导尿或耻骨上膀胱造瘘，后者膀胱空虚。

四、疼痛

1. 肾区疼痛　向上腹部、脐、睾丸或大阴唇放射，感染性为持续性疼痛，梗阻性为阵发性加重，伴胃肠道症状。

2. 输尿管疼痛　多为急性发作，继发于结石或血块梗阻，输尿管病变不会引起疼痛。上段输尿管梗阻绞痛与肾区疼痛相似,中段输尿管梗阻表现为下腹部疼痛向阴囊或阴唇放射,下段输尿管梗阻疼痛常伴尿道刺激征。

3. 膀胱疼痛　常见原因为急性尿潴留和膀胱炎,伴有排尿症状。慢性尿潴留无疼痛。

4. 前列腺炎症的疼痛　定位不清晰,常表现为会阴、腹股沟、睾丸、腰骶部、耻骨上区域疼痛不适,以及排尿症状。

5. 疲软阴茎疼痛　常与膀胱、尿道、包皮炎症相关,勃起阴茎疼痛与阴茎硬结症和阴茎持续勃起相关。

6. 睾丸疼痛　常见睾丸和附睾炎症,睾丸或睾丸附件扭转。

7. 临床关注点

(1) 泌尿系统器官引起疼痛常向下放射,邻近脏器的疼痛向上放射,如胆囊炎向右肩甲放射。

(2) 肾脏区疼痛特别注意与其他部位重要脏器的疾病鉴别,如左肾区疼痛与不典型心绞痛鉴别、腹主动脉夹层动脉瘤鉴别,这些疾病误诊可能危及生命。

(3) 输尿管梗阻引起的疼痛,如伴少尿、无尿为梗阻性肾衰竭,伴发热为梗阻继发感染,均需要输尿管插管引流,或经皮肾穿刺造瘘。

(4) 单侧睾丸疼痛必须首先排除睾丸扭转,时间是挽救病侧睾丸的关键。

(5) 必须理解器官牵涉痛,如睾丸疼痛常是前列腺炎症引起的牵涉痛,有时症状非常严重,可影响正常生活,但针对睾丸相关治疗是无价值的。

五、少尿与无尿

1. 诊断标准　每天尿量低于400 mL为少尿,低于100 mL为无尿。

2. 分类　少尿与无尿可分为肾前性、肾性、肾后性。

3. 处理　必须排除因尿道或输尿管梗阻引起的肾后性少尿、无尿。引流或尿流改道可以简单快速地挽救肾功能。

六、肉眼血尿

1. 临床表现与诊断要点

（1）肉眼血尿是泌尿科重要症状，首先要做尿常规，鉴别是血尿还是色素尿，是血尿还是溶血性的血红蛋白尿。

（2）需要关注血尿的颜色，是否伴血块及血块的形状。下尿路的血尿色鲜红，或洗肉水样；上尿路来源血尿多色深些，呈暗红色或酱油样。肾膀胱内血块溶解的血尿呈暗红色。下尿路来源血尿的血块常为片状，上尿路来源血尿的血块为细条状。

（3）血尿出现在排尿初段或排尿终末段或排尿全程血尿，可以反映病变达到部位。尿初血尿病变在尿道，终末血尿病变在后尿道和膀胱颈、膀胱三角区，全程血尿病变在膀胱及上尿路。

（4）血尿伴随的症状。无痛性肉眼全程血尿多是膀胱癌，少部分为输尿管癌、肾盂癌。先出现疼痛，后出现血尿多是结石所致。如果先出现血尿，后出现疼痛，可能是血块阻塞输尿管或尿道所致。血尿伴尿道刺激征多是下尿路的炎症所致，但是膀胱三角区、膀胱颈的浸润性癌也可以是尿道刺激征伴血尿。

（5）血尿患者的年龄与性别对血尿的诊断有一定帮助。中老年男性出现肉眼血尿多是癌肿所致，女性出现血尿多为感染所致，青少年出现血尿多为先天畸形病变所致。

2. 血尿的注意点

（1）血尿的严重程度与病变的严重程度不成正比，浸润性癌反而出血量不多。病变引起血尿持续的时间，间歇的时间差异很大,与病变程度也不成正比。

(2)对于任何肉眼血尿,特别是无痛性全程血尿,初诊时必须进行全面检查。原则上,检查应从上往下,从简单到复杂,先无创后有创,直到获得诊断依据。如果未获得明确诊断,需临床随访,每3~6个月复查一次,逐渐延长复诊时间。切记肉眼血尿一定有问题存在,不能主观判断。

(3)对于怀疑有前列腺疾病的出血,需直视下做膀胱镜,进入后尿道第一视野所见对判断前列腺疾病的血尿比较重要。对于肾盂肾盏小肿瘤,CT尿路成像(CT urography, CTU)的重建可能没有常规的排泄性尿路造影(intravenous pyelography, IVP)清晰,或需要有很好的CTU重建水平。输尿管软镜检查对确定诊断、获取病理非常重要。

(4)临床肉眼血尿原则上不做处理。只有血尿引起严重的贫血,血块阻塞尿路引起梗阻症状,或出血量大致生命体征不稳定,需外科治疗,或介入治疗,或输血支持等内科治疗。

(5)"不出血就是病好了"是患者思维误区,是患者耽误治疗的常见原因。见尿红,患者的精神压力很大。事实上,2 000 mL尿中滴几滴血就是肉眼血尿。血尿对身体的影响主要通过血红蛋白和血细胞比容判断。

(6)对于少数无法确定诊断的肉眼血尿,需长期随访。

七、浑浊尿

1. 尿混浊 尿常规正常。多为尿液碱性、磷酸盐沉淀所致,食用肉类或饮大量牛奶,尿混浊明显。尿液分析时滴醋酸酸化尿液后,尿液即可转清。

2. 脓尿 尿路感染所致的尿液里有大量白细胞,尿液呈混浊状。

3. 乳糜尿 尿乳糜试验阳性。

八、气尿

排尿时尿中含气体。多见于胃肠道与泌尿道瘘,偶尔见于尿路产气细菌感染。做泌尿道腔镜检查时带入气体也会排出气尿。

（黄翼然）

第二节 泌尿科实验室检查

一、常规检查项目

（一）尿常规检查

样本：尿液,多为随机尿。

1. 尿比重

（1）正常值：1.015～1.025。

（2）临床意义：评价肾脏浓缩功能的指标。比重升高见于急性肾小球肾炎、心力衰竭、脱水、糖尿病患者；比重降低见于慢性肾衰竭、尿崩症等。肾实质损伤而丧失浓缩功能时,尿比重固定在1.010 ± 0.003,形成低而固定的等渗尿。

2. 尿pH

（1）正常值：4.5～8.0。

（2）临床意义：评估机体酸碱平衡和电解质平衡情况。代谢性酸中毒、低钾代谢性碱中毒、慢性肾小球肾炎、痛风等尿液呈酸性；碱中毒、尿路感染、肾小管性酸中毒等尿液呈碱性。

3. 白细胞

（1）正常值：0～5/HP。

（2）临床意义：可见于泌尿系统感染，也可见于尿路上皮癌、肾移植后排斥反应、肾小球肾炎等，注意结合尿培养结果。

4. 红细胞

（1）正常值：0 ～ 3/HP。

（2）临床意义：血尿需要与血红蛋白尿、肌红蛋白尿鉴别。升高可见于泌尿系统损伤、结石、肿瘤等疾病。镜下血尿做相差显微镜检查确定血尿来源。

5. 上皮细胞

（1）正常值：0 ～ 5/HP。

（2）临床意义：升高可见于肾小管急性坏死性病变、肾移植术后1周内、肾移植排斥反应、慢性肾炎、泌尿系统炎症。

6. 尿亚硝酸盐

（1）正常值：阴性。

（2）临床意义：主要用于尿路感染的快速筛检。与大肠埃希菌、克雷伯杆菌、变形杆菌感染的相关性高，阳性结果表示有细菌存在，但应结合白细胞酯酶、尿沉渣显微镜检查结果综合分析。

7. 尿白细胞酯酶

（1）正常值：阴性。

（2）临床意义：诊断以中性粒细胞升高为主的泌尿系统感染。尿蛋白高或尿葡萄糖过高情况下会出现假阳性情况。

8. 尿蛋白质

（1）正常值：阴性。

（2）临床意义：肾脏疾病的诊断，病理性蛋白尿包括肾前性蛋白尿（浆细胞病、血管内溶血、急性肌肉损伤）、肾性蛋白尿（肾小球性蛋白尿、肾小管性蛋白尿、混合性蛋白尿）和肾后性蛋白尿（膀胱以下尿道炎症、结石、肿瘤及急性阑尾炎、慢性盆腔炎等泌尿系统邻近器官疾病）。

9. 尿葡萄糖

（1）正常值：阴性。

（2）临床意义：用于内分泌疾病的诊断，见于血糖超过肾糖阈，可分为代谢性、内分泌性、肾性等。

10. 尿酮体

（1）正常值：阴性。

（2）临床意义：用于糖代谢障碍和脂肪不完全氧化性疾病或状态的辅助诊断。阳性提示糖尿病酮症酸中毒的早期诊断。

11. 尿胆原

（1）正常值：阴性或弱阳性。

（2）临床意义：黄疸的诊断与鉴别诊断。溶血性黄疸的尿胆原呈强阳性，肝细胞性黄疸的尿胆原呈阳性，而胆汁淤积性黄疸的尿胆原呈阴性。

12. 尿胆红素

（1）正常值：阴性。

（2）临床意义：黄疸的诊断。尿胆红素阳性见于胆汁淤积性黄疸、肝细胞性黄疸，而溶血性黄疸为阴性。

13. 管型

（1）正常值：0 ～ 1/LP。

（2）临床意义：蛋白质、细胞及其崩解产物在肾小管、集合管内凝固而成的圆柱形蛋白凝聚体。当肾实质性病变时，透明管型增多，可见颗粒管型。肾脏感染时可见白细胞管型，化脓性感染时可见细菌管型，真菌感染时可见真菌管型。肾小球或肾小管出血时可见红细胞管型。肾小管病变时可见上皮细胞管型、脂肪管型，肾小管严重病变时可见蜡样管型，提示预后较差。肾炎反复发作、出血、血管坏死、肾移植排异反应时可见混合细胞管型。

（二）尿脱落细胞学检查

1. 样本　尿液，自行排尿的尿液、留置导尿的尿液、膀胱冲洗液、上尿路冲洗液和洗刷液,以及肠代膀胱收集的尿液。正常排尿的尿液,收集上次排尿后3～4 h的尿液,尿量25～100 mL。晨尿不能用。女性为防止阴道细胞混入尿液,送检中段尿液,或清洁导尿。膀胱冲洗液,生理盐水50 mL,注射器冲5～10次。

2. 正常值 未见异型细胞。

3. 临床意义 该检查适用于普查及初步诊断,用于尿路上皮癌(包括膀胱癌与上尿路上皮癌)的诊断。高级别尿路上皮癌和原位癌的阳性率较高。自行排尿的尿液获得的细胞量较少,细胞来源包括肾脏、输尿管、膀胱、尿道等。膀胱冲洗液获得的细胞量较多,细胞来自膀胱。对于上尿路肿瘤,可通过输尿管插管分侧采集上尿路尿液送检。对于不能明确诊断的,可进一步完善病理液基细胞学检查(表1-1)。

表1-1 病理液基细胞学检查

分　　级	诊 断 标 准
Ⅰ级	未见非典型或异型细胞
Ⅱ级	有非典型细胞,但无恶性象征
Ⅲ级	有可疑恶性细胞
Ⅳ级	有癌细胞
Ⅴ级	有癌细胞,形态典型

(三)尿液病原学检查

1. 样本 清洁中段尿。

2. 正常值 无细菌、真菌、抗酸杆菌生长。

3. 临床意义 一般用于明确泌尿系统感染的病原菌类型、

感染部位及敏感抗生素。

（1）尿液细菌检查：鉴定由各种致病菌引起的尿路感染。有致病菌或条件致病菌生长，革兰阳性球菌菌落计数 $\geq 10^4$ CFU/mL，提示尿路感染，革兰阴性菌菌落计数 $\geq 10^5$ CFU/mL即可认为有临床意义，$10^4 \sim 10^5$ CFU/mL提示可疑，需随访或结合临床分析。常见病原菌主要有大肠埃希菌、葡萄球菌、肠球菌等。对于反复发作的尿路感染及迁延不愈的尿路感染，推荐进行尿液细菌培养。

（2）尿液真菌检查：泌尿道致病真菌包括新型隐球菌、曲霉菌种、组织胞浆菌、芽生菌等，多与长期留置导管、长期应用广谱抗生素、免疫抑制状态、糖尿病有关。涂片找到真菌菌丝和孢子时，提示真菌感染。建议与细菌培养同时进行。

（3）尿液结核杆菌检查：24 h尿液浓缩做直接涂片抗酸染色后做抗酸杆菌检查，阳性率为50% ～ 70%。抗酸杆菌阳性不代表结核感染，需结合临床病史和体征参考。结核培养时间较长，需1 ～ 2个月才能得到结果，阳性率可达90%。

（4）药物敏感性测试：对于尿液培养建议常规做药物敏感性测试，为临床抗菌药物使用提供指导。

（四）尿相差显微镜检查

1. 样本　尿液（血尿）。

2. 正常值　阴性。

3. 临床意义　根据尿液红细胞的形态可将血尿分为3种，即均一性红细胞性血尿、非均一性红细胞性血尿和混合性血尿。

（1）均一性红细胞性血尿即非肾性血尿，即红细胞外形及大小正常，主要是肾小球以下部位和泌尿道毛细血管破裂出血，当畸形红细胞占红细胞总数不超过20%时，提示为非肾小球性血尿，此多为泌尿科医师需关注处理的。

（2）非均一性红细胞性血尿即肾性血尿，即尿液中的红细胞大小不一,是由于红细胞受到肾小球基底膜的挤压损伤,从而发生了形态改变。当畸形红细胞占红细胞总数的80%以上即可诊断为肾小球性血尿,需要肾内科医师诊治。

(3) 尿中畸形红细胞占红细胞总数的20%以上,但小于80%,则为混合性血尿。需要结合病史及辅助检查判断。

(五) 肾功能检查

1. 样本　静脉血。

2. 血肌酐(serum creatinine, Scr)

(1) 正常值: $44 \sim 133$ μmol/L。

(2) 临床意义:肌酐是肌酸代谢的终末产物,评估肾小球滤过能力的常用生化指标。当血肌酐 > 133 μmol/L时,说明肾脏出现损伤,已经发生肾功能不全。当血肌酐 > 186 μmol/L为肾功能损伤期, > 451 μmol/L为肾功能衰竭期, > 707 μmol/L为尿毒症期。

2. 血尿素氮(blood urea nitrogen, BUN)

(1) 正常值: $2.9 \sim 8.2$ mmol/L。

(2) 临床意义:尿素是体内氨基酸分解代谢的终末产物,不与血浆蛋白结合,主要经过肾小球滤过而从尿液中排泄。当BUN > 8.9 mmol/L(25 mg/dL)即可诊断为氮质血症。血尿素氮诊断肾功能不全的特异性较血肌酐差。

3. 尿酸

(1) 正常值: $155 \sim 428$ μmol/L

(2) 临床意义:尿酸是嘌呤代谢产物,尿量减少、尿pH下降、尿酸量增多均可导致尿酸结石的形成。可作为尿酸结石诊断的辅助诊断。

4. 胱抑素C

(1) 正常值: $0.47 \sim 1.06$ mg/L。

(2) 临床意义:胱抑素C能通过肾小球滤过膜。血中胱抑素C能自由地被肾小球滤过,在肾近曲小管上皮细胞被分解代谢,不能被肾小管重吸收和分泌,是一项理想的反映肾小球滤过功能的指标。当患者服用羟苯磺酸钙或维生素C等药物干扰肌酐测定时,可通过胱抑素C判断患者的肾功能。

二、泌尿生殖系统肿瘤

(一)前列腺肿瘤

1. 总前列腺特异性抗原(tPSA)、游离前列腺特异性抗原(fPSA)、fPSA/tPSA

(1)样本:静脉血。

(2)正常值:tPSA < 4.0 ng/mL,fPSA/tPSA > 0.16。

(3)临床意义:前列腺特异性抗原(prostate specific antigen, PSA)是前列腺上皮细胞直接分泌入前列腺导管系统的一种糖蛋白。tPSA > 10.0 ng/mL 时,应高度怀疑前列腺癌。tPSA 在 4~10 ng/mL 为灰区,需要结合 fPSA/tPSA 分析,fPSA/tPSA < 0.1 时,前列腺癌的可能性达56%。fPSA/tPSA > 0.16 为正常参考值。

PSA的升高还可见于前列腺增生、前列腺炎、急性尿潴留等非恶性病变,以及直肠指诊、膀胱镜检查、前列腺穿刺等操作后,但当相关因素去除后,PSA需大约1个月可趋于正常。因此,PSA的动态监测对疾病诊断具有重要意义。PSA除可以诊断前列腺癌之外,还可以作为观察手术效果和监测术后复发的手段。

2. 碱性磷酸酶

(1)样本:静脉血。

(2)正常值:45~125 U/L。

(3)临床意义:碱性磷酸酶(alkaline phosphatase, ALP)主要源自骨和肝脏,含数种同工酶。ALP诊断前列腺癌的特异性不高。内分泌治疗时,血酸性磷酸酶(acid phosphatase, ACP)下降,但ALP呈一过性上升,随后下降,如果这种变化较大,应该认为有治疗效果。前列腺癌发生骨转移时,观察骨型同工酶比观察总ALP活性更为准确,91%发生骨转移者,骨型ALP升高。如果血ALP显著升高,则治疗效果可能较差。

(二)膀胱肿瘤与上尿路上皮肿瘤

1. 核基质蛋白22(nuclear matrix protein 22, NMP22)

(1)样本:尿液。

(2)正常值:阴性。

(3)临床意义:NMP22是核基质蛋白的一种。NMP22阳性多提示膀胱癌或上尿路上皮肿瘤,在低分级和低分期膀胱癌中仍能保持较高的敏感性。NMP22弱阳性可能是血尿、尿路感染等其他原因,需要结合其他辅助检查与内镜检查。

2. BTA stat、BTA trak

(1)样本:尿液。

(2)正常值:阴性。

(3)临床意义:测定尿液中补体因子H相关蛋白。目前能够检测BTA的有BTA stat、BTA trak两种试剂盒。BTA stat监测膀胱肿瘤复发的敏感性为56.0%,特异性85.7%;BTA trak敏感性为62%~91%。若存在血尿、尿路感染、良性前列腺增生等泌尿生殖系统疾病或膀胱灌注治疗时,可产生假阳性结果。

3. 尿脱落细胞内肿瘤相关抗原检查(ImmunoCyt)

(1)样本:尿液。

(2)正常值:阴性。

(3)临床意义:是用单克隆免疫荧光抗体标记脱落细胞中相对分子质量较高的癌胚抗原和两个膀胱肿瘤相关黏蛋白。ImmunoCyt诊断膀胱癌的敏感性为74%~87%,特异性为

62% ～ 78%。ImmunoCyt对检测人员的技术要求高,检测费用高,且要求尿液标本中存在一定数量的脱落细胞。

4. 荧光原位杂交(fluorescence in situ hybridization, FISH)

(1)样本:尿液。

(2)正常值:阴性。

(3)临床意义:FISH从细胞遗传学角度检查尿路上皮肿瘤,低级别尿路上皮肿瘤的染色体9p21的p16基因缺失,高级别BC染色体1、3、7、9、11、17的变异。FISH采取多点探针检测,提高诊断准确性。FISH检测染色体3、7、17与9p21。在FISH临床应用过程中,各实验室得到敏感度(50% ～ 89%)和特异度(29% ～ 89%)相差较远,假阳性与正阳性的比例不一致。FISH不能完全取代细胞学检测,可以作为互补提高尿路上皮肿瘤诊断的准确性。细胞学检查可疑者,可以用FISH检测可疑细胞是不是肿瘤细胞。对于细胞检测能力有限的单位,可用FISH来弥补。FISH阳性患者需要尽早做膀胱镜检查。

5. 纤维蛋白降解产物(fibrin degradation product, FDP)

(1)样本:尿液。

(2)正常值:阴性。

(3)临床意义:FDP是由纤溶系统纤溶酶作用于纤维蛋白和纤维蛋白原产生的蛋白质碎片。研究表明,膀胱癌患者尿液FDP含量明显高于良性泌尿生殖系统疾病患者。膀胱癌患者尿液FDP含量最高可达5 ～ 80 mL/L,平均为39.37 mL/L。

(三)睾丸肿瘤

1. 甲胎蛋白(α-fetoprotein, AFP)

(1)样本:静脉血。

(2)正常值:< 40 ng/mL。

(3)临床意义:AFP是由非精原细胞瘤细胞(如胚胎癌、卵黄囊瘤)生成的一种血清肿瘤标志物。根据AFP是否升高,睾丸生殖细胞肿瘤可分为单纯精原细胞瘤（AFP阴性）、非精原细胞瘤（AFP升高）及伴AFP升高的精原细胞瘤。

2. β-人绒毛膜促性腺激素（β-human chorionic gonadotropin, β-HCG）

（1）样本：静脉血。

（2）正常值：< 3.1 μg/L。

（3）临床意义：β-HCG是由胎盘合体滋养层细胞产生的一种糖蛋白激素，能影响睾丸的精曲小管和生精上皮发育。肿瘤组织主要以产生有缺口的游离β-HCG。睾丸肿瘤中绒毛膜上皮癌患者血中HCG阳性率为100%。非精原细胞瘤血中HCG阳性率为66.6% ～ 90%；精原细胞瘤血中HCG阳性率为7.6% ～ 10%。

3. 乳酸脱氢酶（lactate dehydrogenase, LDH）

（1）样本：静脉血。

（2）正常值：135 ～ 215 U/L。

（3）临床意义：LDH是一项低特异性肿瘤标志物，但其水平高低往往与肿瘤体积大小成正比。因此，临床上将LDH看作组织破坏的肿瘤标志物。由于广泛存在于不同组织、器官（如平滑肌、心肌、骨骼肌、肝、肾、脑）细胞中，特异性较低，易出现假阳性。

三、肾上腺疾病

（一）髓质激素

1. 尿儿茶酚胺（catecholamine, CA）与尿香草扁桃酸（vanillylmandelic acid, VMA）

（1）样本：尿液（24 h）。

（2）正常值：CA：59.1 ～ 266 nmol/24 h（10 ～ 40 μg/24 h）；

VMA：8.7 ～ 76.3 μmol/24 h（1.7 ～ 15.1 mg/24 h）。

（3）临床意义：VMA是肾上腺素和去甲肾上腺素的最终代谢产物，测定CA和VMA可以反映体内儿茶酚胺的代谢水平，对肾上腺髓质功能亢进及伴有儿茶酚胺分泌增多的疾病有辅助诊断价值。嗜铬细胞瘤患者的尿儿茶酚胺和VMA水平增高，单项升高的诊断符合率约为70%，两者均升高诊断嗜铬细胞瘤的符合率可达80% ～ 90%。

2. 血3-甲氧基去甲肾上腺素（NMN）、血3-甲氧基肾上腺素（MN）、尿3-甲氧基去甲肾上腺素（NMN）、尿3-甲氧基肾上腺素（MN）

（1）样本：静脉血，尿液（24 h）。

（2）正常值：血NMN：0 ～ 180 pg/mL；血MN：0 ～ 90 pg/mL；尿NMN：0 ～ 600 μg/24 h；尿MN：0 ～ 350 g/24 h。

（3）临床意义：血液及（或）尿液MN和NMN检测方便，不受肾功能影响，通常不用限制饮食，血MN的敏感度和特异度均高于血儿茶酚胺尿MN的敏感度与血MN无明显差异。一般≥正常上限2倍可以诊断嗜铬细胞瘤；≥4倍，几乎100%可以诊断。NMN或MN单项升高3倍以上或两者均升高，则很少假阳性。

（二）皮质激素

1. 血游离皮质醇

（1）样本：静脉血。

（2）正常值：08：00，275 ～ 550 nmol/L（10 ～ 20 g/d）；16：00，85 ～ 275 nmol/L（5 ～ 10 g/dL）；24：00，< 140 nmol/L（< 5 μg/dL）。

（3）临床意义：在外周血中，皮质醇90%以上是结合型，其中80%和皮质类固醇结合球蛋白（corticosteroid-binding globulin, CBG）结合。皮质醇的分泌有明显的昼夜节律变化。一般在上午8时左右分泌最多，以后逐渐下降，至午夜24时最少。皮质醇增高常见于皮质醇症、休克或严重创伤所致的应激反应等,其他如肥胖、肝硬化、妊娠等也可致皮质醇水平升高;皮质醇减低常见于肾上腺皮质功能减退症、Graves眼病、家族性皮质醇结合球蛋白缺陷症等。

2. 尿游离皮质醇(urinary free cortisol, UFC)

(1) 样本:24 h尿液。

(2) 正常值:成人55 ～ 250 mmol/24 h尿(20 ～ 90 g/24 h尿)。

(3) 临床意义:24 h UFC相比血液能比较客观地反映皮质醇的分泌量。

3. 血促肾上腺皮质激素(adrenocorticotropic hormone, ACTH)

(1) 样本:静脉血。

(2) 正常值:08:00,2.31 ～ 18 pmol/L(10.5 ～ 82 pg/mL);16:00,1.7 ～ 16.7 pmol/L(7.6 ～ 76 pg/mL);24:00,< 8.7 pmol/L(< 39.7 pg/mL)。

(3) 临床意义:ACTH是一种腺垂体分泌的激素,其分泌本身有昼夜节律,表现为上午8时最高,以后逐渐下降,至午夜24时最低。ACTH水平能反映肾上腺皮质功能。ACTH增高常见于库欣综合征;ACTH减低常见于艾迪生病和腺垂体功能低下等。

4. 1 mg地塞米松抑制试验

(1) 样本:试验第1天,08:00用生化管取静脉血查皮质醇(空白对照);午夜23:00—24:00口服地塞米松1 mg,服药后禁食。试验第2天,8:00—9:00用生化管取静脉血查皮质醇。

(2) 正常值:正常人血皮质醇可被抑制到< 50 nmol/L(1.8 μg/dL)。

(3) 临床意义:1 mg地塞米松抑制试验是最常用的筛查库欣综合征的试验。皮质醇增多症不被抑制(血皮质

醇 > 50 nmol/L)。

5. 促肾上腺皮质激素释放激素(corticotropin releasing hormone, CRH)兴奋试验

(1)样本:静脉血。

(2)正常值:ACTH峰值无反应。

(3)临床意义:CRH是下丘脑分泌的促垂体激素释放激素之一,可使垂体前叶ACTH的分泌量增加。本试验应用人工合成的羊CRH_{1-41} 100 μg 静脉注射,测定注射前后血ACTH及PF变化。注射CRH_{1-41}后血ACTH峰值比注射前基础值增加达50%以上,血皮质醇峰值比用药前增加25%以上,即是对CRH兴奋试验有反应的指标。库欣综合征患者在应用CRH_{1-41}兴奋后血ACTH明显增高,而异位ACTH综合征时由于垂体被抑制,则无反应发生。肾上腺肿瘤时亦对CRH兴奋试验无反应,故本试验对ACTH依赖性与ACTH非依赖性皮质醇增多症的病因诊断有重要鉴别意义。

6. 血浆醛固酮

(1)样本:静脉血。

(2)正常值:卧位为9.4~253 pmol/L,立位为110~923 pmol/L。

(3)临床意义:醛固酮是体内最主要的盐皮质激素。血醛固酮水平主要受肾素-血管紧张素系统和电解质的影响。血浆醛固酮增高见于原发性醛固酮增多症、肾性高血压、巴特综合征和肾素瘤等引起的继发性醛固酮增多症;血浆醛固酮减低见于肾上腺皮质功能减退症或醛固酮合成酶缺陷症等。

7. 血浆肾素活性(plasma renin activity, PRA)

(1)样本:静脉血。

(2)正常值:卧位为0.07~1.47 nmol/(L·h);立位为1.5~5.0 nmol/(L·h)。

（3）临床意义：PRA测定肾素是肾小球旁器产生的一种酶，可催化血管紧张素原转化为血管紧张素I（AgI）。血浆肾素活性增高提示肾性高血压；血浆肾素活性减低见于11-β羟化酶缺乏、17-α羟化酶缺乏、假性醛固酮增多症、肾脏疾病等。

四、泌尿系统结石

1. 血清钙

（1）样本：静脉血。

（2）正常值：血清钙（成人）：2.03～2.54 mmol/L；血清离子钙：1.13～1.35 mmol/L。

（3）临床意义：钙是人体内含量丰富的无机元素，由于原发性甲状旁腺功能亢进患者为泌尿系统结石高发人群，建议对肾结石患者进行血钙检测。若血钙浓度升高，则应检测甲状旁腺激素水平，以确诊或除外甲状旁腺功能亢进。此外，结节病、恶性肿瘤、皮质醇增多症等泌尿系统结石常见病也会引起血钙升高。因此，血钙检测有助于泌尿系统结石患者进一步明确原发病因。

2. 尿钙

（1）样本：尿液。

（2）正常值：低钙饮食 < 3.75 mmol/24 h；一般饮食 < 6.26 mmol/24 h；高钙饮食约为 10 mmol/24 h。

（3）临床意义：尿钙排泄量超过正常参考值称高尿钙，是形成尿结石的重要因素。含钙结石占全部结石的90%。尿钙排泄总量与饮食摄取、肠道吸收、肾脏功能、甲状旁腺作用和血钙水平有关。引起高尿钙的疾病很多，其中与尿石症关系密切的是伴高钙血症的原发性甲状旁腺功能亢进和不伴高钙血症的远端肾小管性酸中毒、糖皮质激素过多和特发性高钙尿等。

3. 甲状旁腺激素（parathyroid hormone, PTH）

（1）样本：静脉血。

（2）正常值：1.6 ~ 6.9 pmol/L。

（3）临床意义：PTH由甲状旁腺的主细胞分泌，主要生理作用是加快肾脏排出磷酸盐，促进骨的转移，动员骨钙的释放；加快维生素D的活化和促进肠道对钙的吸收，以及减少尿磷的排泄等作用。PTH升高常见于原发性甲状旁腺功能亢进，由肾衰竭、维生素缺乏、长期磷酸盐缺乏和低磷血症等引起的继发性甲状旁腺功能亢进，骨质疏松、糖尿病、单纯性甲状腺肿、甲状旁腺癌也可有PTH的升高；PTH降低见于甲状旁腺功能减退、甲状腺功能减退、暴发性流脑、高钙血症及类风湿关节炎患者。

五、泌尿系统结核

1. 结核菌素试验（PPD）

（1）检测：常用皮内注射法。PPD的用量：第一次试验液为每0.1 mL中含有0.000 1 mg。常规消毒后，将试验液注射于前臂屈侧皮内，48 ~ 72 h观察结果，如48 h结果看不清，应以72 h的结果为准，注意局部有无硬结，不可单独以红晕为标准。

（2）判断标准：受试部位无红晕硬结为阴性（－）；受试部位有针眼大小的红点或稍有红肿，硬结直径 < 0.5 cm为（±）；受试部位红晕及硬结直径为0.5 ~ 0.9 cm，为（+）；受试部位红晕及硬结直径为1.0 ~ 1.9 cm，为（++）；受试部位红晕及硬结直径≥2 cm，为（+++）；除出现红晕硬结外，局部出现水疱及坏死，为（++++）。

（3）临床意义：阴性反应：未受结核杆菌感染，或免疫反应窗口期。阳性反应：说明已受结核杆菌感染，可能有以下几种情况：① 结核病患者，但不能作为确诊依据；② 卡介苗接种后,免疫反应已建立;③ 3岁以内未接种卡介苗者,提示体内存在结核病灶;④ 非结核分枝杆菌交叉反应。强阳性反应:① 有助于确诊结核病。② 已感染,未发病者。③ 强阳性人群结核病发病率高,在未找到病变时,可以实施预防性治疗。④ 强阳性伴有肺部病灶时,有利于结核病的诊断;但肺部无病灶时,说明机体处于结核菌敏感状态。

2. 尿结核菌 Lowenstrin-Jensen 培养

(1)样本:尿液。

(2)正常值:阴性。

(3)临床意义:尿结核杆菌培养较尿沉渣抗酸染色结果可靠,阳性率高达90%,最有诊断价值,缺点是培养时间较长,需8周。

3. T-SPOT

(1)样本:静脉血。

(2)结果判读:空白对照孔斑点数为0~5个时,任意一实验孔的斑点数(抗原A或抗原B斑点数)减去阴性对照孔斑点数≥6,结果判定阳性;空白对照孔斑点数6~10个时,且任意一实验孔的斑点数(抗原A或抗原B斑点数)≥2倍阴性对照孔斑点数,结果判定阳性。如果上述标准不符合且阳性质控对照孔正常时,检测结果为阴性。

(3)临床意义:阴性结果:提示患者体内不存在针对结核杆菌特异的效应T细胞。如出现以下情况,阴性结果不能排除结核杆菌感染的可能:① 因感染阶段不同(如标本是在细胞免疫发生前获取的)引起的假阴性结果;② 少数免疫系统功能不全的情况,如HIV感染者、肿瘤患者、儿童等;③ 其他免疫学、实验非正常操作的差异。阳性结果:提示患者体内存在结核杆菌特异的效应T细胞,患者存在结核感染。但是否为活动性结核病,需结合临床症状及其他检测指标综合判断。

4. 尿TB-DNA检测

（1）样本：尿液（24 h尿液）。

（2）正常值：阴性。

（3）临床意义：荧光定量PCR检测分枝杆菌DNA。结核感染时可为阳性，但影响因素较多，需结合尿培养、影像学检查或活检组织结果方可确立诊断。

六、泌尿系统重症感染

1. C反应蛋白（C-reactive protein, CRP）

（1）样本：静脉血。

（2）正常值：0 ~ 8 mg/L。

（3）临床意义：CRP是指在机体受到感染或组织损伤时血浆中一些急剧上升的蛋白质（急性蛋白）。6 ~ 12 h上升，24 ~ 48 h可达到峰值，半衰期为5 ~ 7 h。CRP明显增加更多见于细菌感染，尤其是伴随着血中白细胞增加，以中性粒细胞增加为主时，细菌感染可能性更大。CRP增加也可以见于非感染疾病，如心肌梗死，因为这个时候存在明显的组织损伤，也可以见于自身免疫性疾病。需要综合血常规结果及降钙素原判断。

2. 血降钙素原（procalcitonin, PCT）

（1）样本：静脉血。

（2）正常值：< 0.05 ng/mL。

（3）临床意义：PCT是早期发现和监测严重细菌感染和脓毒症的最佳指标之一。PCT可为鉴别诊断脓毒症、重症脓毒症或感染性休克提供确定性较高的依据。在肾脏感染时，常伴有PCT上升。对于PCT > 100 ng/mL的病例，临床需要即刻关注，常为尿源性脓毒症休克，预后极差。

3. 动脉血气

(1) 样本：动脉血。

(2) 临床意义：动脉血气有助于评估呼吸状态、氧合状态、酸碱平衡、内环境等，尤其在重症患者，动脉血气有助于了解呼吸及组织内环境情况，具有非常重要的意义。

4. G 试验

(1) 样本：静脉血。

(2) 正常值：阴性。

(3) 临床意义：G 试验检测一般先于临床症状平均 4 天，平均早于发热 5 天，是早期检测的重要手段。假阴性：隐球菌具有厚壁胞膜，在免疫缺陷患者体内生长缓慢，导致试验假阴性。建议：与 GM 试验联合检测，2 次或 2 次以上阳性可降低假阳性率；高危患者建议每周检测 1～2 次，并且保持动态监测。

5. 半乳甘露果糖（GM）试验

(1) 样本：静脉血。

(2) 正常值：阴性。

(3) 临床意义：GM 是曲霉菌细胞壁上的一种多聚抗原，可从薄弱菌丝顶端释放，并且释放量与菌量成正比，曲霉菌感染患者的血液中存在该物质，并且常早于临床症状及影像学检查出现异常（较高分辨率 CT 早约 7 天），可用于曲霉菌感染的早期诊断、反映感染程度及动态监测。在治疗期间，若患者 GM 试验持续阳性，则预后较差。假阳性：使用阿莫西林/克拉维酸、肝素、免疫球蛋白、白蛋白、含有 GM 的营养液，食用大豆等存在 GM 的食物，以及患有自身免疫性疾病。

6. 真菌 -1,3-β-D-葡聚糖

(1) 样本：静脉血。

(2) 正常值：70～95 pg/mL。

(3) 临床意义：1,3-β-D-葡聚糖占真菌细胞壁成分 50%

以上,广泛存在于各种真菌。人体吞噬细胞吞噬真菌后持续释放1,3-β-D-葡聚糖,使血液中含量升高。对于长期应用广谱抗生素的患者出现感染,应完善该检查以排除真菌感染。

七、肾移植

1. HLA分型的临床意义

(1)样本:静脉血。

(2)评价标准:参见表1-2和表1-3。

表1-2　HLA-Ⅰ类抗原氨基酸残基配型标准

Res M分组	抗原特异性
A1(R114)	A1,A3,A11,A29,A36
A2(K127)	A2,A23,A24,A68,A69
A10/A19(Q114)	A25,A26,A34,A66,A19(A31,A32,A33,A74),A43
B5/B8(F67)	B5(B51),B35,B53,B78,B8,B57
B7(A71-D74)	B7,B22(B54,B55,B56),B27,B42,B46,B67
B8(T69-S77)	B8,B14(B64,B65),B16(B39),B78
B12(T41)	B12(B44,B45),B13,B21(B49,B50),B40(B60,B61),B41,B47
B17/B63(S70)	B17(B57,B58),B63,B59
Bw4(R83)	A9(A23,A24),A25,A32,B5(B51,B52),B12,B13,B17(B57,B58),B21(B49),B27,B37,B38,B47,B53,B59,B63,B77

续 表

Res M 分组	抗 原 特 异 性
Bw6(N80)	A11，B7，B8，B18，B14(B64，B65)，B15(B62，B75，B76，B78)，B16(B39)，B22(B54，B55，B56)，B35，B40(B60，B61，B48，B4005)，B41，B42，B45，B46，B50，B67，B70，B71，B72

表 1-3　HLA-Ⅱ类 DR 抗原氨基酸残基配型标准

Res M 分组	抗 原 特 异 性
DQ1	DR1(DR10)，DR2(DR15，DR16)，DR6(DR13，DR14)
DQ2	DR3(DR17，DR18)，DR7
DQ3	DR4，DR5(DR11，DR12)，DR9，DR14
DQ4	DR8，DR18
DRB3	DR3(DR17，DR18)，DR5(DR11，DR12)，DR6(DR13，DR14)
DRB4	DR4，DR7，DR9
DRB5	DR1(DR10)，DR2(DR15，DR16)

供者与受者HLA-A、B相配的位点越多，存活率越高，在上述的基础上，HLA-DR、DQ尽可能匹配，HLA-DR类型对存活率影响较大。

（3）临床意义：HLA的Ⅰ类抗原和Ⅱ类抗原是触发移植排斥反应的首要抗原，Ⅰ类包括HLA-A/B/C，Ⅱ类包括HLA-DP/DQ/DR。供受者的HLA-DR抗原是否相合最为重要，HLA-A和HLA-B抗原次之。

2. 淋巴细胞毒试验（complement dependent cytotoxicity, CDC）

（1）样本：静脉血、脾脏。

（2）评价标准：小于10%为阴性，10%～15%为弱阳性，大于15%为阳性。

（3）临床意义：采用供者活淋巴细胞（外周或脾脏）作为抗原，与受者的血清共同孵育，如存在相应抗体，在补体的作用下，可发生抗原抗体反应导致淋巴细胞死亡，根据淋巴细胞死亡百分比判断交叉配型结果。应尽量选择CDC检测数值低的受者接受移植手术。

3. 群体反应性抗体（panel reactive antibody, PRA）

（1）样本：静脉血。

（2）评价标准：参见表1-4。

表1-4　PRA 评价标准

评 价	PRA（%）
无致敏	0～10
轻度致敏	11～20
中度致敏	21～40
高度致敏	＞41

（3）临床意义：检测受体血清中针对人白细胞抗原（human leucocyte antigen, HLA）所产生的一系列抗体，根据结果判断患者的免疫状态与致敏程度。PRA阳性率越高，移植物存活率越低。

（李敏　张瑞赟）

第三节　泌尿系统影像学检查

一、泌尿系统X线检查

1. 腹部尿路平片

（1）腹部尿路平片（KUB），包括肾脏、输尿管和膀胱，是泌尿系统疾病诊断中常用且有效的检查方法之一。

（2）KUB能检测到大部分尿路结石的存在，还可以用于评估留置输尿管支架的位置。如果KUB未能发现结石，可能与以下原因有关：① 阴性结石；② 结石较小，与骨骼重叠；③ 受肠气、粪便影响；④ 受输尿管蠕动影响；⑤ 照片质量不佳。

（3）KUB是仰卧前后位腹部尿路平片。KUB投影中心线对准髂嵴水平，下缘包括耻骨联合。不一定包括横膈膜。为了使腹部清洁，摄像前一日可服用缓泻剂，排出肠内气体剂粪便。患者取仰卧位摄像。

2. 静脉肾盂造影（intravenous pyelography, IVP）

（1）静脉肾盂造影又称排泄性尿路造影，是泌尿系统疾病的诊断中常用且有效的检查方法之一。IVP是指经静脉给予对比剂后，对比剂经肾脏分泌排泄，依次显示肾实质、集合系统、输尿管、膀胱，甚至尿道等尿路各个部分和肾脏功能情况的检查。

（2）引起尿路系统症状和体征的病变，如炎症、肿瘤、结核、结石、先天性病变、血管性病变及不明原因的尿路梗阻、血尿、脓尿等，均可行IVP检查。

（3）IVP不仅可以发现阴性结石，也可以了解尿路梗阻及肾脏功能情况。而且，IVP不受结石部位、大小和边缘的影响，可以与静脉石、骨盆骨岛、肠系膜淋巴结钙化等区别。IVP具有较好的空间分辨率，对于显示细小的肾盂和输尿管病变,尤其是浸润性病变具有优势。但操作较复杂,同时成像质量与操作者技术有一定相关性,故目前临床已较少使用。

(4)禁忌证:① 碘过敏或严重的甲状腺功能亢进;② 严重肾功能不良;③ 急性泌尿系统感染;④ 严重心血管疾病及肝功能不良;⑤ 妊娠或疑有早期妊娠。

(5)检查技术:① 做造影前限饮水或禁饮水。② 肠气多者,做好肠道准备。③ 按照要求做过敏试验。④ 造影剂量:所用造影剂通常为60%泛影葡胺,成人静脉注射40 ~ 60 mL,儿童酌减。⑤ 静脉注射造影剂,5 min内自肘前静脉注射完毕。⑥ 双输尿管下1/3加压迫带。⑦ 注射完后第5 ~ 7 min、15 min各照一张仰卧片,30 min解除压迫带,再立即照一张包括两肾、输尿管、膀胱的像,笔者所在仁济医院泌尿科要求拍摄站立位两肾、输尿管、膀胱的像。若肾功能下降、肾盂输尿管积水,应在1 ~ 2 h后再照一张。

3. 膀胱造影

(1)膀胱造影是用导尿管将碘对比剂注入膀胱,并进行X射线成像以使膀胱显影的方法。

(2)适应证:① 膀胱形态改变,如膀胱憩室、尿失禁、挛缩性小膀胱、神经源性膀胱(圣诞树形态);② 膀胱输尿管反流;③ 膀胱外伤性破裂;④ 膀胱外在压迫以及膀胱与邻近器官异常相通等。

(3)禁忌证:造影剂过敏;泌尿系统感染;有大出血时,待止血后再做。

(4)检查过程:检查前排空膀胱并行碘剂过敏试验。检查中将导尿管插入膀胱,注入碘化钠或泛影葡胺200 ~ 300 mL。夹住导尿管,摄前后位、两侧斜位片及侧位片,观察膀胱腔形态及有无充盈缺损等征象。如观察膀胱输尿管回流,需摄全泌尿系统前后位片。患者排尿后摄片可查看膀胱内残余尿量，有助于评估膀胱收缩功能。检查后应多喝水，也可适当应用抗生素预防感染。

（5）优缺点：操作简单，无须静脉注射对比剂，比盆腔CT辐射剂量更小。但敏感性和特异性不如MRI和CT。

4. 数字减影血管造影（digital subtraction angiography, DSA）

（1）概述：DSA采用经皮动脉穿刺插管，用动脉穿刺和导丝、导管的置换法进行动脉造影，以及DSA导管做介入治疗。

（2）适应证：① 肾性高血压；② 肾血管性病变，如动静瘘、肾动脉瘤等；③ 肾创伤或肾自发性破裂或肾肿瘤破裂等明确诊断，以及选择性肾动脉栓塞止血；④ 姑息性肾肿瘤的栓塞治疗；⑤ 肾移植术前后的检查，术前了解肾动脉情况和术后处理合并症时；⑥ 肾脏外科手术了解肾动脉及分支的结构；⑦ 巨大肾肿瘤肾切除前肾动脉栓塞，减少术中出血。

（3）检查技术：导管进入股动脉后，逆行向上进入腹主动脉，将导管尖端抵达T12水平，用高压注射器注入造影剂，注入1/3时即可用DSA照像。所用造影剂通常为76%泛影葡胺，成人用量为30～40 mL或更多一点，在2 s内注射完毕，肾功能较差的患者可选用非离子性造影剂，较为安全。根据肾动脉显影情况选择合适介入治疗。

二、泌尿系统CT检查

1. 概述　泌尿系统CT检查是临床最常用的影像学技术之一。随着CT技术的发展，目前应用最多的是多层螺旋CT扫描，相较于普通CT，螺旋扫描消除了层面错配或漏层等缺陷，明显缩短了扫描时间，改善了图像分辨率及提高病变检出率，减少对比剂用量的同时优化了增强扫描,并且可以进行任意多平面重建及三维重建。

2. 基本原理 X线球管环绕人体旋转,X线束以特定宽度、不同方向穿过人体某一横断面,由探测器探测X线的衰减值。人体内各部位组织密度不同,X线衰减值也各不相同,由计算机根据断面内组织密度分布,经Fourier转换功能以图像形式显示出来。

3. 检查前准备 检查前48 h,应清淡饮食,以减少肠内气体;检查前4～6 h禁食禁水;膀胱检查者应中等量留尿。目前常用CT增强对比剂主要是非离子型:碘海醇(欧乃派克)、碘异肽醇(碘必乐、碘帕醇)、碘普罗胺(优维显)、碘维索(安射力、碘氟醇)等。

CT增强对比剂危害:一般来说,造影剂对人体是安全的。但是由于人体的个体差异性,在特定的情况下,造影剂会使有些人产生一些不良反应,包括过敏反应、神经毒性、血管毒性及肾毒性,其中过敏反应是最常见的,肾毒性是最严重的(肾毒性是指在能除外其他因素导致肾功能减低的前提下,因应用造影剂后所出现的急性肾功能损害)。

4. 适应证 由于CT密度分辨率较高,几乎适用于泌尿系统所有病变的检查,尤其适用于结石、肾脏肿块、膀胱肿瘤及肾血管病变的检查。

(1) CT能确定结石位置、形状、大小,并且能同时发现肾脏及周围结构形态学及功能学的改变,若有梗阻,能确定梗阻位置及尿路积水程度,对肾绞痛患者的病因诊断具有重要意义。CT平扫可发现阳性及阴性结石,阴性结石密度也常高于肾实质,CT值常为100 Hu以上,无增强效应。

(2) 指出CT增强扫描检查是肾脏损伤影像学检查的"金标准"(2014版《中国泌尿外科疾病诊断治疗指南》),能迅速准确了解肾实质损伤情况,尿外渗及肾周血肿范围,动脉及静脉相扫描可以显示血管损伤情况,注射造影剂 10 ～ 20 min 后重复扫描可以显示集合系统损伤情况,同时还可了解对侧肾功能、邻近脏器及大血管情况,必要时可以重复 CT 检查评估伤情变化。

(3)CT 可对肾囊肿明确诊断。

(4)CTA 可替代 DSA,作为无创性血管相关影像学评估的检查方法。

(5)对于肾脏某些感染性病变如结核、脓肿等,结合病史、体征及实验室检查可作初步诊断,CT 能确定病变部位、程度,并可行 CT 引导下穿刺诊断或治疗。2014 版《中国泌尿外科疾病诊断治疗指南》推荐 CT 检查作为诊断泌尿系统结核的"金标准",CT 可清晰显示肾内异常空洞、肾自截、尿路钙化、输尿管结石,增厚的肾盂壁、输尿管壁和膀胱壁。

(6)CT 是肾脏肿瘤性病变鉴别诊断首选,并可提供以下信息:对侧肾脏的形态及功能特征;原发肿瘤大小及范围;静脉浸润情况;局灶淋巴结是否肿大;肾上腺及其他实质脏器情况。以上可作为术前肾癌分期的主要依据。

(7)CT 是对输尿管肿瘤诊断准确率最高的影像学技术手段,其灵敏度和准确度分别为 0.67 ～ 1.0、0.93 ～ 0.99。

(8)CT 为膀胱癌术前分期提供依据,但准确性不及 MR。CTU 在显示膀胱肿瘤合并上尿路病变具有一定优势。

(9)CT 对前列腺病变诊断价值有限。前列腺增生需做临床检查,CT 扫描无特征性,仅能显示前列腺及周围解剖结构、测量前列腺体积。对于前列腺癌,CT 难以发现局限于前列腺内较小的病灶,只有癌灶巨大或伴有周围侵犯、转移时尚能诊断,所以前列腺影像学检查以 MRI 为主,CT 检查可以在临床活检穿刺证实为前列腺癌后协助临床分期,并对盆腔、后腹膜淋巴结转移情况进行评估。

（10）肾功能下降的患者注入照影剂可能加重肾功能的损伤。

三、泌尿系统MR检查

（一）一般简介

1. 成像原理 是利用射频电磁波对磁场中含有自旋不为零的原子核的物质进行激发,发生核磁共振,然后用感应线圈采集磁共振信号,经过数学方法进行处理而建立的数字图像(位于静磁场中的人体组织受到射频场的作用产生磁共振信号并利用梯度场进行空间编码实现对信号的定位,通过计算机的重建处理,从而得到图像)。人体进入磁场被磁化,通过射频脉冲RF去激发氢质子,射频脉冲停止之后产生核磁弛豫,从而产生磁共振信号,然后经过线圈去接收磁共振信号。

2. 常用对比剂

（1）钆螯合物:是以钆(Gd)为基础的MRI对比剂。常规作为非特异性细胞外对比剂。分为离子型和非离子型,Gd-DTPA为离子型对比剂,是目前应用最广泛的MRI对比剂。

（2）超顺磁性氧化铁(super paramagnetic iron oxide, SPIO):为颗粒物质,经静脉被肝脏的网状内皮系统(reticulo-endothelial system, RES)Küpffer细胞吞噬,主要作为RES定向肝对比剂,用于肝恶性肿瘤诊断。因肝恶性肿瘤缺乏Küpffer细胞,因此增强后与正常肝形成对比。临床应用最多的是AMI-25(菲立磁)。

（3）血池对比剂:为缩短T2的对比剂。由于血液循环有相对长的时间,可从稳态中获取高分辨力和较高的SNR。目前利用超顺磁性氧化铁粒子。

（4）口服对比剂：阳性对比剂用Gd-DTPA与甘露醇配合，服用后肠道显示高信号。阴性对比剂为口服超顺磁性氧化铁剂，它使肠道内对比剂聚集处信号消失。主要用于区分肠道与周围正常、病理的器官或组织，使胃肠道管壁显示清晰。

3. 磁共振对比剂对泌尿系统的危害　急性肾功能不全或严重慢性肾脏病者：使用含钆对比剂后可能引起肾源性系统性纤维化（nephrogenic systemic fibrosis, NSF）。NSF可导致皮肤和结缔组织纤维化，引起关节活动障碍，并可影响身体其他器官，甚至引起死亡。2014年，欧洲泌尿生殖放射学会（European Society of Urogenital Radiology, ESUR）关于NSF的专家共识提出：慢性肾脏病4期和5期（GFR < 30 mL/min）、透析或有急性肾功能不全的患者都属于NSF高危人群。慢性肾脏病3期（GFR为30 ～ 59 mL/min）的患者属于NSF低危人群。GFR > 60 mL/min者没有发生NSF的风险。

4. 植入器械患者行MR检查注意事项

（1）少部分新型心脏起搏器是可以进行MR检查的，但目前在中国还没有得到认可。

（2）冠脉和外周血管支架都是用弱磁性或无磁性材料制作的，2010年《心脏核磁专家共识》建议对于弱磁性支架，在植入6 ～ 8周后（新生内膜对支架的固定）进行核磁检查无安全问题。

（3）主动脉支架并不是完全"核磁安全"，需要查询相关的说明书来确定。

（4）2010年的《心脏核磁专家共识》认为，在植入瓣膜任何时刻进行3.0 T的核磁检查无安全风险，因为心脏运动和血流对瓣膜造成的冲击要远大于核磁检查对瓣膜的影响。

（5）左心耳封堵装置要根据说明书及制作材料确定是否能进行核磁检查，绝大部分是可以的。

（6）心室辅助装置：由于含有大量的磁性金属，尽管没有对心室辅助装置进行过临床研究，但是在核磁检查时肯定是绝对禁忌。

5. 泌尿系统MR增强的必要性

（1）对于肾脏肿瘤，特别是对于囊性、囊实性需要明确定性的肾脏肿瘤MR增强检查具有必要性，此外，肾脏出血性病变增强也很重要，但是实性肿瘤有时候可以不用增强，平扫即可直接定性。

（2）对于比较大的膀胱肿瘤，MR平扫只要看到DWI高信号可直接定性，但是对于小乳头状肿瘤（≤3 mm），平扫容易漏诊，增强的准确率会更高。此外，对于掩盖在出血中的病灶，增强也是必要的。

（3）2014年发表《前列腺癌MR检查和诊断共识》认为动态增强的适应条件：常规扫描无其他异常的可疑前列腺肿瘤（PCa）患者，以及穿刺活检阴性患者。

（二）肾脏MR检查

1. 扫描前准备及方法　检查前4 h禁食，检查前口服清水500 mL，患者仰卧位。

2. 推荐场强　场强无特殊要求，1.5T/3.0均可。MRI常规扫描方案：T1WI+T2WI+ DWI ± DCEMRI（注射后10 s、60 s、90 s、180 s分别采集动脉期、实质期、平衡期、分泌期图像）。

3. 推荐扫描序列　横断位：T1WI、T2WI、T2WI/FS和DWI（层厚5 mm；层间距1 mm；范围自胸骨剑突下至双肾下级水平；DWI取b值0和1 000 mm²/s）；冠状位T2WI。

4. 推荐临床新序列

（1）小视野高分辨率的T2WI压脂序列，有利于显示肿瘤假包膜及内部成分。

（2）稳态MRA序列，可以在无对比剂应用情况下显示肾动脉血管结构。

（三）膀胱MR检查

1. 检查时机　术前或术后至少2周后，膀胱镜检查或移除导尿管2～3天后。

2. 检查前患者准备　检查前1～2 h排空膀胱，并在检查前15 min饮用500～1 000 mL水。患者仰卧位适度充盈膀胱，膀胱最佳充盈量为300 mL，充盈不佳会导致膀胱前部脐尿管残端假阳性。

3. 推荐场强　场强无特殊要求，1.5T/3.0均可。

4. 推荐扫描序列　横断位：T1WI、T2WI、T2WI/FS 和 DWI（层厚 5 mm；层间距 1 mm；范围自耻骨联合下缘至膀胱顶；DWI取b值0和1 000 mm²/s）；冠状位和矢状位T2WI。

（四）前列腺MR检查

1. 检查时机　活检后出血会影响PCa的诊断和定位。因此，若先行前列腺穿刺活检，则穿刺活检与MRI检查至少间隔4～6周。

2. 检查前患者准备和体位　患者适度充盈膀胱。膀胱过度充盈会引起波动伪影，膀胱排空后不利于观察前列腺与膀胱壁的关系及膀胱壁受累情况。患者取仰卧位，中心线位于耻骨联合上方。

3. 推荐场强　要保证图像质量，推荐使用3.0T，1.5T效果不好，容易遗漏病灶。

2014年发布的《前列腺癌MR检查和诊断共识》推荐扫描序列如下。

（1）常规扫描方案：T1WI + T2WI + DWI。

（2）最佳扫描方案：T1WI + T2WI + DWI + DCE-MRI。适

用条件：常规扫描无其他异常的可疑PCa患者，以及穿刺活检阴性患者。

（3）PCa局部分期MRI扫描方案：T1WI + T2WI + DWI + DCE-MRI，MRS可作为备选。T1WI + T2WI + DWI + DCE-MRI诊断PCa包膜外侵犯的敏感度、特异度、阳性预测值和阴性预测值分别为65.0%、87.5%、76.5%和80.0%。

4. 扫描范围　前列腺MRI检查以小视野为主，以保证图像高分辨率，范围包括前列腺和精囊。

5. 注意事项　在第一版前列腺影像报告和数据系统（PI-RADS）中提出了T2WI、DWI、MRS、DCE序列的评分标准，但在PI-RADS V2中未纳入MRS（表1-5～表1-14）。

表1-5　肾脏囊性病变的Bosniak分型

分型	病变性质	影像学表现（CT）
I	良性单纯性囊肿	囊壁薄呈细线样，无分隔、无钙化、无实性部分，水样密度，无强化
II	良性囊肿（不需随访）	囊内有少数细线样分隔，壁和分隔略有强化；壁或分隔有细小或短段稍厚钙化；小于3cm均一高密度病变，边缘光整，无强化
IIF	不能确定（需随访）	囊内有多发细线样分隔，囊壁或分隔轻度光滑增厚或略有强化；囊壁或分隔有粗厚或结节状钙化，但无强化的软组织部分；大于3cm的高密度病变，无强化
III	良恶性难以确定（需手术治疗）	囊壁或分隔呈光滑或不规则增厚，并有确切强化
IV	恶性囊性病变（需手术治疗）	除具III型表现外，还有囊壁或分隔相邻的强化软组织部分

表 1-6　R.E.N.A.L 评分系统

缩写指代	评 分		
	1	2	3
(R)肿瘤大小/cm	≤4	>4～<7	≥7
(E)肿瘤外凸率	≥50%	<50%	完全内生肿瘤
(N)肿瘤距集合系统/mm	>7	4～7	<4
(A\P)肿瘤位于肾腹侧或背侧	直接标注为A(腹侧),P(背侧),X(位置不明确)		
(L)肿瘤与肾上下极关系	肿瘤完全位于肾上极或下极	肿瘤大部分位于肾上极或下极	肿瘤50%以上穿过肾上极或下极

表 1-7　Mayo Clinic 瘤栓五级分类法

分级	标 准 及 内 容
0	瘤栓局限在肾静脉内
I	瘤栓侵入下腔静脉内,瘤栓顶端距离肾静脉开口≤2 cm
II	瘤栓侵入肝静脉水平以下的下腔静脉内,瘤栓顶端距离肾静脉开口>2 cm
III	瘤栓生长达肝内下腔静脉水平,膈肌以下
IV	瘤栓侵入膈肌以上腔静脉内

表 1-8 T2WI 在膀胱癌 T 分期中应用

临床分期	T 分期	影像诊断要点
非肌层浸润性膀胱癌（NMIBC）	Tis	该期膀胱癌在影像学检查上常呈阴性表现，分期只能通过膀胱镜完成
	Ta, T1	病灶光整，T2WI 低信号的膀胱壁肌层呈连续性未见中断表现，肿瘤与膀胱壁通过蒂项链，即癌基底部可见膀胱壁伸入病变内部的蒂（病理基础为纤维组织、毛细血管、水肿及微小炎症细胞浸润），呈 "C" 形或 "拱" 形样结构
肌层浸润性膀胱癌（MIBC）	T2a, T2b	肿块与膀胱肌层分界不清，T2WI 低信号的膀胱壁肌层连续性中断，膀胱周围组织无异常
	T3a, T3b	肿块边缘不光整，T2WI 低信号的膀胱壁肌层连续性中断，病灶侵犯膀胱周围脂肪组织
	T4a, T4b	肿块边缘不光整，T2WI 低信号的膀胱壁肌层连续性中断，病灶侵犯膀胱周围任一组织或器官（前列腺、子宫、阴道、盆壁或腹壁）

表 1-9 PI-RADS V2 评分的意义

评 分	意 义
1	临床显著癌的可能性非常小
2	临床显著癌的可能性较小
3	临床显著癌的可能性不确定
4	临床显著癌的可能性较大
5	临床显著癌的可能性非常大

注：PI-RADS V2 中将有临床意义的前列腺癌定义为 Gleason 评分 ≥ 7 分，伴或不伴体积 ≥ 0.5 cm³、包膜外侵犯。对于前列腺外周带（peripheral zone, PZ）疾病以 DWI 结果为主，如 DWI 评分为 4 分，T2WI 评分为 2 分，则 PI-RADS 评分为 4 分；前列腺移行带（transitional zone, TZ）疾病以 T2WI 结果为主。

Weinreb J C, Barentsz J O, Choyke P L, et al. PI-RADS Prostate Imaging-Reporting and Data System: 2015, Version 2 [J]. European Urology, 2016, 69(1): 16-40。

中华放射学杂志前列腺疾病诊疗工作组. 前列腺癌MR检查和诊断共识[J]. 中华放射学杂志, 2014, 48(7): 531-534。

表 1-10　PI-RADS V2 中 T2WI 对前列腺外周带评分标准

评分	表　　现
1	呈均匀高信号
2	线状、楔形或弥漫性轻度低信号,边界不清
3	信号强度不均匀或界限不清,呈圆形、中等低信号,包括其他不符合2分、4分或5分标准者
4	局限于前列腺内,边界清楚,均匀中等低信号病灶或肿块,最大径 < 1.5 cm
5	影像学表现同"4分",但最大径 ≥ 1.5 cm

表 1-11　PI-RADS V2 中 T2WI 对前列腺移行带评分标准

评分	表　　现
1	均匀中等信号强度(正常)
2	局限性低信号或不均匀有包膜的结节(前列腺增生)
3	边缘模糊,信号强度不均匀,包括其他不符合2分、4分或5分标准者
4	呈透镜状或边界不清,均匀中度低信号,最大径 < 1.5 cm
5	影像学表现同"4分",但最大径 ≥ 1.5 cm

表 1-12 PI-RADS V2 中 DWI 应用分类标准

评分	表现
1	在ADC图和高b值图像上无异常
2	ADC图模糊低信号
3	在ADC图上呈局灶轻、中度低信号,在高b值图像上呈等、轻度高信号
4	在ADC图上呈局灶明显低信号,在高b值图像上呈明显高信号,轴面最大径 < 1.5 cm
5	影像学表现同"4分",但最大径 ≥ 1.5 cm

表 1-13 PI-RADS 的 DCE 评分标准

DCE	表现
阴性	早期无强化;弥漫性增强,在T2WI或DWI上无相应的局灶性表现;对应病变在DWI上显示为前列腺增生特征,呈局灶性增强。具有上述三者之一判定为DCE阴性
阳性	局灶性,早于或与邻近正常前列腺组织同时强化,与T2WI和(或)DWI相应可疑病变符合,DCE的主要作用是避免遗漏小的病变

表 1-14 PI-RADS V2 外周带评分标准

DWI	DCE	T2WI	PI-RADS 评分
1	Any	Any	1
2	Any	Any	2
3	–	Any	3

续　表

DWI	DCE	T2WI	PI-RADS 评分
3	+	Any	4(3+1)
4	Any	Any	4
5	Any	Any	5

注：当前列腺 PZ 的 DWI PI-RADS 评分为 3 分时，DCE 阴性，其 PI-RADS 评分仍为 3 分，但 DCE 阳性会引起有临床意义前列腺癌相关表现的可能性增加，其 PI-RADS 评分升至 4 分。DCE 阳性或阴性对 PI-RADS 评分 1 分、2 分、4 分、5 分无影响。

（吴广宇）

第四节　尿流动力学检查

尿流动力学检查（urodynamic study, UDS）是评估神经源性膀胱尿道功能障碍的主要手段，对于指导临床处理和预测病情发展具有重要意义。有尿路感染者不能做该项检查。

一、自由尿流率检查

自由尿流率检查是指单位时间尿液经尿道排出的尿量，用 mL/s 表示，是目前唯一非侵入性无创尿动力学检查方法。检查环境应尽可能安静、隐蔽，女性取坐位、男性取立位或平时习惯的体位。最重要的观察指标包括最大尿流率（Q_{max}）和排尿量（Vv）。当尿量在 150～400 mL 时，成年男性 $Q_{max} > 15$ mL/s；成年女性 $Q_{max} > 20$ mL/s，为正常标准。充盈不足或充盈过度都可能会使 Q_{max} 降低。描述方法：Uroflow：最大尿流率

(Q_{max})/尿量（Vv）/残余尿量（PVR）。如未同时进行残余尿量测定，列式中可用短杠 "-" 表示（eg：25 mL/s/300 mL/-）。主要用于评估排尿期膀胱收缩功能与膀胱流出道阻力之间的相互关系。

二、充盈性膀胱测压

充盈性膀胱测压是描述在膀胱充盈过程中测定膀胱内压力和容量关系。膀胱储尿期功能：应按照膀胱感觉、逼尿肌稳定性、膀胱顺应性和膀胱容量四个项目进行描述。

1. 逼尿肌过度活动（detrusor overactivity, DO） 是一个尿动力学检查过程中观察到的特性，即在充盈期自发或诱发产生的逼尿肌不自主性收缩。诱发因素包括咳嗽、瓦氏试验（Valsalva动作），短时间内增加膀胱灌注速度或流水声（打开水龙头）等。按照病因可分为：神经源性逼尿肌过度活动（NDO）和特发性逼尿肌过度活动。在临床上通常表现为尿频、尿急、急迫性尿失禁。如果排尿后出现DO，临床上可表现为尿不尽感。咳嗽诱发的DO在临床上易与压力性尿失禁相混淆。

2. 膀胱顺应性（bladder compliance, BC） 描述膀胱容量变化和逼尿肌压力变化间的关系，是指以生理性充盈速率灌注膀胱时，膀胱内的压力升高1 cmH_2O时膀胱所增加的容量。计算方法：C=ΔV/ΔPdet（mL/cmH_2O）。正常参考值：> 20 mL/cmH_2O。推荐测量膀胱充盈初始和膀胱测压容量（或任何导致严重漏尿的逼尿肌收缩开始前即刻）之间的顺应性。这两个点都需要排除逼尿肌收缩的影响。通常认为顺应性是最具可重复性和可靠的尿动力学测量指标之一。膀胱顺应性下降时可产生膀胱高压，当膀胱高压持续超过40 cmH_2O时将阻碍输尿管尿液输送,产生上尿路扩张积水和肾功能损害。膀胱憩室、膀胱输尿管反流或尿失禁可导致膀胱灌注量的额外流失,测得的顺应性数值大于实际值,而快速灌注膀胱可表现为膀胱顺应性数值降低。对于慢性尿潴留的患者,灌注初始,膀胱顺应性可正常;待膀胱充盈量超出残余尿量时,膀胱顺应性可突然下降。此外,有时周期性逼尿肌过度活动,尤其当表现为长时间、低幅度时,可被误认为顺应性异常。停止灌注可能有助于诊断。如果逼尿肌压力降至基线,那么逼尿肌压力的上升是由不自主的逼尿肌收缩引起的;如果逼尿肌压力基本维持原水平不变,则逼尿肌压力升高是由膀胱顺应性异常引起的。

3. 充盈性膀胱测压期间的尿道功能 分为正常尿道关闭机制、不完全性尿道关闭机制及尿道舒张性尿失禁。通常将最大尿道闭合压(maximum urethral closure pressure, MUCP)($< 20 \, cmH_2O$)和腹压漏尿点压(abdominal leak point pressure, ALPP)($< 60 \, cmH_2O$)减低作为尿道内括约肌功能障碍的诊断标准。

三、排尿期压力–流率研究

在膀胱排空过程中通过测定膀胱内压力和尿流率间关系来评估逼尿肌和尿道功能。逼尿肌收缩时,检测到逼尿肌压力升高的程度取决于输出道阻力的大小,即膀胱出口阻力高时表现为高压,阻力正常时表现为正常压力,阻力低时表现为低压。当逼尿肌收缩时力度和(或)持续时间减少,导致膀胱排空时间延长和(或)在正常时间范围内不能完全排空膀胱时,定义为逼尿肌活动低下。在尿动力学检查过程中不能观察到逼尿肌收缩时称为逼尿肌无收缩。膀胱出口梗阻(bladder outlet obstruction, BOO):通过研究同步的尿流率值和逼尿肌压力进行诊断,特征为逼尿肌压力增加而尿流率减少。高压低流模式是诊断膀胱出口梗阻的金标准。这类患者逼尿肌收缩力增强，是对下尿路梗阻的一种代偿。BOO早期可表现为高压高流模式，此时如果单纯进行自由尿流率检查，容易漏诊。长期梗阻后，逼尿肌收缩功能可受损害，产生逼尿肌收缩力下降，表现为低压低流。膀胱出口梗阻指数（bladder outlet obstruction index, BOOI）$= PdetQ_{max} - 2Q_{max}$。BOOI > 40：表明梗阻；BOOI为20～40：表明可疑梗阻；BOOI < 20：表明无梗阻。

1. 功能障碍性排尿　特征为神经学功能正常的个体，由排尿期间尿道周围横纹肌不自主性间断收缩导致的间断性和（或）波动性尿流率。

2. 逼尿肌-括约肌协同失调（detrusor-sphincter dyssynergia, DSD）　逼尿肌收缩时同时发生尿道和（或）尿道周围横纹肌不自主性收缩。偶尔可以完全阻断尿流。DSD可能导致逼尿肌收缩时间延长、膀胱结构改变、膀胱输尿管反流和上尿路损伤。

3. 不松弛性尿道括约肌梗阻　通常发生在有神经性病变个体，特征为非松弛性、梗阻性尿道导致尿流率减少。

四、逼尿肌过度活动伴逼尿肌收缩功能受损

逼尿肌过度活动伴逼尿肌收缩功能受损（DHIC）的特征为储尿期出现逼尿肌无抑制性收缩，排尿期逼尿肌有自主性收缩，但逼尿肌收缩压力降低，持续时间缩短，无法将膀胱完全排空。临床表现为尿频、尿急、急迫性尿失禁和尿流率低、残余尿阳性。

五、肌电图

同步括约肌肌电测定用于确定受检者是否存在尿道肌肉

神经支配异常,通常以肛门括约肌募集电位间接反映尿道括约肌收缩活动情况。在健康人中,随着膀胱充盈,括约肌肌电图(electromyogram, EMG)活动呈轻微的逐渐增加,EMG信号保持相对平静和稳定。咳嗽或Valsalva动作引起括约肌反射性收缩,可表现为肌电活动突然增加。在排尿期间,括约肌突然放松,肌电信号减弱。膀胱排空后,肌电信号重新逐渐增加。检测时应避免环境中交流电的影响。

六、影像学尿动力学检查

尿动力学检查是通过测定膀胱压、腹压、肌电图、尿流率、尿量及尿道压,根据膀胱尿道压力随膀胱灌注量的变化情况判断储尿期与排尿期膀胱和尿道相应的功能状态,推测导致该功能变化可能的致病因素,并推测是否可能存在相应神经系统病变。结合影像学检查,可进一步确定膀胱输尿管反流及反流前的膀胱容量、膀胱出口梗阻的部位和程度等形态学上的改变,对预防和控制上尿路损害、制订更具针对性的治疗方案具有非常重要的作用。对于前列腺术后排尿困难和(或)尿失禁、神经源性排尿功能障碍、下尿路梗阻伴肾积水、女性排尿困难、可控尿流改道术后复查,可考虑行影像学尿动力学检查(VUDS)。影像学尿动力学检查已被证明对DSD有诊断价值,在影像学检查中可以看见尿道括约肌收缩以上的扩张,尿道括约肌无造影剂充盈,以及可能存在尿道括约肌间歇性的收缩。由于男性患者可能存在前列腺梗阻,通常通过EMG诊断DSD,如果通过影像尿流动力学检查,可能会影响检查结果。女性患者如果通过EMG诊断,可能因电极干扰等因素而影响检查结果,因此更常用影像尿流动力学检查诊断。带有肌电图的影像尿流动力学检查可能是诊断协同失调的最佳方法。通常,男性取45°斜立/坐位,女性取正坐位。

七、结果分析

判读报告时应注意对结果进行人工分析,辨别并更正赝象。分析结果时首先要结合患者病史,从实际出发,结合必要的体格检查和其他辅助检查结果综合判断。检查过程中,受检者排尿期未出现逼尿肌收缩不一定真的完全丧失逼尿肌收缩功能,可能因心理因素或不习惯体位影响排尿。

(徐蕾 李佳怡)

第五节 泌尿科常用检查和操作

一、膀胱镜检查术

(一)概述

1. 膀胱镜检查 是最早用以观察体内器官的手段。膀胱镜检查术是将膀胱镜从尿道置入直至膀胱,以观察其内部病变或行输尿管逆行插管造影,达到诊断和治疗目的。膀胱镜检查术是泌尿科医师的基本操作之一,也是许多腔内技术的基础。膀胱镜在泌尿科领域许多疾病的发现、诊断和治疗发挥着不可替代的作用。

2. 膀胱镜检查分类 按麻醉方式分类,可分为有痛膀胱镜和无痛膀胱镜。按镜体是否可弯曲,可分为膀胱硬镜检查和膀胱软镜(可弯曲膀胱镜)检查。

(二)常用器械

1. 镜体 镜体是膀胱镜最重要的光学部分,内部由一系列光学系统组成。可分为膀胱硬镜和膀胱软镜。膀胱硬镜的镜体为刚性,根据镜体头端的不同角度又可分为0°镜、12°镜、30°镜和70°镜(图1-1),其中30°镜在临床应用范围较广。膀胱软镜一般为一体式,自带数据采集线(图1-2)。头端拥有120°视野角度,以及双向210°的弯曲角度。与膀胱硬镜相比,膀胱软镜有以下几点优势:① 损伤更小。软镜镜体表面因亲水涂层而异常光滑,镜体柔软,管径细(一般小于16 Fr),在表面麻醉下插

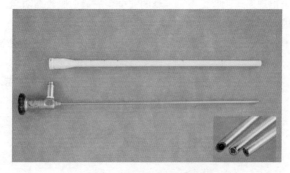

图1-1 不同角度的膀胱硬镜

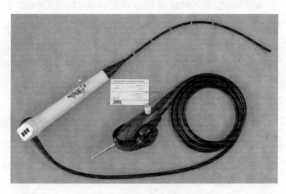

图1-2 一体式膀胱软镜

入时几乎无痛苦,患者较易耐受,在直视下轻柔地插入基本不会对尿道和膀胱造成损伤。② 视野更清晰。在直视下进镜,损伤小,可以减少血尿,从而保证视野清晰。软镜为电子数码成像,具有极高的图像分辨率,色彩连贯逼真。电子膀胱软镜下还可以切换各种波长的波谱,增加黏膜上皮和黏膜下血管的对比度和清晰度,对于早期肿瘤或小肿瘤有更精准的诊断,从而发现更早期及微小的病变。③ 盲区更小。膀胱软镜头部灵活大角度可弯曲,消除了硬镜的盲区。在膀胱内可以方便地查看膀胱各壁,做到不漏诊。④ 体位优势。膀胱硬镜检查时,患者只能采用截石位。而在应用软镜时,除截石位外,患者还可采用侧卧位或仰卧位,这对于年迈、四肢瘫痪、截瘫及患有严重关节炎的患者来说十分有意义。

2. 镜鞘及辅助器械　镜鞘的作用是使硬镜顺利进入膀胱,同时提供进水冲洗和防空膀胱内尿液的作用(图1-3)。常见的辅助器械有闭孔器、异物钳、活检钳、剪刀等,用于各种不同用途。

3. 光源和图像采集系统(图1-4)　用于为膀胱镜提供光

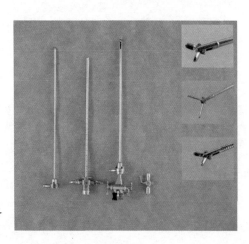

图1-3　镜鞘及各类辅助器械

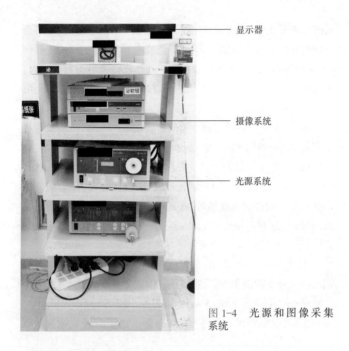

图 1-4 光源和图像采集系统

源保证视野有足够亮度,以及将镜头所见的图像反馈于监视系统,方便观察、操作和图像采集录入。

(三)适应证

1. 诊断方面

(1)膀胱内病变,需要进一步诊断或取标本病理明确。

(2)尿路上皮肿瘤术后,定期复查膀胱内情况。

(3)非肾性血尿患者明确出血原因及部位。

(4)前列腺增生患者观察前列腺形态及膀胱内情况。

(5)膀胱异物、瘘口、外源性压迫等病情诊断。

(6)上尿路病变,观察输尿管有无喷血,逆行输尿管插管行造影检查,或逆行插管收集一侧上尿路尿液行各类检查。

（7）观察尿道情况。

2. 治疗方面

（1）经尿道各类膀胱异物及导管取出。

（2）放置各类输尿管导管和支架管。

（3）膀胱微小病灶的激光/电灼等治疗。

（4）间质性膀胱炎膀胱水扩张治疗。

（5）困难导尿或困难尿扩术时，直视下进入尿道及膀胱，留置导丝后降低操作风险。

（四）禁忌证

（1）急性炎症期，如膀胱炎、尿道炎、睾丸炎、附睾炎、前列腺炎等。

（2）严重小膀胱（膀胱容量 < 50 mL）或严重膀胱挛缩患者。

（3）严重尿道狭窄者。

（4）未控制的全身出血性疾病，严重心脑血管疾病患者或其他无法配合检查患者。

（5）无法耐受截石位患者。

（6）女性月经期。

（7）严重的包茎和尿道结石患者。

（五）操作方法和要点

1. 膀胱硬镜

（1）截石位，必须严格遵循无菌原则，预防尿路感染。具体消毒方法参考尿导术操作原则部分。

（2）利多卡因胶浆做尿道内黏膜麻醉，充分润滑膀胱镜鞘及闭孔器前端。

（3）检查膀胱镜各配件及开关是否正常工作，连接冲洗装置和光源监视器，注意手术操作部位保护和无菌原则。

（4）轻柔插入已置入闭孔器的膀胱镜鞘至前尿道后，取出闭孔器，再置入膀胱硬镜镜体并固定，直视下进入后尿道及膀胱。用闭孔器进入前尿道的好处是能避免损伤男性患者的舟状窝和前尿道。对女性患者而言,连闭孔器置入膀胱镜鞘也能减少进镜时的不适感和尿道损伤。笔者习惯直视法进入膀胱,可降低尿道损伤概率,并可先观察后尿道和前列腺情况。闭孔器直接进入膀胱法,会先对后尿道和前列腺有刺激作用,甚至造成损伤和出血,不利于观察。

(5) 进入膀胱后,判断膀胱充盈适中,然后关闭进水阀门,再按照一定顺序观察膀胱腔内所有范围,尽量不留死角。笔者习惯于膀胱硬镜进入膀胱后,先观察双侧输尿管开口和输尿管间嵴,然后仔细观察整个膀胱三角区、三角后区,再向后退镜至膀胱颈部下压镜体和下腹壁观察膀胱顶壁、左侧壁、右侧壁、膀胱颈部,逐一观察,尽量不留死角。

(6) 如需膀胱镜下操作,待操作完成退镜前,先拔除操作器械。

(7) 经镜鞘排空膀胱,沿尿道走向直视下退镜。

2. 膀胱软镜

(1) 截石位或平卧/侧卧位,消毒、麻醉、润滑方法同上。

(2) 操作者或助手提起阴茎,暴露尿道外口并稍加压力以防止冲洗液从尿道外口流出,接通进水装置,将镜头置入前尿道,直视下沿尿道进入膀胱,可直视下观察整个尿道和前列腺情况,及时发现异常和病变。在进入尿道后,若遇上生理弯曲或尿道偏移,主操作手拇指可控制膀胱软镜镜头方向,避免损伤尿道。在插镜过程中,若出现尿道前方视野不清,可将液体灌注速度提高,借助水压将尿道扩开,直视下插入膀胱,以减轻患者不适,插镜前排空膀胱有利于膀胱镜进入。

(3) 进入膀胱后,判断膀胱充盈适中,然后关闭进水阀门,先将镜头下弯,观察膀胱三角后区和顶壁,然后沿顶壁观察左侧壁、右侧壁,逐渐将镜体推到底,同时上弯至180°左右,转动镜体即可观察到膀胱颈部、尿道内口、膀胱三角区及双侧输尿管开口。发现可疑病灶可以拉近镜头仔细观察。

（六）膀胱镜检查报告

膀胱镜的检查报告书写应该规范，其不仅是提供临床诊断的重要依据，还是一名泌尿科医师操作技能的重要体现。书写膀胱镜检查报告要简洁明了，条理清晰，配合记录过程中的图片资料，让其他医师看完后能直观地了解整个检查过程。

除了患者的基本资料，还要描写膀胱镜的类型、尺寸，进境是否顺利，膀胱容量如何，尿道、尿道括约肌、前列腺及膀胱有无异常，尿色如何。描述膀胱内所见时要有序正确地记录，包括病变的部位、性质、数目，有无活检或置管等操作，有无膀胱内治疗及经过。有条件者应留取检查过程中有代表性部位和病变部位图像资料，并加以说明描述。报告的最后部分，是膀胱镜下的诊断和建议。诊断包括定性和定位诊断，记录者需结合自己的临床经验，给出最合理科学的诊断结论，同时结合临床经验，给予患者合理的临床建议，尊重患者的知情权。

（七）检查注意事项

（1）检查前要充分评估，如患者对麻醉的耐受程度，不能耐受局麻者可以考虑进手术室进行检查；尿道狭窄情况；血尿严重程度，避免不必要的反复检查。

（2）选择合适的膀胱镜，如明显肉眼血尿者，应尽量选择硬镜检查，重点观察膀胱顶部最好选择70°镜。

（3）门诊膀胱镜检查活检要谨慎，以免活检后创面出血无法及时有效控制。

（4）膀胱镜拔管前要有KUB平片确保管子在位。

（八）并发症

1. 尿道损伤和尿道穿孔　好发于男性患者。尿道是膀胱镜插入的必经之路，男性患者尿道细而长，粗细不匀，膀胱镜进入时黏膜受到摩擦，均有不同程度擦伤或挫伤，可发生尿道水肿及黏膜下出血。遇到阻力时若仍强行进镜，将引起黏膜撕裂，乃至假道形成。在通过尿道膜部时，若镜体末端下压不够，用力过猛，常在此处穿破尿道。进镜有明显阻力或发现尿道狭窄时，不能盲目蛮干，可先行尿道扩张，笔者主张在直视下进镜，看到管腔后再向前推进，可避免严重尿道损伤甚至尿道尿膜撕脱的发生。此类并发症通常发生于膀胱硬镜检查。此外，硬镜在退镜时，最好退出镜体，镜鞘内重置置入闭孔器，沿尿道走向逆向退出，防止尿道黏膜损伤。

2. 膀胱损伤分类（按严重程度）

（1）膀胱黏膜挫伤和擦伤：进镜过深过快，观察时镜鞘移动或转动太贴近黏膜或幅度太大，输尿管插管，以及器械转动，均能导致挫伤和擦伤。尤其在膀胱内灌注不足，膀胱黏膜充血、水肿、溃疡、糜烂等更易发生。临床表现为轻度血尿和下腹部不适。这种损伤，出血量不多，一般都可自愈。对血尿明显者，可采取保留导尿及膀胱冲洗，保持尿路通畅治疗，5～7天后待尿色变清拔除导尿管即可。

（2）黏膜撕裂：这是较严重的膀胱黏膜损伤。常见于镜体或器械钩住黏膜时，如术者经验不足，未及时发现，将正常黏膜钳夹、撕裂。临床上表现为明显肉眼血尿，甚至尿中有血块。若仅为少量血尿可保留导尿行膀胱冲洗。大量血块可先用Ellick冲洗出血块后再留置尿管持续冲洗，若出血仍不能控制，应行手术处理。

（3）膀胱穿孔：膀胱镜检查时较为罕见但严重的膀胱损伤。在检查过程中，若发现灌入膀胱液量大大超过引出量，膀胱不能充盈，冲洗液内出现血液，患者剧烈腹痛，有腹肌紧张、反跳痛等腹膜刺激症状，全身出现脉搏细数，冷汗淋漓，应警惕可能发生膀胱破裂。膀胱穿孔多发生于进镜过深或用力过猛，部位一般在窥镜前端接触膀胱处。若膀胱本身有以下病变，如结核性膀胱挛缩，既往手术造成某处膀胱壁薄弱、内有活动性溃疡或憩室内严重炎症等，膀胱穿孔更容易发生。有种情况在临床上更少见，但需要警惕和预防，即检查时患者精神高度紧张或疼痛引起反射性腹部肌肉紧张和膀胱剧烈收缩，甚至引起身体剧烈移位，操作者来不及反应，镜体在膀胱壁内可造成严重损伤。膀胱穿孔较轻，不伴明显尿外渗，可留置导尿管至少4周。若膀胱穿孔发生于腹腔，尿液外渗于腹腔内，则需及时行手术治疗，修补膀胱及做膀胱造瘘术。

3. 感染　膀胱镜检查术属于侵入性检查，因此无菌观点应该贯穿整个检查过程。常见的感染有以下几类。

（1）尿道炎、膀胱炎：膀胱和尿道受到器械的刺激引起黏膜充血、水肿，均有尿频、尿痛、尿急等膀胱刺激症状，轻者1～3天可自愈。细菌也可经前列腺管及射精管开口侵入引起前列腺炎和附睾炎。

（2）肾盂肾炎：尿道膀胱镜检查后引起肾盂肾炎的途径主要是力过高，引起输尿管反流。特别是有D-J管置入的患者，输尿管开口抗反流功能丧失，患者又多处于平卧位，膀胱内高压很容易造成液体逆行反流入肾盂，造成肾盂内高压，继发肾盂肾炎。多发于检查后24～48 h。临床症状主要是寒战、高热、腰痛、尿频、尿急、尿痛和血尿等。在行经膀胱镜输尿管插管和逆行肾盂输尿管造影时也较容易发生。

（3）菌血症：多发生于检查后24 h内，是细菌经擦破黏膜侵入血液所致。临床症状主要是畏寒、高热、全身不适、呕吐、食欲减退等。如患者抵抗力差，细菌毒力强，治疗不当，病程可延续1周左右。少数患者可发展成败血症、感染性休克，甚至死亡。临床菌血症患者的血培养，70%为大肠埃希菌生长。如感染发生，应根据患者症状及细菌学检查，按泌尿系统感染治疗原则治疗。尿道膀胱镜检查后一旦引起尿路感染,必须引起重视。因为患者原有的泌尿系统可能存在不同程度的肾功能损害,若因检查继发感染,这种损害会加重,甚至出现尿毒症。

(4)出血:由于尿路黏膜血管丰富,即使整个检查顺利,术后也可能出现轻度血尿和排尿不适。若器械使用不当或操作粗暴造成损伤,常导致不同程度出血。出血为损伤的继发症状之一。

(5)异物残留:检查前后未认真检查所用器械,如活检钳、异物钳、手术剪前端的关节松动脱落于膀胱尿道内。各种原因引起的输尿管导管或支架管断裂残留。残端若体积较小且光滑,有排出可能,否则均需尿道膀胱镜及手术取出。

二、导尿术

(一)概述和要点

(1)导尿术是将导尿管通过尿道插入膀胱引流尿液的方法。常见的导尿术包括留置导尿与一次性导尿。

(2)留置导尿常见于各类急性或慢性尿潴留,泌尿科的膀胱、前列腺、尿道手术术后,以及外科手术术后和危重患者记录尿量等。

(3)带有治疗性质的留置导尿常用三腔导尿管,做持续性膀胱冲洗,防止膀胱腔血块形成,堵塞导尿管。

(4)一次性导尿常用于药物性或疼痛性急性尿潴留,神经性膀胱的间歇性清洁自家导尿、留尿做细菌培养,测定残余尿量、膀胱容量及膀胱测压,膀胱造影,膀胱灌注治疗,探测尿道有无狭窄及盆腔器官术前准备等。

(5)进行导尿术前要明确此次操作的目的,是否存在操作禁忌,准备好操作过程中有可能用到的器械,考虑到困难操作的替代方案或补救办法。对于任何有创操作都要进行操作前谈话告知和签知情同意书。

（二）常用器械

1. 常用的导尿器械　包括导尿管、集尿袋、20 mL针筒、2把镊子、2块纱布、消毒棉球、消毒巾、无菌手套、石蜡油、生理盐水和利多卡因凝胶等。目前医用一次性导尿包中基本配备这些器械。

2. 导尿管　各种型号的普通导尿管和Foleys导尿管（气囊导尿管），常用F12-F24导尿管，Foleys导尿管有双腔和三腔导尿管。特殊患者导尿困难可以用弯头尖头导尿管。根据临床的不同需要，选择合适的导尿管。

3. 导引钢丝　对于有些困难插管需要准备，适用于前列腺增生特别是中叶抬高患者和尿道轻度狭窄者。此类患者因后尿道与前尿道成角太小，导尿管头端无法通过该角度进入后尿道。导引钢丝体部刚性较高，头部刚性较低且可弯曲成形，在弯成合适角度后，置入导尿管作为内芯支撑，可协助导尿管头端进入后尿道入口后，迅速顺势推入导尿管同时拔出导引钢丝。

（三）适应证

（1）无菌法取尿标本做细菌学检查。

（2）测量残余尿量、膀胱容量和膀胱内压力改变。

（3）外科手术术前准备（非尿道、前列腺、膀胱手术者）。

（4）观察危重患者尿量变化。

（5）膀胱内注入造影剂进行造影或行药物灌注治疗。

（6）各种原因引起的尿潴留。

（7）尿道损伤或出血时，保持尿道连续性或压迫尿道出血点。

（8）检查有无尿道损伤、断裂及膀胱破裂。

（9）膀胱、前列腺、尿道、阴囊手术后常规留置导尿管，引流尿液。

（10）前列腺和膀胱术后用于膀胱颈部牵拉和膀胱冲洗。

（11）前列腺出血患者用于牵拉压迫创面和膀胱血块冲洗。

（四）禁忌证

（1）急性尿路感染、急性尿道炎。

（2）急性附睾炎。

（3）急性前列腺炎。

（4）严重的尿道狭窄。

（5）尿道完全断裂者。

（6）女性月经期。

以上禁忌证包括绝对禁忌和相对禁忌，临床根据实际情况酌情权衡。

（五）操作原则

导尿术作为基本的操作，大多不在手术室内进行，但是操作全程始终遵循无菌、无痛、高度润滑的基本原则，可以避免此操作产生的不必要的并发症。

（1）必须严格遵循无菌原则，预防尿路感染。具体消毒方法：由内向外螺旋式消毒，保证足够消毒范围。消毒时需要纱布包裹龟头后提起阴茎消毒，并注意需暴露整个龟头及尿道外口，彻底消毒。尿道外口及周围需要重点消毒，也是留置导尿时最需要保证无菌的部位。尽量避免触碰进入患者尿道、膀胱内的导尿管部分，消毒时用过的器械尽量不再使用在插管过程中，特别是刚消过毒时戴的手套。

（2）必须严格遵循无痛原则，无痛是任何操作尽量要做到的最低要求，导尿中无痛也避免了患者因疼痛引起的尿道括约肌收缩而导致插管困难。利多卡因胶浆经注射器进行尿道黏膜下麻醉，保留适当长时间可以减少患者的疼痛，避免因疼痛而产生的尿道痉挛，减少尿道损伤。

（3）必须严格遵循高度润滑原则，充分润滑导尿管，减少导尿管与尿道的摩擦损伤和引起患者的疼痛。大多数情况下,充分润滑导尿管就可以顺利留置导尿,但是对于尿道较细或轻度狭窄的患者,需要在尿道内注入石蜡油才能达到高度润滑的目的。目前临床应用利多卡因胶浆既可以止痛,又可以达到润滑的目的。

(六)操作方法和要点

(1)按照要求进行消毒铺巾。

(2)插导尿管前与患者交流,缓解患者紧张心理。嘱患者缓慢深呼吸,边交流边注入麻药,先在尿道口(男性)滴几滴麻药,然后将麻药注入尿道,待括约肌松弛后,慢慢插入尿管。

(3)术者一般站在患者右侧,对男性患者,术者左手需提起阴茎与腹壁成角约90°,使男性尿道第一个生理弯曲(耻骨前弯)消失。

(4)用镊子持润滑过的导尿管(避免夹持气囊)轻柔、缓慢插入导尿管。挤压式用力,切忌粗暴,进管不应该有加速度。如果导尿管碰到阻力,不要硬插,可以退进结合插管。

(5)缓慢插入导尿管至根部,一般见尿后再插入5~8 cm,使导尿管的气囊段完全进入膀胱。完全进入膀胱的导尿管不会有往外退的感觉,否则导尿管可能在后尿道。插管的深度宁长勿短。

(6)如果不能完全确定导尿管是否插入膀胱,可以用注水试验,进水与出水平衡说明导尿管的位置正常。

(7)接上集尿袋,缓慢注入水囊约10 mL(不同情况注入量也有差异,小儿尿管一般注入水囊2~5 mL,前列腺手术后需要压迫止血者可以注入水囊30~100 mL),轻柔向外滑出尿管,使水囊贴近膀胱颈部。轻按压耻骨上下腹部,观察尿管出尿的顺畅度,然后胶布固定尿道外的尿管于患者右侧大腿根部。

(8)男性患者导完尿后将包皮复位,以免引起包皮水肿,其至嵌顿于冠状沟处,致阴茎血循环受阻,阴茎、阴囊缺血、缺氧而水肿乃至坏死。

(9)操作完毕后,需要做简单记录,如尿量、尿色、操作中的异常情况等,并且告知患者导尿管的护理和维护,以及下一步的治疗安排。

(七)导尿术注意事项

(1)导尿操作前详细询问患者尿道操作史,尽量把困难考虑充分,备用充足的器械、物品,并且避免无关人员旁观操作过程。

(2)导尿管气囊注水前确保导尿管进入膀胱内,切忌在导尿管没有完全进入膀胱前气囊注水,否则气囊扩张后,容易引起尿道损伤。

(3)如果是轻度的尿道狭窄,在高度润滑后仍然不能成功者,可以用尿道扩张器适当扩张后,再留置合适尺寸的导尿管。

(4)对膀胱极度充盈或虚弱的患者,第一次放尿不应超过1 000 mL。因为大量放尿,使腹腔内压力突然降低,导致血压下降而虚脱;又因为膀胱内突然减压,引起膀胱黏膜急剧充血而发生血尿。

(5)导尿管无法通过第二个生理弯曲(前尿道和后尿道形成的弯曲),或前列腺中叶增生膀胱颈抬高者,或前列腺增生使后尿道偏移弯曲,插导尿管困难时,可以采用肛指辅助将前列腺尖部往腹侧顶有可能将导尿管顶端滑入膀胱;也可以用导引钢丝支撑导尿管,使导尿管变成需要的弯曲角度,在耻骨下弯处向下压,向里推,通过该弯曲后缓慢将导尿管送入膀胱。

(6)导尿不成功者,不要强行多次重复操作,可采取膀胱镜或输尿管镜辅助直视置入导丝后再留置导尿,也可选用耻骨上膀胱造瘘术。切记,导尿术的目的是引流尿液,损伤尿道引起尿道狭窄会给患者带来更多的痛苦。

（7）对于有隐性尿路感染或操作时黏膜损伤严重者，需要适当给予抗生素并提醒患者出现寒战、高热时要及时就诊，以免延误严重感染治疗时机。

（8）有尿管气囊破裂者，必须检查气囊是否完好，以免气囊破损残片遗留在体内形成结石。

（八）留置导尿并发症

1. 严重血尿　导尿术后导尿管的机械性损伤可以引起血尿，一般不需要处理，但有时候可以引起严重的血尿，主要原因有：① 导尿管没有完全插入膀胱的情况下导尿管气囊注水，造成尿道损伤甚至断裂，继发出血。② 导尿管气囊水没有放净强行拔导尿管，或患者自行拔出带气囊的导尿管。③ 急性尿潴留，留置导尿引流尿液过快，膀胱的黏膜下广泛出血。这些情况大多可以考虑牵拉尿管气囊压迫止血或换成三腔尿管持续冲洗均可治愈。

2. 尿道热　尿道热是经尿道器械操作后发生的一种严重的并发症，其症状来势凶猛。发生机制是尿道黏膜皱褶处存有细菌，当尿道操作时，细菌或毒素由损伤部位进入血液，引起一过性毒血症、菌血症或败血症。一般在操作后数小时内突然发生寒战、高热等症状，应首先考虑尿道热。如检查发现尿道有压痛，尿道内有脓性分泌物，并参考细菌学检查，即可诊断。尿道热易并发休克而死亡，特别是一些高龄患者，更应加以重视。一旦怀疑尿道热可能需要及时拔除尿管，改为耻骨上膀胱穿刺造瘘，并且密切监护，尽早运用敏感抗生素。

3. 尿道损伤继发尿道狭窄　尿道损伤继发尿道狭窄常发生在男性。引起尿道狭窄的常见原因有：① 导尿操作时，尿道疼痛收缩抵抗插管；② 尿道润滑剂不够，尿道阻力大；③ 使用不恰当型号的导尿管；④ 插导尿管的操作粗暴，造成尿道损伤;⑤ 医源性尿道感染;⑥ 导尿术后护理不当,导尿管在弯曲处容易压迫尿道,使尿道黏膜缺血坏死;⑦ 尿道口护理不当,尿道周状窝炎症引起尿道外口狭窄。

4. 膀胱或直肠穿孔,或尿道假道形成　操作技术不成熟的医师,遇到局部有病理状况问题如后尿道狭窄、巨大前列腺增生者,用导引钢丝支撑导尿管可能引起膀胱穿孔,或尿道假道,甚至直肠穿孔的发生。

5. 生殖道感染　最常见的生殖道感染是附睾炎,主要症状为阴囊肿痛、皮温升高,常伴有寒战、发热等全身表现。出现附睾炎需尽早拔除尿管,及时予以抗生素消炎治疗并辅以阴囊局部外敷处理。

6. 膀胱痉挛　主要表现为下腹部阵发性疼痛,尿管内尿液引流不畅,尿管旁尿液侧漏。主要发生在膀胱容量较小、膀胱内有血块、较大气囊牵拉压迫止血、低温灌注液持续冲洗、患者情绪紧张等情况下。主要的处理为解除引起痉挛的因素,适当予以镇静、止痛、解痉处理,必要时予以 M 受体阻滞剂等药物均可缓解。

7. 拔导尿管困难　可能原因有:① 气囊内抽不出液体:多由导尿管质量差,气囊通道被阻塞,注水后自行封闭引起;② 气囊回缩不良:有学者对气囊回缩情况进行观察,气囊固定液 $10 \sim 15$ mL,持续1周,气囊不能复原,引起管径增大,至拔管困难;③ 患者极度精神紧张,尿道平滑肌痉挛,也可致拔管困难。

三、耻骨上膀胱穿刺造瘘

膀胱造瘘是因尿道梗阻,在耻骨上膀胱做造瘘术,使尿液引流到体外,暂时性或永久性解决患者的排尿困难,分为耻骨上膀胱穿刺造瘘术和耻骨上开放膀胱造瘘术,本章节仅讨论前者。

（一）适应证

（1）急、慢性尿潴留,包括尿道外伤、尿道狭窄、尿道结石、前列腺增生、前列腺癌或肉瘤、神经源性膀胱、先天性后尿道瓣膜等所致的尿潴留。

（2）泌尿科和妇产科手术后暂时性尿流改道。

（3）经尿道前列腺电切术时用于膀胱减压和膀胱冲洗。

（4）尿道及生殖系统的急性炎症,如化脓性前列腺炎、急性睾丸附睾炎、尿道炎、尿道周围脓肿等。

（二）常用手术器械

一次性膀胱穿刺套件、伤口包和常规导尿管。穿刺前要保证膀胱内尿液充盈,可通过超声或CT平扫明确膀胱充盈情况。具体操作步骤如下。

（1）选取下腹部正中,耻骨联合正上方2横指处作为穿刺点。以穿刺点为圆心15 cm常规消毒铺巾。

（2）2% ～ 4%利多卡因由浅至深行皮下麻醉后,穿刺至膀胱,抽到尿液后拔针,在穿刺点做0.5 ～ 1.0 cm的小切口,切开腹白线。

（3）更换含内芯的穿刺鞘,沿垂直腹壁方向穿刺膀胱,深度可参考上一步细针穿刺抽到尿液的深度。拔除内芯,见尿液流出后,将相应的导尿管自穿刺鞘内置入膀胱腔内,退出穿刺鞘,导尿管内注气囊固定,丝线缝合伤口。

（三）常见的并发症

肠道损伤、腹腔其他脏器损伤、出血和血肿等。笔者认为对有下腹部手术史、膀胱不充盈、特别肥胖或消瘦的患者需要特别引起注意。

1. 有下腹部手术史的患者　此类患者腹膜位置变异,术后伴有不同程度的局部粘连,肠管的位置相对固定,常规穿刺定位容易进入腹腔。手术后肠管有粘连、固定者穿刺鞘非常容易进入肠管,造成肠管损伤的概率较高。

2. 膀胱不充盈的患者 当膀胱在不充盈的状态下,腹膜反折的位置向下移位,游离的肠管容易下坠,穿刺容易损伤肠道。不充盈的膀胱壁张力较小穿刺时容易损伤膀胱后壁,甚至进入前列腺体内引起出血。对于膀胱不充盈的穿刺患者,如果病情允许,尽量等到膀胱充盈时再进行操作,如果病情不允许等待较长时间,可以考虑向膀胱内注入300～500 mL的液体或使用呋塞米增加患者尿量再操作,会使操作的风险大大下降。

3. 特别肥胖或消瘦的患者 特别肥胖的患者耻骨前堆积大量脂肪,垂直皮肤方向进针容易进入耻骨后方向,会使得穿刺方向严重偏离,非常容易损伤到背深静脉丛或是前列腺组织,造成短时间内的大量出血。特别消瘦的患者腹膜外脂肪少,对腹腔的支持力较弱,所以腹膜反折及腹腔的位置较低,穿刺时要多多注意。有条件的话,采取头高脚低位(反Trendelenburg position,即头低足高位)或是垫高臀部可能使腹膜及肠管的位置朝头侧移动。

以上3种容易发生并发症的穿刺除操作者需提高警惕外,还可以在B超或CT定位下进行操作,可以降低并发症的发生。对于穿刺不是十分确切者,可以早期行盆腔CT检查证实穿刺的可靠性,避免有些并发症的延误处理。

四、尿道扩张术

(一) 概述

尿道扩张术是一种扩大尿道直径的手术,它是治疗尿道狭窄的常用方法之一。传统的尿道扩张术是凭术者的手感而实施的有创操作,又称尿道盲扩术。尿道扩张术是有效的尿道狭窄治疗方法,但适用范围和治疗的效果比较局限。此操作对于术者的经验和手感要求比较高,所以操作者需要有一定的培训和指导才能独立操作,避免产生严重并发症。

（二）适应证

（1）预防炎症性、外伤性的尿道狭窄。

（2）治疗各类简单的外伤性和尿道手术后的尿道狭窄。

（3）尿道外口狭窄。

（4）尿道膜性狭窄（包膜活瓣性狭窄）。

（5）拟行经尿道手术时,无法置入内镜。

（6）尿道扩张术的最佳适应证为前尿道的短距离狭窄,后尿道狭窄谨慎使用尿道扩张术。

（三）禁忌证

（1）急性尿道炎、急性前列腺炎。

（2）慢性尿道炎有较多分泌物者。

（3）严重的尿道损伤或尿道断裂者。

（4）怀疑有尿道肿瘤者。

（5）复杂的尿道狭窄,如长段（> 1 cm）尿道狭窄、过于细小的尿道狭窄等。

（四）操作方法和要点

（1）截石位或平卧位,必须严格遵循无菌原则,预防尿路感染。前尿道狭窄的扩张选择截石位和平卧位均可以达到要求,后尿道狭窄的扩张最好选择截石位下进行。具体消毒方法参考导尿术操作原则部分。

（2）利多卡因胶浆经注射器进行尿道黏膜下麻醉,减少患者的疼痛,避免因疼痛而产生的尿道痉挛,减少尿道黏膜损伤。扩张前充分润滑尿道及尿扩条也非常重要。

（3）对男性患者进行操作时,操作者需一手提起阴茎与腹壁垂直,消除男性尿道的第一个生理弯曲;另一手轻柔置入合适尺寸尿扩探条(探条的选择一般从小到大,本院成人尿扩探条从F14开始)。若为前尿道狭窄,在探条通过狭窄处时,操作手会感觉到不同程度的阻力。若阻力部位与操作前估计狭窄部位相同,则可轻柔加力沿尿道方向推入探条,在其头端通过狭窄处时,可感受到不同程度的突破感。继续置入探条,直至探条头端顺利进入膀胱。若为后尿道狭窄,操作者在探条前段经过尿道第二弯曲时,会自然感受到第一个阻力。然后操作手缓缓下压探条末端,同时保持一定张力,即可通过生理弯曲。切忌遇到阻力时继续发力,粗暴向前推入探条,造成尿道假道。在探条头端遇到后尿道狭窄处时,会遇到第二个阻力。处理方法同前尿道狭窄,直至探条头端进入膀胱。以上步骤顺利完成后,方可进行下一步操作。首根探条尿扩时,探条头端要进入膀胱,避免后续探条在假道中扩张,前尿道狭窄后续的扩张要超过狭窄即可,不一定每次都进入膀胱。探条头端进入膀胱的标准是在探条尾部左右旋转90°没有明显阻力。探条进入前尿道最好是依靠探条的重力滑至转弯处,然后下压探条滑入膀胱,过程中遇有阻力可以适当沿尿道走向轻柔小幅旋转进入切忌暴力。

(4)退出第一支探条,依次选取大一号尿扩探条,按上述方法逐步扩张尿道,直至合适尺寸(一般从探条进入尿道有阻力开始的型号依次增加2~3型号停止扩张),并保留10~15 min。如果准备尿扩后留置导尿,尿扩探条的尺寸要比留置导尿管尺寸大1~2型号。值得注意的是,尿道扩张并不是扩张到越大尺寸越好,要根据患者尿道狭窄的情况,以不损伤尿道海绵体为原则,手感上则不要有明显阻力感。理想的尿道扩张后,尿道应该没有明显的出血,患者也不应该有明显的痛苦感。

（5）完成尿扩后，可以嘱患者多饮水，自己观察排尿情况，包括尿线粗细、是否有血尿，以及排尿有无明显困难或不适感。若有明显血尿或不能自行排尿者，建议留院密切观察。

（6）常规嘱患者口服抗生素3～5天，必要时复查尿常规确定有无尿路感染。若为定期尿扩患者，两次尿扩时间间隔应在1周以上。

（7）除了上述的尿道盲扩术，目前还有一种更加精确的尿道扩张术。即在输尿管镜或膀胱软镜下，观察尿道狭窄处的情况，包括尿道狭窄的位置、长度及性质。然后镜体通过狭窄处进入膀胱，留置导丝后退镜。再用中空的尿道探条或PCN扩张器依次逐步扩张尿道至合适尺寸。这样做的最大优点就是不会形成假道，减少了盲扩造成的并发症，降低了医源性损伤的发生率。同时，扩张满意后如果留置尿管，沿着导丝跟进也会更加容易。这种尿道扩张术比较适合后尿道狭窄患者。

（8）任何尿道扩张术切忌盲目使用蛮力，尿道扩张造成的医源性损伤和并发症有时比尿道狭窄本身对患者造成的创伤更大，甚至会危及患者的生命。此操作容易产生医疗纠纷，所以操作前的谈话签字和操作后的记录、注意事项要明确告知患者。对于不熟悉的尿道狭窄的尿道扩张术，最好在术前行尿道造影或内镜检查明确后再进行操作。由于行尿扩经常是反复多次才能达到效果，所以建议由相对固定的医师负责操作，避免频繁更换操作者产生不必要的误损伤。

（9）尿道外口舟状窝狭窄，麻醉效果不好，定期行尿道扩张痛苦大，可以做简单的尿道外口整形术。

（五）并发症

1. 出血　尿扩后偶尔会有尿道出血的情况发生（这里讨论的出血不包括错误扩张引起的尿道二次损伤而造成的出血）。通常是自限性的，一部分出血可以通过纱布加压包扎阴茎止血，必要时留置导尿管即可压迫止血。

2. 感染　尿道热是尿扩后最严重的并发症，由于尿道扩张术为侵入性有创操作，尿道黏膜屏障有破坏，所以比较容易发生严重感染。操作前一定要排除尿路感染，有感染者一定要先控制好感染后再进行操作。操作时需严格遵循外科无菌原则，特别是对尿道外口及周围的消毒。在完成尿道扩张后，笔者习惯在尿道中注射庆大霉素注射液＋地塞米松注射液的混合物，以减少继发性尿道感染及尿道热发生率。必要时还需要口服抗生素预防。尿扩后，患者需多饮水，保持排尿及尿道通畅。

3. 尿道假道的形成　尿道扩张术较常见的并发症是医源性损伤，通常造成尿道假道形成和尿道出血；更严重的是尿道穿孔，造成邻近器官损伤，如直肠和腹腔内其他脏器。这是一种严重的并发症，患者往往会非常痛苦，多次尿道狭窄会继发复杂性尿道狭窄，后期往往需要行尿道成形术切除瘢痕重建尿道。部分患者手术效果不甚理想，痛苦不堪。操作者在进行尿道扩张术时，一定要对尿道狭窄情况十分熟悉，包括患者尿道的走向、尿道狭窄的位置、长度及性质，切忌盲目暴力扩张。在扩张的过程中，若遇到明显阻力或患者疼痛感明显，应警惕假道的形成。

4. 尿道狭窄复发　接受尿扩患者既往多有尿道损伤病史，尿道尿膜和尿道海绵体已有瘢痕形成。此外，多次尿扩造成的尿道黏膜损伤，局部瘢痕增生也是造成尿道狭窄复发的原因之一。尿道损伤以后，尿液内含有的多种成分如刺激成纤维生长因子等会刺激引起瘢痕形成。临床上，不少尿道狭窄患者尿扩后形成的是瘢痕愈合，而不是黏膜愈合。理想的尿道扩张术是仅扩开尿道黏膜，而不损伤尿道海绵体。

（陈勇辉）

第六节　泌尿科常用药物

一、良性前列腺增生

1. α受体阻滞剂

【代表药物】盐酸坦索罗辛与甲磺酸多沙唑嗪。

【用法与用量】0.2 mg/粒（盐酸坦索罗辛）; 0.4 mg/粒（甲磺酸多沙唑嗪），每天1粒，建议晚间睡前服用。

【不良反应】偶见头晕、血压下降、心率加快、皮疹等，应停止服药。

【注意事项】① 当前列腺体积过大，梗阻症状明显时，应与5-α还原酶抑制剂同时服用；② 当梗阻症状合并明显的刺激症状时，应倾向选择使用α_{1a}与α_{1d}受体阻滞剂甲磺酸多沙唑嗪；③ 同用降压药时，须注意血压变化，以免发生低血压。

2. 5-α还原酶抑制剂

【代表药物】非那雄胺。

【用法和用量】每天1片，每片5 mg。

【不良反应】多轻微、短暂，主要为性功能减退（阴茎勃起功能障碍、性欲减退、射精障碍）、乳腺增大或疼痛，以及皮疹。

【注意事项】① 本药物可降低血清前列腺特异抗原（PSA）水平，连续用药6个月后，PSA降低幅度约为50%。因此，服用本品后PSA降低并不排除同时存在前列腺癌的可能。② 非那雄胺起效慢，见效时间为3～6个月，对良性前列腺增生症状严重者、尿流率严重降低或残余尿量显著增多者应选择联合使用α受体阻滞剂。

3. M受体阻滞剂

【代表药物】酒石酸托特罗定、盐酸索利那新。

【用法和用量】及【不良反应】参考"二、膀胱过度活动症"用药指导。

【注意事项】① 用于刺激症状占主导的良性前列腺增生患者，对于梗阻症状明显、前列腺体积较大的患者，联合使用α受体阻滞剂，可不增加尿潴留风险；② 胃潴留、未经控制的闭角型青光眼患者禁用。

二、膀胱过度活动症

1. 腺苷酸环化酶、磷酸二酯酶抑制剂

【代表药物】黄酮哌酯。

【用法和用量】口服，每次200 mg，每天3次。

【不良反应】较轻微，部分患者可出现胃肠道反应、嗜睡、视物模糊、心悸及皮疹等。

【注意事项】① 青光眼、白内障及残余尿量较多者慎用；② 胃肠道梗阻或出血、贲门失弛缓症患者应避免使用；③ 勿与大量维生素C或钾盐合用。

2. M2-M3受体阻滞剂

【代表药物】酒石酸托特罗定。

【用法与用量】口服，初始推荐剂量为一次2 mg，每天2次。根据患者的反应和耐受程度，剂量可下调到一次1 mg，每天2次。对于肝功能不全或正在服用CYP3A4抑制药的患者，推荐剂量为一次1 mg，每天2次。

【不良反应】包括轻、中度抗胆碱能作用，如口干、消化不良和泪液减少。多可耐受，停药后即可消失。

【注意事项】① 尿潴留、胃滞纳、未经控制的闭角型青光眼患者禁用；② 良性前列腺增生患者使用α受体阻滞剂联合酒石酸托特罗定不增加急性尿潴留风险。

3. M3受体阻滞剂

【代表药物】盐酸索利那新。

【用法和用量】推荐剂量为每次5 mg,每天1次。必要时可增至每次10 mg,每天1次。

【不良反应】该药物可能引起轻至中度的抗胆碱能不良反应,最常见的不良反应是口干。

【注意事项】① 尿潴留、严重胃肠道疾病(包括中毒性巨结肠)、重症肌无力或闭角型青光眼的患者应避免使用该药物;② 严重肾功能障碍患者(肌酐清除率 < 30 mL/min)及严重肝功能障碍患者应谨慎用药,剂量不超过5 mg/d。

三、压力性尿失禁

α受体激动剂

【代表药物】盐酸米多君。

【用法和用量】口服,每次2.5 ~ 5 mg,每天2 ~ 3次。通常每天不超过10 mg。

【不良反应】常见的不良反应有头痛、面部血管扩张、头皮感觉异常或瘙痒,皮肤竖毛反应,尿频、尿潴留等,卧位高血压是盐酸米多君治疗中的严重不良反应。

【注意事项】① 治疗开始前应对患者可能的卧位和坐位高血压情况进行评估;② 与其他血管活性药物,如苯肾上腺素、麻黄碱、双氢麦角胺、苯丙醇胺或伪麻黄碱等合用时,应严密监测血压变化;③ 本药物可能导致轻度心率减缓,与强心苷、精神类药物、β受体阻滞剂或其他直接或间接降低心率的药物联用时应十分慎重。

四、急性肾绞痛

1. 非甾体抗炎药

【代表药物】吲哚美辛栓。

【用法与用量】纳肛,100 mg/次,每天1次。

【不良反应】常见的不良反应有胃肠道反应,包括胃溃疡、胃出血等。

【注意事项】① 本品与阿司匹林有交叉过敏;② 本品解热作用强,应补充足量液体,防止大汗虚脱;③ 本品可使出血时间延长,停药后可持续作用24 h;④ 活动性溃疡、溃疡性结肠炎,对阿司匹林或其他甾体抗炎药过敏者,支气管哮喘或血管神经性水肿者禁用;⑤ 本药物经肝脏代谢,肾脏排泄,存在肝脏毒性与肾脏毒性,可能会导致肾储备功能较差的患者发生急性肾功能不全。

2. 阿片类药物

【代表药物】羟考酮、哌替啶、吗啡。

【用法与用量】羟考酮初始口服剂量为5 mg,每12 h服用1次;口服本品10 mg相当于口服吗啡20 mg。哌替啶为肌注制剂,每次25 ～ 100 mg,每天100 ～ 400 mg;两次用药时间间隔不宜少于4 h。吗啡可口服或皮下注射,每次5 ～ 10 mg,每天1 ～ 3次。

【不良反应】阿片类药物最常见的不良反应为便秘、尿潴留、恶心、呕吐,部分患者会出现直立性低血压。最严重的不良反应为呼吸抑制,特别是衰弱者易出现。

【注意事项】① 神志不清,中枢呼吸抑制,颅内压增高患者应慎用阿片类药物;② 成瘾性是阿片类药物的重要特点,应避免长期连续使用;③ 阿片类药物中毒表现为昏迷,呼吸抑制,瞳孔极度缩小、对称,呈针尖样。

3. 抗胆碱解痉药物

【代表药物】山莨菪碱。

【用法与用量】口服、肌内注射或静脉滴注均可,肌内注射或静脉滴注每次5～10 mg,按需使用,每天1～3次。

【不良反应】可有口干、面红、心率增快、轻度扩瞳、视近物模糊等。个别患者可出现心率加快及排尿困难等,用量极大时亦可有阿托品样中毒症状。

【注意事项】① 青光眼、尿潴留、颅内压增高及哺乳期禁用;② 用量过大时可出现阿托品样中毒症状,可用新斯的明或氢溴酸加兰他敏解除症状。

五、泌尿系统结石用药

1. 调节尿液pH药物

【代表药物】枸橼酸氢钾钠。

【用法与用量】日剂量为4标准量匙(每量匙为2.5 g,共10 g颗粒),分3次饭后服用。早晨、中午各1量匙,晚上服2量匙。新鲜尿液pH必须在下列范围内:尿酸结石和尿酸尿治疗pH 6.2～6.8,胱氨酸结石pH 7.0～8.0。如果pH低于推荐范围,晚上剂量需增加半量匙,若pH高于推荐范围,晚上剂量需减少半量匙。

【不良反应】部分患者服用本品可见轻微的胃或腹部疼痛,偶尔出现轻微的腹泻和恶心。

【注意事项】① 首次服用本药物前,应测定血清电解质并检查肾功能;② 当怀疑肾小管性酸中毒(renal tubular acidosis, RTA)时,应检查血液酸碱状态;③ 严重肝功能障碍的患者应慎用,急性或慢性肾衰竭患者禁用。

2. 抑制尿酸合成制剂

【代表药物】别嘌醇。

【用法与用量】口服，成年人常用量初始剂量每次50 mg，每天1～2次，每周可递增50～100 mg，至每天200～300 mg，分2～3次口服。每2周测血和尿尿酸水平，如已达正常水平，则不再增量；如仍高，可再递增，但每天最大量不得超过600 mg。

【不良反应】胃肠道反应、皮疹，罕见有白细胞减少、血小板减少、贫血、骨髓抑制，主要发生在肾功能不全患者中，发生此类不良反应均应考虑停药。

【注意事项】① 本品必须在痛风性关节炎的急性炎症症状消失后(一般在发作后2周左右)方开始应用；② 服药期间应多饮水，并使尿液呈中性或碱性以便尿酸排泄；③ 用药前及用药期间要定期检查血尿酸及24 h尿尿酸水平，以此作为调整药物剂量的依据。

六、肾肿瘤靶向药物

1. 多激酶抑制剂

【代表药物】甲磺酸索拉非尼。甲磺酸索拉非尼具有双重抗肿瘤效应：① 通过抑制RAF/MEK/ERK信号传导通路，直接抑制肿瘤生长；② 通过抑制VEGFR和PDGFR而阻断肿瘤新生血管的形成，间接抑制肿瘤细胞的生长。该药是治疗晚期转移性肾癌的一线用药。

【用法和用量】推荐服用索拉非尼的剂量为每次400 mg，每天2次，空腹或伴低、中脂饮食服用。

【不良反应】最常见的不良反应为手足综合征、高血压及白细胞减少。

【注意事项】① 皮肤毒性：手足综合征和皮疹是服用甲磺酸索拉非尼最常见的不良反应，且多于开始服用甲磺酸索拉非尼后的6周内出现；② 华法林：部分同时服用甲磺酸索拉非尼和华法林治疗的患者偶发出血或凝血时间国际标准化比值（INR）升高。

2. 多靶点受体酪氨酸激酶抑制剂

【代表药物】苹果酸舒尼替尼，是治疗晚期转移性肾癌的一线用药。

【用法和用量】50 mg，每天1次，口服；服药4周，停药2周（4/2给药方案）。

【不良反应】常见的不良反应包括手足综合征、乏力、白细胞减少、高血压、血小板减少、贫血等。

【注意事项】① 可能导致左心室功能障碍等充血性心力衰竭临床表现；② QT间期延长和尖端扭转型室性心动过速患者需慎用本药，并考虑在治疗期间定期监测心电图和电解质；③ 甲状腺功能减退的患者在接受本品治疗之前应接受相应的标准治疗。

3. 选择性血管内皮细胞生长因子受体抑制剂

【代表药物】阿昔替尼，是晚期转移性肾癌的二线用药。

【用法和用量】推荐起始剂量为5 mg，每天2次，根据患者安全性和耐受性的个体差异增加或降低剂量。

【不良反应】高血压、疲劳、发声困难和甲状腺功能减退。

【注意事项】① 阿西替尼对肝功能、血象没有影响，但对心酶影响严重，尤其是肌酸激酶同工酶（CK-MB）会明显升高、超标，它引起的大多数不良反应可能源于心肌缺血；② 年轻患者服用阿昔替尼时的不良反应可能比年老患者服用时的不良反应小。

4. mTOR受体阻滞剂

【代表药物】依维莫司，是晚期转移性肾癌的三线用药。

【用法和用量】口服,每次 10 mg,每天 1 次。

【不良反应】常见的不良反应有贫血、感染、疲劳、高血糖、胆固醇血症、淋巴细胞减少、肺炎和口腔炎等。

【注意事项】① 对本品有效成分、其他雷帕霉素衍生物或本品中任一辅料过敏者禁用,过敏反应表现包括呼吸困难、潮红、胸痛或血管性水肿;② 非感染性肺炎是雷帕霉素衍生物的类效应。

七、膀胱肿瘤药物

1. 膀胱内灌注化疗药物(表阿霉素、羟基喜树碱)

(1)蒽环类药物

【代表药物】表阿霉素。

【用法和用量】用于膀胱内灌注时, 将 50 mg 溶于 25 ～ 50 mL 生理盐水中,每周 1 次,灌注 8 次,后每 2 周 1 次,灌注 8 次,而后每月 1 次,维持 2 年。对于 Ta 期肿瘤,可行经尿道膀胱肿瘤电切除术(TURBT)术后单次膀胱内即刻灌注。

【注意事项】阿霉素类药物有一定心脏毒性和骨髓抑制毒性,对于电切创面大而深的患者,不宜进行膀胱内即刻灌注化疗。

(2)DNA 拓扑异构酶抑制剂

【代表药物】羟基喜树碱。

【用法和用量】用于膀胱内灌注化疗时,每次 10 mg 以氯化钠注射液 10 mL 溶解,排尽尿液后灌注,每周 1 次,10 次为 1 个疗程。

【注意事项】偶见泌尿系统毒性血尿、尿频等尿路刺激症状。

2. 全身化疗药物(吉西他滨、顺铂、草酸铂)

(1)胞嘧啶核苷衍生物

【代表药物】吉西他滨。

【用法和用量】吉西他滨联用顺铂（GC方案）是目前治疗肌层浸润性膀胱癌临床最常用的标准一线治疗方案,吉西他滨 1 000 ～ 1 200 mg/m^{2}第1天、第8天静脉滴注,顺铂70 mg/m^{2}第2天静脉滴注,每3周(21天方案)为一个周期。

【不良反应】常见的不良反应有骨髓抑制作用,可出现贫血、白细胞降低和血小板减少。过敏反应可有皮疹、瘙痒,通常皮疹轻度,非剂量限制性毒性,局部治疗有效。

【注意事项】联用顺铂时,应先输注吉西他滨,再输注顺铂。有少数患者在用药后数小时内发生呼吸困难,这种呼吸困难常常持续短暂、症状轻,几乎很少需要调整剂量,大多无须特殊治疗。

（2）铂类

【代表药物】顺铂。

【用法和用量】常用方法为静脉滴注:每次20 ～ 30 mg,或 20 mg/m^2,溶于5%葡萄糖注射液250 ～ 500 mL中静脉滴注,在第1天和第8天使用为1个周期,一般3 ～ 4周重复,可间断用药 3 ～ 4个周期。大剂量:80 ～ 120 mg/m^2,每3周1次。

【不良反应】常见的不良反应有肾毒性、消化道反应、骨髓抑制和周围神经损伤等。

【注意事项】对于合并肾功能不全或潜在肾功能不全倾向的患者,应慎用。使用时应充分水化,每天液体入量应至少 3 000 mL,保证患者24 h尿量至少2 000 ～ 3 000 mL。

3. 卡介苗 常用于高级别非肌层浸润性膀胱尿路上皮癌的膀胱内灌注治疗。

【用法和用量】通常在术后2周时开始,每次120 mg,混悬于0.9%氯化钠注射液50 mL中,一周1次,连续6次。

【不良反应】灌注后常见的不良反应包括发热(可以高达

38.5℃）、尿路刺激症状等,给予对症治疗,待症状完全消除后才能继续灌注。

【注意事项】既往有肺结核等结核病史的患者禁用。卡介苗灌注治疗48 h内禁止性生活,其他时间性生活时需要使用避孕套。全身性"卡介苗炎"的患者极为少见,一旦出现,需立即停药,并给予抗结核治疗。

八、前列腺肿瘤药物

1. 促黄体素释放激素的类似物（LHRH-α）

【代表药物】醋酸戈舍瑞林。用于晚期转移性前列腺癌的系统治疗或局部进展性前列腺癌的新辅助治疗。

【用法和用量】分28天剂型及3个月剂型,分别为3.6 mg及10.8 mg,注射于腹部皮下。

【不良反应】主要为低雄激素相关症状（如潮热、头痛、眩晕、午后多汗、情绪不稳定、阴茎勃起功能障碍和性欲减退）,偶尔出现肝功能异常。

【注意事项】① 由于初次注射LHRH-α后有睾酮一过性升高,故对于肿瘤负荷高,特别是合并中轴骨转移,存在脊椎塌陷风险的患者,应在注射前2周或当日开始,给予抗雄激素药物,以对抗睾酮一过性升高所导致的病情加剧;② 对于已有骨转移脊髓压迫的患者,应慎用LHRH-α,可选择迅速降低睾酮水平的手术去势。

2. 甾体抗雄激素药物

【代表药物】雌二醇。

【用法和用量】口服制剂,每天1 mg,可逐步增加至每天3 mg,但剂量达到每天3 mg时,不良反应显著增加。

【不良反应】常见的不良反应有乳房胀痛、恶心、呕吐、下肢深静脉血栓、缺血性心脏病、水肿等,偶见皮疹。

【注意事项】① 对于合并冠状动脉粥样硬化性心脏病或全身高凝状态患者,应慎用该药,且使用剂量不应超过 1 mg/24 h; ② 对于此类高危患者,服用该药时,建议同时服用阿司匹林,降低血栓栓塞性疾病的发生率。

3. 非甾体抗雄激素药物

【代表药物】比卡鲁胺。为雄激素受体拮抗剂,与 LHRH-α 联用组成全雄激素阻断疗法。

【用法和用量】口服制剂,每天 50 mg。

【不良反应】主要不良反应为男性乳腺触痛和乳腺发育,减量或停药后可自行消退。其他不良反应包括恶心、呕吐等胃肠道反应及肝功能损害。

【注意事项】本药物广泛代谢于肝脏,严重肝功能损伤患者的药物清除率降低,可能导致体内药物蓄积。对于合并中、重度肝功能损伤的患者,该药物可能进一步加重其肝功能损伤。

4. 新型内分泌治疗药物

【代表药物】醋酸阿比特龙。

【用法和用量】每天 1 000 mg,晨起空腹口服,服药后半小时内避免进食油脂类食物。阿比特龙的食物效应要比其他药物强,若服药前进食低脂食物,会使阿比特龙的血药浓度增加 4 ~ 5 倍,若是高脂食物,将进一步增加药物暴露量,其安全性尚未进行评估。

【不良反应】最常见的不良反应为关节肿胀或不适、低钾血症、水肿、肌肉不适、潮热和腹泻等。

【注意事项】① 由于醋酸阿比特龙同时抑制肾上腺皮质功能,故在用药过程中可能出现肾上腺皮质功能不全。需与泼尼松联用,每天 2 次,每次 5 mg,口服;② 对基线中度肝受损患者,应减低初始剂量至 250 mg/d。

5. 前列腺肿瘤化疗药物

【代表药物】多西他赛。

【用法和用量】静脉滴注, 推荐剂量为 75 mg/m², 每 21 天一次。在接受多西他赛治疗前必须口服糖皮质激素类药物, 如醋酸泼尼松。于多西他赛滴注前 2 周开始服用, 每天 2 次, 每次 5 mg, 以预防过敏反应和体液潴留。

【不良反应】常见的不良反应包括中性粒细胞减少、发热性粒细胞缺乏和过敏反应等。严重的过敏反应特征为低血压与支气管痉挛, 需要立即中断治疗。

【注意事项】① 对多西他赛有严重过敏史的患者应禁用; ② 治疗前需预服糖皮质激素类药物以预防严重过敏反应。

九、肾上腺肿瘤药物

1. 嗜铬细胞瘤药物

(1) α 受体阻滞剂

【代表药物】酚苄明。

【用法和用量】口服制剂, 初始剂量 10 mg, 每天 2 次, 根据血压调整剂量, 每 2～3 天递增 10 mg。当患者的发作性症状控制、血压正常或略低、出现直立性低血压或鼻塞等临床表现时, 提示药物剂量恰当。术前准备时间一般为 2 周。

【不良反应】常见的不良反应包括倦怠、虚弱感, 也可有心动过速、瞳孔缩小等表现, 偶可引起心绞痛和心肌梗死。

【注意事项】① 脑供血不足时使用本品需注意血压下降, 可能加重脑缺血; ② 心力衰竭代偿期者可因药物引起反射性心跳加快, 致心功能失代偿, 甚至心绞痛; ③ 酚苄明过量时, 不能使用肾上腺素, 否则会进一步加剧低血压, 这称为肾上腺素的反转效应。

（2）β受体阻滞剂

【代表药物】美托洛尔。

【用法和用量】在嗜铬细胞瘤术前准备中常使用口服制剂，分25 mg与47.5 mg两种剂型。对于儿茶酚胺或α受体阻滞剂介导的心动过速或室上性心律失常等，需加用β受体阻滞剂，使心率控制在＜90次/分。

【不良反应】常见的不良反应包括头痛、头晕、恶心、呕吐和四肢厥冷等。

【注意事项】在嗜铬细胞瘤患者中，β受体阻滞剂必须在α受体阻滞剂使用2～3天后方可使用，因单用前者可阻断肾上腺素兴奋β₂受体扩张血管的作用而可能诱发高血压危象、心肌梗死、肺水肿等致命的并发症。

（3）钙离子通道阻滞剂

【代表药物】硝苯地平缓释片。

【用法和用量】口服制剂，每天1次，30 mg，口服。钙拮抗剂能够阻断去甲肾上腺素介导的钙离子内流入血管平滑肌细胞内，达到控制血压和心律失常的目的，它还能防止儿茶酚胺相关的冠状动脉痉挛，有利于改善心功能。

【注意事项】钙离子拮抗剂的单独使用并不能改善PHEO/PGL所带来的所有血流动力学改变，因此仅以以下3种情况联合或替代α受体阻滞剂：① 单用α受体阻滞剂血压控制不满意者；② α受体阻滞剂严重不良反应患者不能耐受者；③ 血压正常或仅间歇性升高，替代α受体阻滞剂，以免后者发生起低血压或直立性低血压。

2. 原发性醛固酮增多症用药

（1）非选择性醛固酮受体拮抗剂

【代表药物】螺内酯。

【用法和用量】口服，初始剂量为20～40 mg/d，逐渐递增。

用于术前准备时,最大剂量不超过 400 mg/d,以维持血钾在正常值上限内为度。

【不良反应】主要表现为痛性男性乳腺发育、阳痿、性欲减退、女性月经不调等,不良反应发生率为剂量依赖性。此外,恶性、呕吐和胃痉挛等消化道不良反应也较为常见。

【注意事项】因螺内酯可引起血钾上升,故同时合并肾功能不全的患者易发生高钾血症;即使与噻嗪类利尿药合用,高钾血症的发生率仍可达 8.6% ～ 26%,且常以心律失常为首发表现,故用药期间必须密切随访血钾和心电图。

(2)氯化钾缓释片

【用法和用量】口服制剂,每次 500 ～ 1 000 mg,每天 2 ～ 4次,饭后服用,并根据病情需要调整剂量。一日最大剂量为 6 000 mg。

【不良反应】对口服片剂出现胃肠道反应者可改用口服溶液,稀释于冷开水或饮料中服用。口服偶可有胃肠道刺激症状。

【注意事项】合并肾功能不全的患者易发生高钾血症,少尿、无尿的患者禁用;使用时需监测血电解质。

3. 肾上腺癌用药 细胞毒药物。

【代表药物】米托坦。

【用法和用量】每天 6 ～ 15 mg/kg,分 3 ～ 4 次口服,从小剂量开始逐渐增大到最大耐受量,一般可达每天 8 ～ 10 g。米托坦能选择性地对肾上腺皮质细胞的线粒体产生直接细胞毒作用,使皮质束状带及网状带细胞萎缩、坏死,但不影响球状带,所以醛固酮分泌不受影响。该药用于不能手术切除或有远处转移的肾上腺皮质癌的治疗,中位缓解期为 6 ～ 7 个月,对功能性肾上腺皮质癌,可使皮质功能亢进症状缓解,肿瘤缩小,延长生命。

【不良反应】主要为胃肠道反应,此外,神经肌肉毒性亦较为常见,包括头晕、头痛、嗜睡和肌肉震颤等。

【注意事项】① 本药物存在肝脏毒性,合并肝功能异常的患者需慎用;② 部分患者在用药过程中可能出现肾上腺皮质萎缩、坏死,为避免肾上腺皮质功能不足,可适当补充糖皮质激素。

十、男性性功能障碍药物

1. 阴茎勃起功能障碍用药　5型磷酸二酯酶选择性抑制剂。

【代表药物】枸橼酸西地那非。

【用法和用量】推荐起始剂量为50 mg,在性活动前约1 h服用;但在性活动前0.5～4 h服用亦可。最大推荐剂量为100 mg,每日最多服用1次。

【不良反应】常见的不良反应包括头痛、潮红、消化不良、鼻塞和视觉异常等。视觉异常为轻度和一过性的,主要表现为视物色淡、光感增强或视物模糊。

【注意事项】① 对患者勃起功能障碍采取任何治疗之前,应首先评估其心脏状况;② 禁用于任何服用任何剂型硝酸酯类药物的患者。

2. 射精功能障碍用药　选择性5-羟色胺再吸收抑制剂。

【代表药物】达帕西汀。用于治疗男性早泄。

【用法和用量】口服制剂,每次30～60 mg,于性生活前1～3 h口服。

【不良反应】常见的不良反应为恶心、腹泻、头晕和头痛。

【注意事项】① 最近发生过卒中、心脏病发作、低血压或某些罕见的遗传性眼病和色素性视网膜炎的患者禁用;② 本品禁止与硝酸酯类药物联合使用。

(潘家骅)

第七节　泌尿科常用化疗方案的作用机制及不良反应的处理

本节主要介绍4种常见泌尿系统恶性肿瘤的化疗,包括肾癌、尿路上皮癌(肾盂、输尿管、膀胱癌)、前列腺癌和睾丸癌。总体来说,除肾癌对化疗不大敏感外,化疗在泌尿系统肿瘤中还是十分重要的,尤其是睾丸癌,即便是晚期睾丸癌,仅仅通过规范地维持高剂量强度的化疗,大部分也能获得治愈。

一、肾癌

(1) 由于肾癌(主要指透明细胞癌)对化疗相对不敏感,且靶向药物逐渐兴起,所以化疗已极少被用于临床肾癌中。

(2) 化疗可能在具有肉瘤样特征的肿瘤、集合管癌或肾髓样癌几种肾癌类型中有效。

(3) 肾细胞癌(renal cell carcinoma, RCC)患者的肉瘤样成分对VEGF TKI的治疗结局有影响,接受血管生成抑制剂(即舒尼替尼、索拉非尼、贝伐珠单抗或舒尼替尼联合贝伐珠单抗)治疗后,总缓解率为19%,不过缓解仅限于肉瘤样成分少于20%的透明细胞RCC患者。

(4) 化疗联合分子靶向治疗可能改善肿瘤有肉瘤样特征的患者。

(5) 对集合管癌而言,细胞毒性化疗有部分疗效(卡铂+吉西他滨、卡铂+紫杉醇或顺铂+吉西他滨)。

(6) 肾髓样癌的综合治疗方案报道较少,一线方案中常常给予化疗。以铂为基础的化疗方案对其有效,VEGF及TKI的治疗效果不佳。

二、尿路上皮癌

（1）尿路上皮癌包括肾盂、输尿管和膀胱癌，但本篇所涉及的多为基于膀胱癌的化疗经验。相对于膀胱癌，上尿路（肾盂、输尿管癌）尿路上皮癌的化疗研究资料有限，其化疗主要还是以基于膀胱尿路上皮癌的治疗经验为主。

（2）GP方案（吉西他滨 + 顺铂）是临床上最常见的化疗方案，被广泛应用于膀胱癌的治疗，包括晚期一线化疗、新辅助与辅助化疗等。GP方案，也有研究称为GC方案，本文使用GP为方案简写，主要有以下理由：① 参照全球发病率第一大肿瘤肺癌，吉西他滨 + 顺铂也是非小细胞肺癌的标准一线化疗方案，在肺癌中即简称GP方案；② 不用GC，主要是由于在肿瘤内科，顺铂多简写为P，但的确有时会简写为C，而卡铂的简写只有C，为了便于区分，GC建议代表吉西他滨 + 卡铂，而GP则代表吉西他滨 + 顺铂。

（3）晚期一线化疗，顺铂可耐受者，建议选用GP方案（吉西他滨 + 顺铂）；顺铂不耐受者，可选择GC方案（吉西他滨 + 卡铂）、GT方案（吉西他滨 + 紫杉醇）、G单药（吉西他滨）。

（4）依据美国东部肿瘤协作组（ECOG）体力状态评分标准评分2分或以上，或者Karnofsky体能状态评分为60% ～ 70%或更低；肌酐清除率低于60 mL/min；听力损失；周围神经病变；心功能不全，美国纽约心脏病协会（New York Heart Association, NYHA）分级为Ⅲ级或更高的患者不适合使用顺铂化疗。

（5）对于因身体虚弱或有共存疾病而无法接受顺铂化疗的患者，选择以卡铂为基础的化疗方案（卡铂 + 吉西他滨，或卡铂 + 吉西他滨 + 紫杉醇），以非铂类为基础的联合化疗（如紫杉醇 + 吉西他滨）也是合理的替代选择。

（6）MVAC方案–甲氨蝶呤（30 mg/m²，于第1天、15天和22天使用）、长春碱（3 mg/m²，于第2天、15天和22天使用）、阿霉素（30 mg/m²，于第2天使用）和顺铂（70 mg/m²），以28天为1个周期，共6个周期。

（7）MVAC常见的毒性反应包括骨髓抑制、中性粒细胞减少性发热、脓毒症、黏膜炎，以及恶心和呕吐。大多数评估MVAC方案治疗晚期尿路上皮癌的试验都报道了药物毒性相关的死亡。

（8）GP方案：吉西他滨（1 000 mg/m²，于第1天、8天和15天使用）加顺铂（70 ～ 75 mg/m²，于第2天使用），以28天为1个周期，一般最多6个周期。

（9）GP方案治疗有效性与MVAC方案类似，但毒性作用更弱。两种方案出现疾病进展的时间（TTP）相近；OS相近；GP方案的严重毒性反应（3/4级）更少。

（10）PGC方案：紫杉醇（80 mg/m²，第1天和第8天使用吉西他滨和顺铂前使用）、吉西他滨（1 000 mg/m²，第1天和第8天）加顺铂（70 mg/m²，第1天），以21天为1个周期，最多6个周期。

（11）一些新的药物，特别是疫检查点抑制剂已开始在尿路上皮癌中应用。肿瘤突变负荷（TMB）越高，往往免疫治疗越有效。目前美国食品药品管理局（Food and Drug Administration, FDA）已经批准了PD–L1抑制剂阿替珠单抗、杜瓦单抗和阿维鲁单抗，以及PD–1抑制剂纳武单抗和帕博利珠单抗用于尿路上皮癌患者。

（12）新辅助化疗中应使用含顺铂的联合方案。可使用GP方案或MVAC方案（甲氨蝶呤、长春碱、多柔比星和顺铂），尤其是针对70岁以下的平素体健患者。

（13）膀胱癌侵犯肌层以外（病理学分期为T3或T4）和（或）经病理学证实淋巴结转移是术后辅助化疗的适应证。注意: 肾盂或输尿管癌病理分期为T2或以上或淋巴结转移即可考虑术后辅助化疗。

(14) 吉西他滨有骨髓抑制, 可出现白细胞降低、血小板减少和贫血等。常为轻到中度, 多为中性粒细胞减少。血小板减少也比较常见。其中, 临床处理中性粒细胞减少较为容易, 只需要化疗结束后积极检测血常规, 早期发现粒细胞减少, 早期可使用短效粒细胞集落刺激因子(G-CSF), 往往可迅速恢复血象。而化疗引起的血小板减少处理相对麻烦。临床上常用两种药物, 白细胞介素-11(IL-11)和重组人血小板生成素(特比澳, TPO)。两种药物均为每天皮下注射1次, 连续应用5～14天; 用药过程中待血小板计数恢复至100×10^9/L以上, 或血小板计数绝对值升高≥50×10^9/L时即应停用。

三、前列腺癌

(1) 对于去势抵抗性前列腺癌(castration-resistant prostate cancer, CRPC), 以紫杉烷类为基础的治疗方案具有更高的客观肿瘤缓解率和PSA生化应答率, 以及更长的总生存期。多西他赛对未经化疗的患者有明确作用, 第二代紫杉烷(卡巴他赛)对既往接受过多西他赛治疗的患者具有疗效。

(2) 对于不太可能耐受每3周1次多西他赛(75 mg/m^2)方案的患者, 更高的多西他赛给药频率可能是一个更好的耐受方法。每2周1次(50 mg/m^2)组的治疗失败时间和总生存期比每3周1次组更长, 且严重中性粒细胞减少的发生率和发热性中性粒细胞减少的发生率更低。

(3) 虽然卡巴他赛最初的批准剂量是25 mg/m^2, 但优选剂量是20 mg/m^2, 因为两种剂量的总体生存情况相近且较低剂量的毒性更低。

（4）具有神经内分泌（小细胞）特点的肿瘤患者对用于累及肺的小细胞肺癌的化疗方案（如卡铂/依托泊苷联合）相对敏感，缓解率超过50%。然而，最优治疗方案尚未知，且临床研究很少。

（5）低分化腺癌患者通常具有临床侵袭性病程。尽管紫杉醇、雌莫司汀和卡铂的联合方案对不伴神经内分泌特征的患者可能有用，但没有数据证明这一方案比多西他赛联合泼尼松更有效。

（6）对于激素敏感的高转移负荷前列腺癌患者，采用ADT联合多西他赛治疗可以显著改善总生存期。高转移负荷定义为存在内脏转移和（或）4处骨转移，其中包括至少1处椎体和骨盆外骨转移。

（7）雄激素剥夺治疗（androgen-deprivation therapy, ADT）与多西他赛联合使用使严重毒性显著增加。接受含多西他赛治疗方案的患者中3级、4级或5级不良事件总发生率为52%，而在单用ADT治疗的患者中为32%。严重骨髓抑制是一个特别突出的问题，发热性中性粒细胞减少的发生率为6% ～ 15%。

（8）为降低体液潴留的发生率及减轻体液潴留和超敏反应的严重程度，使用多西他赛前应口服皮质类固醇，如在使用本药前1天开始口服地塞米松（一天16 mg，连用3天）。本药用于激素难治性转移性前列腺癌时，由于方案中已联合应用口服泼尼松5 mg，每天2次，故推荐于使用本药前12 h、3 h和1 h口服地塞米松8 mg即可。

（9）由于中性粒细胞减少的患者不能产生强有力的炎症反应，所以发生严重感染时可仅有极其轻微的症状和体征。在此类患者中，发热通常是感染的唯一征象。中性粒细胞减少患者的感染可迅速进展，导致低血压和（或）其他危及生命的并发症。因此，对于所有中性粒细胞减少的发热患者，应立即开始使用经验性广谱抗生素治疗，以降低发生严重并发症和死亡的风险。积极使用G-CSF,可显著减少粒细胞减少时间,对于部分重度骨髓抑制者,可于化疗结束后48 h预防性使用长效G-CSF,每个化疗周期注射1次。

四、睾丸癌

(1)睾丸生殖细胞肿瘤是最可能治愈的实体肿瘤之一,绝大多数睾丸癌化疗极为敏感。90%以上的睾丸生殖细胞肿瘤可治愈,甚至包括70% ~ 80%的晚期睾丸癌患者经化疗仍可治愈。

(2)睾丸癌化疗主要分为2种类型,早期肿瘤的术后辅助化疗与晚期肿瘤化疗。辅助化疗方案选择主要按照病理类型,即精原细胞瘤与非精原细胞瘤。而晚期肿瘤化疗并不是以病理类型决定治疗方案的,而是按照国际生殖细胞肿瘤协作组(International Germ Cell Cancer Collaborative Group, IGCCCG)危险分级进行治疗。

(3)BEP 3周方案(顺铂、依托泊苷、博来霉素)、VIP 3周方案(顺铂、依托泊苷、异环磷酰胺)、EP3周方案(顺铂、依托泊苷)及单药卡铂3周方案为常用的化疗方案。

(4)对于早期非精原细胞瘤(NSGCT)患者,治疗方法取决于患者是否存在预示复发风险增加的某些因素。这些因素包括:淋巴血管侵犯(LVI);以胚胎性癌(EC)成分为主及T3或T4期原发肿瘤。有大于或等于1个上述危险因素的为高危肿瘤,而危险因素越多,术后复发风险越大。

(5)NSGCT辅助化疗应接受至少1个周期的BEP方案。然而,对于复发风险最高的患者[即具有LVI和(或)存在单纯性EC的肿瘤],继续进行2个周期的治疗是一种合理方案。

(6)晚期睾丸癌化疗是使用风险分级来指导的,较少由组织学类型来指导。低危者包括Ⅰ S、Ⅱ A、Ⅱ B、Ⅱ C、Ⅲ A期,行

3个疗程BEP或4个疗程EP方案化疗后，90%能治愈；而EP4疗程方案，适合于年龄超过40岁、肾功能不全、伴有肺病者等。

（7）中高危者包括ⅢB、ⅢC期，4个疗程BEP方案化疗治愈率约为70%。虽然4个周期的BEP方案仍是中危或高危疾病的标准治疗，但对于不适合使用博来霉素的男性，异环磷酰胺、依托泊苷和顺铂联合方案（VIP）可作为其替代方案。

（8）不适合使用博来霉素的男性患者包括：具有基础肺部疾病；可能需要化疗后手术切除的大块肺部病变；肺部广泛肿瘤负荷；原发纵隔NSGCT，通常在化疗后切除残余纵隔病灶，从而具有围手术期博来霉素相关肺毒性风险。

（9）博来霉素引起的肺毒性主要有4种形式，包括亚急性进行性肺纤维化、过敏性肺炎、机化性肺炎，以及快速输注期间的急性胸痛综合征。肺毒性具体机制尚不清。通常于博来霉素治疗后1～6个月亚急性地发生临床表现，但也可能在治疗期间或治疗后6个月以上出现临床表现。博来霉素诱导的肺毒性症状和体征包括干咳、呼吸困难、胸膜炎性或胸骨下胸痛、发热、呼吸过速、肺部湿啰音、肺限制性通气功能障碍和低氧血症。

（胡炯）

第八节　核医学在泌尿科的应用

一、泌尿系统肿瘤显像

（一）PET-CT显像

1. 显像原理　正电子发射断层显像（positron emission tomography, PET）是将某种生命代谢中必需的物质，如葡萄糖、蛋白质、核酸、脂肪酸,标记上短半衰期的放射性核素(如^{18}F、^{11}C等)并注入人体后,通过探测器来探测湮灭辐射光子,从而获得机体内正电子核素的断层分布图,显示病变的位置、形态、大小、代谢、功能及分子生物学表现等。而PET-CT是融合性显像设备,加入CT图像不仅可以提供局部组织的解剖结构定位,弥补PET图像定位不清的缺陷,而且可以对PET图像进行衰减校正,获得显像剂分布精确的定量信息。目前,PET-CT已经逐渐取代PET显像设备,成为临床最重要的分子影像设备之一。

2. 显像剂 目前应用最广泛、最成熟的显像剂是葡萄糖类似物^{18}F-脱氧葡萄糖(^{18}F-FDG),其与天然葡萄糖一样被细胞膜表面的葡萄糖转运蛋白(Glu)转运到细胞内,被己糖激酶磷酸化生成6-磷酸-^{18}FDG,这种产物不能自由出入细胞膜,也不能被磷酸果糖激酶所识别进入糖酵解的下一个反应,只能滞留在细胞内,从而反映细胞的葡萄糖代谢水平。

3. 标准化摄取值 临床常规采取标准化摄取值(SUV)来评估^{18}F-FDG的摄取程度。SUV越高,则恶性肿瘤的可能性越大。SUV的计算公式如下:

$$SUV = \frac{局部感兴趣区平均放射性活度(MBq/mL)}{注入放射性活度(MBq)/体重(g)}$$

4. 异常图像 在排除正常生理性摄取外,出现局灶性的异常葡萄糖高代谢病灶,均可以视其为异常病灶。主要包括以下内容。

(1)恶性肿瘤:泌尿系统大部分恶性肿瘤病理类型如尿路上皮癌、睾丸肿瘤等在^{18}F-FDG PET-CT影像中显示为局灶性、较高的显像剂摄取。少部分恶性肿瘤由于葡萄糖转运蛋白表达水平较低、去磷酸化水平较高、肿瘤组织中肿瘤细胞数量较少等因素，在图像中可表现较低甚至无显像剂摄取。如高分化肾透明细胞癌、高分化前列腺癌等。

（2）肿瘤样病变：部分良性肿瘤在^{18}F-FDG PET/CT图像中也可表现较高的显像剂摄取。如甲状腺乳头状癌、腮腺肿瘤、结肠腺瘤样息肉和茸毛腺瘤，以及平滑肌瘤等，这些肿瘤样病变有时与早期恶性肿瘤病灶很容易相混淆。

（3）炎症：各种原因（如手术、放疗或感染等）引起的急性炎症，以肉芽组织增生为主的炎症如结节病、真菌性疾病或结核性疾病等；由免疫异常等导致的慢性炎症疾病如溃疡性结肠炎、全身淋巴结病等在^{18}F-FDG PET-CT图像中也可表现较高的显像剂摄取。这些炎症性疾病由于与恶性肿瘤具有相类似的结构性改变和代谢改变，有时很难通过^{18}F-FDG PET-CT鉴别，常需要结合患者的具体病史、实验室检查，甚至是组织病理学表现联合诊断。

（二）PET-CT显像在泌尿系统肿瘤诊疗中的应用

1. 前列腺癌

（1）^{18}F-FDG PET-CT并不适用于前列腺癌原发灶的诊断和鉴别诊断，主要原因有：① 前列腺癌病灶较小，生长缓慢，多数为低度恶性腺癌；② 前列腺癌细胞中的葡萄糖表达低，肿瘤摄取FDG不显著；③ FDG在前列腺癌、正常前列腺及前列腺增生组织中的摄取没有明显差异；④ 由于FDG通过泌尿系统排泄，在膀胱内显像剂的滞留会影响对包括精囊腺在内的邻近组织的评估。但在前列腺癌的分期评估中，^{18}F-FDG PET-CT具有较高的特异性和阳性预测值，可以较好地发现前列腺癌的骨转移及内脏转移。

（2）前列腺特异性膜抗原（PSMA），是一种存在于健康前列腺细胞表面的蛋白，在前列腺细胞表面处于较高的表达水平。小分子PSMA-617可以特异性地吸附在PSMA上，同时可以被多种放射性核素所标记,从而达到显像或治疗的目的。^{68}Ga 是一种放射性较弱的诊断核素,当结合 PSMA-617 时,在 PET 的帮助下,即可对前列腺癌细胞进行可视化成像。^{68}Ga-PSMA PET-CT 对于前列腺肿瘤接受局部根治性治疗后 PSA 上升的患者,在极低的 PSA 水平下(1 ng/mL 以下)即有 60% 的概率可发现复发病灶,在 PSA > 5 ng/mL 时,寻及复发性病灶的概率上升为 85%,敏感性及特异性均高于 ^{11}Cholin-PET-CT 及 ^{18}F-FDG PET-CT,为临床治疗策略的制订提供了重要的参考依据。

2. 肾细胞癌

(1) 在肾细胞癌病理类型中,85% 为透明细胞癌,恶性程度以 Ⅰ~Ⅱ 级为多,肿瘤细胞 Glu 表达低,转运至肿瘤细胞内的 ^{18}F-FDG 较少;而高分化的肾细胞癌组织中葡萄糖-6-磷酸酶活性较高,又可将细胞内 6-磷酸-^{18}F-FDG 去磷酸化生成游离的 ^{18}F-FDG,进而从细胞中流出。这两方面原因导致高分化的肾细胞癌摄取 ^{18}F-FDG 程度低,易造成假阴性。相反,分化程度低、恶性程度高的肾细胞癌,由于葡萄糖-6-磷酸酶活性较低,则可表现出较高的 FDG 摄取。

(2) 因此,^{18}F-FDG PET/CT 显像可以帮助平均肾细胞癌的分化程度,但对于原发灶诊断的灵敏度不高。总的来讲,^{18}F-FDG PET-CT 显像对于肾细胞癌的显著临床应用价值在于对肿瘤的分期、再分期、疗效评估与预后判断,而对于原发肿瘤病变的诊断及局部累及范围,其他显像方法如 MRI 则可提供更有价值的信息。

3. 尿路上皮癌

(1) 对于上尿路尿路上皮癌,由于尿路上皮组织对葡萄糖的摄取很高,故 ^{18}F-FDG PET-CT 敏感性和特异性均高于 IVU 和螺旋 CT,为一种高效准确的临床诊断方法。但由于 FDG 在泌尿系统排泄,为尽量减少假阳性,需在上尿路排泄完成后的延迟相中观察上尿路受累情况。

（2）由于FDG在泌尿系统排泄，膀胱内尿潴留会明显影响对膀胱癌原发肿瘤病灶及盆腔内转移淋巴结的观察，因此在欧洲泌尿协会和NCCN指南中，并未将PET显像作为目前推荐诊断和分期的显像方法。但很多研究也表明，应用呋塞米介入双时相显像可以明显提高对肿瘤原发病变、盆腔内转移病变的检出率，从而改变分期、影响临床治疗决策并进行预后评估。

二、泌尿系统核素检查

（一）肾动态显像

1. **显像原理** 静脉注射经肾小球滤过或肾小管分泌而不被重吸收的显像剂后，利用单光子发射计算机断层扫描（single-photon emission computed tomography，SPECT）快速连续动态采集包括双肾和膀胱区域的放射性影像，可依序观察到显像剂灌注腹主动脉、肾动脉后迅速集聚在肾实质内，随后由肾实质逐渐向肾盏、肾盂，经输尿管到达膀胱的全过程。

2. **显像剂** 肾动态显像的显像剂根据集聚与排泄机制不同，分为肾小球滤过型和肾小管分泌型两类，^{99m}Tc-喷替酸（二乙三胺五醋酸）（^{99m}Tc-DTPA）是肾动态显像最常用的显像剂，属肾小球滤过型显像剂，一般剂量为185～370 MBq（5～10 mCi），与^{99m}Tc-巯基乙酰基三甘氨酸（^{99m}Tc-MAC3）和^{99m}Tc-双半胱氨酸（^{99m}Tc-EC）均属肾小管分泌型显像剂，一般剂量为296～370 MBq（8～10 mCi）。

3. **图像分析**

（1）**肾血流灌注显像**

1）**正常影像**："弹丸"静脉注射显像剂后，于腹主动脉上段显影开始计时2～4 s，双侧肾动脉同时显影，随后肾影出现，轮廓逐渐清晰。双肾影像大小正常、形态完整、显像剂分布均匀对称;双肾血流灌注曲线:峰时差小于 $1 \sim 2$ s,峰值差小于 25%。

2)异常影像:双肾影像延迟出现、显像剂分布稀疏或缺损、灌注曲线幅度减低,通常由双肾血流灌注减低或"弹丸"注射质量差导致。单侧肾影出现延迟,肾影小而淡,峰时差大于 2 s,峰值差大于 25%,多见于该侧肾血管主干病变或肾萎缩。肾影中局部显像剂分布降低或增高,反映了局部病变的血运情况,有助于良恶性病变的鉴别。

(2)肾功能动态显像

1)正常影像:肾血流灌注显像后,肾影逐渐增浓,$2 \sim 4$ min 后肾影最浓,双肾大小正常,呈蚕豆形,此时为肾实质影像,显像剂分布均匀。后肾实质内显像剂逐渐减退,肾盂、肾盏处显像剂逐渐增浓,输尿管可隐约显影,膀胱影像逐渐明显。显像结束时,肾影基本消退,大部分显像剂分布于膀胱。

2)异常影像:许多肾脏疾病和上尿路病变均可引起肾功能动态影像的异常,包括肾皮质的摄取减少,摄取高峰减低、延后或消失,显像剂分布稀疏、缺损或不均匀,排泄延缓或呈梗阻性表现。肉眼分析图像往往难以发现轻度的异常表现,需要通过肾功能定量分析才能发现相关指标的异常。

(3)肾图分析

1)正常肾图:肾图是指肾动态显像药物到达和经过双肾的时间-放射性曲线,可以综合反映肾血流灌注、皮质功能和上尿路通畅情况。正常肾图包括:① 血管段(a段,显像剂出现段):静脉注射显像剂后 10 s 左右,肾图曲线出现急剧上升段,约 30 s,其高度在一定程度上反映肾动脉的血流灌注量;② 分泌段(b段,显像剂聚集段):a段之后的斜行上升段,$3 \sim 5$ min 达高峰,其上升斜率和高度主要与肾血流量、肾皮质功能有关;③ 排泄段(c段):b段之后的下降段,前部下降较快,后部下降缓慢,该段反映显像剂经肾集合系统排入膀胱的过程,主要与上尿路通畅程度和尿流量有关。

2) 异常肾图:① 持续上升型:a段正常,b段持续上升,无下降c段,单侧出现多见于急性上尿路梗阻,双侧同时出现多见于肾衰竭(梗阻性肾衰竭或急性肾小管坏死);② 高水平延长线型:a段正常,b、c段融合并呈水平延伸,多见于上尿路梗阻伴明显肾盂积水;③ 抛物线型:a段正常或稍低,b段上升缓慢,b段延长,c段下降缓慢,主要见于脱水、肾缺血、肾功能受损和上尿路引流不畅伴轻、中度肾盂积水;④ 低水平延长线型:a段降低,b、c段融合并呈水平延伸,常见于肾功能严重受损和急性肾前性肾衰竭,也可见于慢性上尿路严重梗阻;⑤ 低水平递降型:a段降低,b段不出现,代之以放射性递降线,见于肾脏无功能、肾功能极差、肾缺如或肾切除;⑥ 阶梯状下降型:a、b段基本正常,c段呈不规则或规则的阶梯状下降,见于尿反流或上尿路痉挛;⑦ 单侧小肾图:幅度明显低于对侧,但形状正常,可见于一侧肾动脉狭窄或先天性一侧肾发育不全。

(4) 临床应用

1) 评价肾实质功能:肾动态显像评价肾实质功能非常灵敏、简便且无创,明显优于静脉肾盂造影,尤其对严重肾盂积水或其他原因所致的残余肾功能的评价。肾脏功能受损程度不同,肾血流灌注和功能动态影像的变化也不同,轻度功能受损可仅表现为肾功能指标的异常,而较严重的功能受损则显示血流灌注降低,肾实质聚集显像剂减少,高峰降低、延后或消失,甚至整个肾脏不显影。此外,通过肾动态显像法还可以测定肾小球滤过率,其不仅可评价肾功能损害程度、指导临床分期治疗,还可提示慢性肾衰竭患者的透析治疗时机及判断透析患者的残余肾脏功能。

2) 上尿路梗阻的诊断与鉴别:根据梗阻部位、程度、时间及患侧肾功能状态的不同,肾动态显像表现也不同。肾外上尿路梗阻的典型影像：肾盏和（或）肾盂及梗阻部位上段输尿管影像明显扩张，放射性滞留且消退延缓，时间-放射性曲线呈持续性上升型。肾外上尿路机械性梗阻与非梗阻性尿路扩张引起的肾盂、输尿管积液的常规核素肾动态显像、静脉肾盂造影或超声表现均有重叠，通常较难鉴别。通过利尿介入试验能有效鉴别机械性梗阻与非梗阻性尿路扩张，尿流量足够大时诊断准确率可达90%。

3）肾血管性高血压的筛选：肾血管性高血压是指继发于肾动脉主干或其主要分支狭窄，肾动脉低灌注而引起的高血压，占全部高血压的0.5%～3.0%。肾动态显像是无创性筛选肾血管高血压的理想技术，其影像学特点：患侧肾血流灌注减低，影像延迟，肾实质影像小，多伴有不同程度的肾功能受损，典型肾图曲线呈小肾图。最终尚需行肾动脉造影明确肾动脉狭窄程度。

4）肾移植术后监测：肾动态显像可检测移植肾供者的总肾及分肾功能状况，在活体供肾术前评估中占重要地位。此外，对移植肾术后肾功能的评估也有独特优势。肾动脉血栓形成时，移植肾既无血流灌注像，也无功能像。急性肾小管坏死可见灌注影像明显浓于功能影像，放射性滞留于肾内而不进入膀胱。移植肾排异反应发生时，血流灌注差，功能差，膀胱显影淡。尿路梗阻可见梗阻部位以上放射性浓聚。尿漏可在移植肾周围的盆腔内出现放射性浓聚。

5）肾内占位性病变的鉴别诊断：肾动态功能显像显示肾内局限性显像剂分布缺损或稀疏，血流灌注也出现缺损或稀疏，通常表现为良性；若血流灌注出现显像剂分布正常或增高，多提示为肾内恶性病变。

（二）肾静态显像

1. 显像原理　肾静态显像是一种检测存活肾小管细胞功能的核素显影技术。使用慢速通过型肾脏显影剂，与肾动态显像使用的快速通过型肾脏显影剂不同，该类显像剂静脉注射后，经血流到达肾脏，被有功能的肾小管上皮细胞特定摄取且能较长时间滞留于肾小管上皮细胞中，延长可以采用静态图像采集方式获得清晰的肾皮质影像，在显示肾脏形态和局部病变信息方面明显优于肾动态显像。

2. 显像剂

（1）^{99m}Tc–二巯基丁二酸（^{99m}Tc–DMSA）：成人静脉注射74～185 MBq（2～5 mCi），儿童静脉注射1.85 MBq/kg（0.05 mCi/kg），注射后2 h开始显像。

（2）^{99m}Tc–葡庚糖（^{99m}Tc–GH）：成人静脉注射370～740 MBq（10～20 mCi），儿童静脉注射7.4 MBq/kg（0.2 mCi/kg），注射后2 h开始显像。

3. 图像分析

（1）正常影像：双肾呈蚕豆状，影像清晰，轮廓完整。位于腰椎两侧，肾门面向内侧，与L1～L2腰椎平齐，其纵轴呈"八"字形。双肾基本对称，右肾多较左肾略低。肾脏大小约11 cm×6 cm，肾影的外带显像剂较浓，中心和肾门区较淡，双肾显像剂分布无明显差异。

（2）异常影像：不同的肾脏疾病会引起局部或整体的肾功能损害，可表现为肾脏位置、形态、数目异常，局部显像剂分布稀疏或缺损，局部显像剂增高，肾影淡或不显影。

（三）膀胱输尿管反流显像

1. 显像原理　膀胱输尿管反流是指患者在排尿过程中尿液反流至输尿管或肾区，是反复泌尿系统感染的重要原因，多见于儿童。膀胱输尿管反流显像是指将放射性显像剂引入膀胱，待膀胱充盈后，患者用力排尿或膀胱区加压致使尿液反流到输尿管或肾区，通过体外显像仪器动态采集该过程，可获得膀胱充盈、排尿过程和排尿后的膀胱输尿管影像。主要用于膀胱输尿管反流的诊断及反流程度评价，为某些泌尿系统疾病的诊断和鉴别诊断提供信息。

2. 检查方法

（1）直接法：是指通过导尿管将显像剂注入膀胱内，在膀胱不断充盈和排尿过程中观察输尿管或肾区是否有显像剂的异常出现，由此来判断是否存在膀胱输尿管反流。本法的优点是与X线膀胱造影灵敏度相近且性腺辐射剂量小（仅为X线的1%），结果不受肾功能的影响。缺点是经尿道插管，存在造成尿路感染的可能性；显示膀胱细微结构异常的分辨率较X线差。

（2）间接法：是指静脉注射的肾显像剂大部分排至膀胱时，受检者用力憋尿，随后用力排尿，观察该过程中输尿管和肾内有无异常的显像剂增多。间接法的优点是不用插导尿管，并能同时提供肾动态影响。缺点是需要长时间憋尿，儿童和尿失禁患者难以接受；检查结果受肾功能影响。

3. 适应证

（1）判断反复泌尿系统感染患者是否有膀胱输尿管反流及其反流程度。

（2）了解下尿路梗阻和神经源性膀胱患者是否有尿反流及其反流程度。

（3）评价膀胱输尿管反流的治疗效果。

4. 图像分析　用ROI技术勾画膀胱、双侧输尿管和双肾轮廓，获得各自不同时相的放射性计数，绘制时间-放射性曲线。观察曲线上是否出现上升段。

（1）正常影像：在各期影像中仅见膀胱显影，双侧输尿管和肾脏区域不显影。

（2）异常影像：在各期影像中，除膀胱显影外，还可见双侧输尿管或肾脏区域出现异常的显像剂分布或显像剂分布明显增多。

（周翔）

第二章

泌尿科急诊

第一节　泌尿系统急性损伤

一、肾外伤

1. 根据外伤病因的不同分类

（1）开放性外伤：常为锐器伤，多伴有胸腹部其他组织器官外伤，有创口与外界相通。

（2）闭合性外伤：包括直接暴力、间接暴力和自发性肾破裂，直接钝挫伤是肾损伤最常见的发病因素（占80%～85%），一般没有创口与外界相通。

2. 美国创伤外科协会肾外伤分级

（1）Ⅰ级：① 挫伤：镜下或肉眼血尿，泌尿系统检查正常；② 血肿：包膜下血肿，无肾实质损伤。

（2）Ⅱ级：① 裂伤：肾实质裂伤，深度小于1 cm，无尿外渗；② 血肿：局限于腹膜后、肾区的肾周血肿。

（3）Ⅲ级：裂伤：肾实质裂伤深度超过1 cm，无集合系统破裂或尿外渗。

（4）Ⅳ级：① 裂伤：肾损伤贯穿肾皮质髓质和集合系统；② 血管损伤：肾动、静脉主要分支损伤伴出血。

（5）Ⅴ级：① 裂伤：肾脏破裂；② 血管损伤：肾门血管撕

裂、离断伴肾脏无血供。

对于Ⅲ级损伤，如为双侧肾损伤，应算为Ⅳ级。

3. 临床表现 休克、血尿、疼痛、肿块及发热为常见的临床表现。休克可为创伤性休克和（或）出血性休克，其发生率与肾创伤的程度、有无合并伤及出血量有关；血尿为肾损伤最常见、最重要的症状，但血尿程度并非与肾创伤的程度一致；多数有肾区或上腹部钝痛，并可放射至同侧肩部、背部及下腹部；肾外伤后可因血液或（和）尿液溢出，积存于肾周形成痛性肿块；继发感染甚至发生肾周脓肿或化脓性腹膜炎，可引起发热。

4. 辅助检查 超声可提示肾外伤的部位和程度，有无包膜下和肾周血肿、尿外渗；在肾功能允许的情况下，增强CT应作为肾外伤的首选检查。可区分血肿范围、肾损伤部位并进行肾外伤分级，同时可观察肾血管损伤程度。

5. 处理 严重休克时应迅速输血和积极复苏处理，病情稳定，行定性检查，确定损伤范围和程度。

6. 非手术治疗 包括：① 绝对卧床休息2～4周，病情稳定、尿检正常才能下床活动；② 密切观察生命体征变化；③ 补充血容量及热量，维持电解质平衡；④ 观察血尿情况，定时复查血红蛋白，了解出血情况；⑤ 抗生素预防感染；⑥ 应用止血、止痛药物；⑦ DSA肾动脉栓塞术：经充分的非手术保守疗法仍不能达到制止肾出血目的时或对严重肾损伤出血拟行紧急肾切除术者，栓塞可暂时止血以控制休克。

7. 手术治疗 ① 开放性肾损伤：几乎所有这类损伤的患者都需行手术探查，特别是枪伤或从前面腹壁进入的锐器伤，需经腹部切口进行手术；建议经腹入路，先探查腹腔，再进入后腹腔，进入后腹腔后迅速控制肾蒂。② 肾粉碎伤：对于有生命力的肾组织，应尽可能保留，若原位修复难度大，可行肾部分切除术，必要时可行肾切除。③ 肾破裂：肾盂破裂后形成尿性囊肿，需放置引流或行肾造瘘术。④ **肾蒂伤**：由于出血严重，常需行肾切除术。

8. **非手术治疗期间手术指征** ① 积极抗休克治疗后症状未见改善，怀疑有内出血；② 血尿逐渐加重，血红蛋白及血细胞比容持续降低；③ 腰腹部肿块增大；④ 怀疑有腹腔内脏器损伤。

二、医源性输尿管损伤

1. **医源性输尿管损伤的常见病因**

（1）**手术损伤**：多见于下腹部或盆腔的手术，如根治性或次全子宫切除术、巨大卵巢囊肿或肿瘤切除术、直肠癌根治性切除术等。损伤可为结扎、钳夹、切开、切断、撕裂及部分切除，或损害输尿管血供而致管壁缺血、坏死及穿孔。手术损伤多见于下段输尿管，因此部位解剖较复杂，手术野较深，不易辨清输尿管位置。

（2）**腔内器械损伤**：多见于输尿管逆行置管、输尿管镜手术等。因器械引起的输尿管黏膜浅表性损伤可出现血尿、术后腰痛等，多可自愈。较严重的输尿管器械损伤是输尿管穿孔及尿外渗，其中输尿管穿孔率在20世纪90年代初约为7%，近期稳定在1%～5%，多为术中操作粗暴所致。有过结石、感染性炎症的输尿管，因壁层溃疡或组织脆弱较易遭受损伤。最严重的器械损伤是输尿管镜操作中将输尿管撕脱甚至脱套。

（3）**放射性损伤**：多见于盆腔脏器肿瘤高强度放疗，如宫颈癌放疗后影响输尿管，输尿管管壁水肿、出血、坏死、形成尿瘘或纤维瘢痕组织形成，引起输尿管梗阻。

2. **临床表现**

（1）**尿液外渗**：尿液渗入腹膜后腔可引起腰背及腹部疼痛，向下蔓延至直肠周围间隙可导致里急后重；尿液渗入腹腔可引起尿性腹膜炎,导致腹膜刺激征;尿液经输尿管与阴道、直肠等腔道形成的瘘管渗出则形成尿瘘。

(2)感染:输尿管损伤引起尿外渗常伴随局部及全身的感染症状。感染局限的患者常出现局部疼痛、发热、脓肿形成等。一旦感染未能及时控制引起全身症状,患者可出现寒战、高热、呼吸急促、神经精神症状等尿源性脓毒症表现,严重者甚至出现感染性休克症状。

(3)尿路梗阻:输尿管损伤常引起上尿路梗阻。对于非完全性梗阻的患者可表现为患侧肾盂、肾盏积水、梗阻上段输尿管扩张、腰部胀痛等。而完全性梗阻的患者除上述症状外,可表现为患侧肾功能严重受损。

3. 输尿管损伤的处理

(1)手术中如怀疑输尿管受损,应积极行输尿管探查,可尝试膀胱镜下逆行置入超滑导丝,或输尿管导管,探查输尿管连续性。

(2)增强CT与尿路造影:术后对于怀疑输尿管损伤的患者,影像学泌尿系统增强CT及静脉肾盂造影是主要的影像学诊断方式。需要注意的是,静脉肾盂造影假阴性率可高达60%。因此,对于上述检查仍不能确立诊断的病例,可考虑行逆行性肾盂输尿管造影术确诊。如果输尿管完全离断,且距离较长,逆行性肾盂输尿管造影术失败,还可选择经皮肾穿刺造瘘并行顺行性输尿管造影术。

(3)非腔内手术中输尿管轻度损伤:包括轻度钳夹伤、热损伤、缝扎伤等。治疗原则:若能立刻发现损伤,往往由于损伤时间短,不会对输尿管壁的血供造成明显的影响,可不做特殊处理。若考虑到输尿管黏膜水肿,尿路引流不畅,导致术后肾绞痛,可在膀胱镜下于患侧输尿管内留置双J管,保留1周,损伤部位留置引流管,充分引流,术后密切观察引流量的变化,1周内若无漏尿,可拔除引流管。

（4）非腔内手术中输尿管严重损伤：术中不完全或完全离断输尿管，应立即恢复输尿管的连续性。中、上段输尿管损伤，如果无张力或张力小，行输尿管端端吻合术；如果输尿管损伤段长，无法行输尿管端端吻合术，需做肠代输尿管术或自体肾移植术。输尿管下段损伤，输尿管端端吻合术成功率低，原则上行输尿管膀胱再植。

（5）腔内手术输尿管轻度损伤，包括黏膜裂伤、输尿管穿孔等。通常输尿管黏膜的完整性未受较大影响，应寻及正道并安置导丝通过损伤段，降低术中冲洗压力，迅速完成手术，术后留置双J管2周即可。

（6）腔内手术严重损伤：输尿管严重撕脱或脱套，术中无法留置双J管。应首先考虑行患侧经皮肾造瘘引流。此类情况由于无法短时间内对于输尿管损伤部位及长度做出准确评估，盲目一期开放手术往往十分困难，且多数患者未行术前肠道准备工作，急诊中转开放手术可能效果不佳。保证肾造瘘引流通畅，术后评估输尿管损伤程度，再考虑开放手术治疗。急诊肠代输尿管也是临床处理的选择。

（7）手术后发现的输尿管损伤：行静脉肾盂造影检查提示患侧肾积水，输尿管成角，尿液外渗或尿液囊肿形成，可先行输尿管镜检查，并留置双J管。若术中发现输尿管连续性已破坏，无法留置双J管，可尝试在患侧经皮肾造瘘后顺行置管，或开放手术探查，恢复输尿管连续性。

（8）输尿管损伤尿液外渗或输尿管瘘详见有关章节。

4. 治疗后随访

（1）预后与手术的时机和手术方式的选择有着密切的关系，及时发现输尿管损伤，并采取合理的治疗方式，患者通常恢复良好；若诊断不及时，手术方式选择不当，则可能造成尿瘘、永久的肾功能损害等严重的并发症。

（2）随访分为两个阶段。第一阶段：双J管留置阶段的随访，通常双J管留置1～3个月，这期间，患者可每个月复查泌尿系统影像，明确双J管位置是否良好、双J管是否引流通畅、有无肾积水等情况，并检查损伤局部有无漏尿、尿液囊肿形成。若双J管引流不畅，位置不佳，需在膀胱镜下重新留置双J管。第二阶段：拔除双J管之后，患者在双J管拔除后3个月、6个月、12个月复查泌尿系统静脉肾盂造影，明确有无肾积水、输尿管狭窄及肾功能损害。若存在上述异常，需进一步行腔内或开放手术治疗（图2-1）。

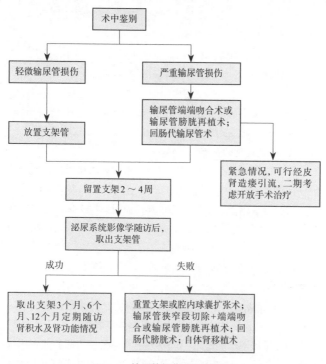

图 2-1　输尿管损伤处理流程图

三、膀胱破裂

1. 概述　膀胱为腹膜外器官,不充盈时位于骨盆深处,一般不易发生损伤,但是当膀胱充盈超过耻骨联合至下腹部时,若受到暴力或骨盆骨折时,容易引起膀胱破裂。

2. 膀胱破裂的原因

(1) 闭合性损伤:下腹部受到直接暴力或骨盆骨折均可造成膀胱损伤,多见于拳击、交通事故、踢伤等。

(2) 开放性损伤:多见于战时火器伤,常合并腹内脏器创伤,如直肠、子宫等。

(3) 医源性损伤:膀胱内器械操作如膀胱镜检查、膀胱肿瘤电切、膀胱碎石等均可造成膀胱损伤,邻近脏器手术时也可损伤膀胱。

(4) 自发性破裂:已有病理改变的膀胱如结核、肿瘤、长期接受放疗的膀胱受到外力作用,或者憋尿过度导致膀胱破裂。

3. 膀胱破裂的分型

(1) 腹膜外型:常见于骨盆骨折,破裂口均在无腹膜覆盖的前壁或颈部,所以尿液外渗均在腹膜外膀胱周围、耻骨后间隙。

(2) 腹膜内型:多发生于膀胱充盈时,下腹部受到直接暴力,使膀胱内压力骤然增高,破裂部位多在有腹膜覆盖的膀胱顶部,尿液溢入腹腔,可引起腹膜刺激症状。

(3) 混合型:多见于火器伤或刀刺伤,腹膜内外破裂同时存在。

4. 临床表现　主要包括排尿困难和血尿、下腹部疼痛和尿瘘,严重者合并骨盆骨折大出血时可有休克表现。

(1) 排尿困难和血尿:膀胱破裂后,尿液流入腹腔或者膀胱周围时,患者往往有尿意,但无尿液排出,或者只能排出少量血性尿液。

（2）下腹部疼痛：膀胱破裂尿液外渗时，可引起下腹部耻骨上疼痛；当尿液进入腹腔时，会引起腹膜刺激征。

（3）休克：膀胱破裂由骨盆骨折导致时，往往合并有大出血，大量失血可能会导致失血性休克。如果尿液外渗时间较长且未有效地控制感染，可能会引起感染性休克。

（4）尿瘘：开放性膀胱损伤时，尿液漏出后可与体表伤口相通，或者与直肠、阴道等脏器相通引起尿瘘。

5. 诊断　对于急诊怀疑膀胱破裂的患者，可行以下检查协助诊断。

（1）注水试验：若导尿管插入顺利，但无尿液流出或仅有少量血尿，注入 100 ～ 200 mL 无菌生理盐水后再回抽，如果回抽的生理盐水明显减少，则提示膀胱破裂可能性大。

（2）膀胱造影或 CTU 检查：通过导尿管内注入造影剂进入膀胱，再进行摄片，或者直接行 CTU 检查，明确发现造影剂外渗至膀胱外则可判断有膀胱破裂。

6. 鉴别诊断

（1）尿道损伤：尿道损伤往往也有外伤史和骨盆骨折病史，临床表现为排尿困难和尿道口滴血，往往无法顺利为患者置入导尿管，可以通过尿道造影进一步明确诊断。

（2）急性腹膜炎：有腹痛、腹肌紧张、压痛和反跳痛等表现，与膀胱破裂尿液外渗进入腹腔内导致的腹膜刺激征类似，但一般无外伤史，常继发于消化道穿孔、急性阑尾炎、胆囊穿孔等疾病。

（3）腹腔脏器损伤：肝脏或脾脏破裂时，往往出现腹痛症状，同时有失血性休克，一般无明显排尿困难和血尿症状，腹腔穿刺可以抽出血性液体，导尿试验及膀胱造影可有助于鉴别。

7. **膀胱破裂的治疗**

（1）紧急处理：如果膀胱破裂合并骨盆骨折大出血引起休克，应积极进行抗休克治疗，同时使用抗生素预防感染。

（2）保守治疗：对于部分医源性损伤如经尿道膀胱肿瘤电切或膀胱碎石导致膀胱损伤破裂等，往往可以通过留置导尿管，保证尿液流出的通畅，同时使用抗生素预防感染进行保守观察治疗，在保守治疗的同时需要密切观察有无持续出血、盆腔血肿和发热感染等，若保守治疗失败，则可考虑行进一步手术探查。

（3）手术治疗：明确膀胱破裂的患者需要积极的手术探查。处理的原则主要包括：① 充分引流外渗的尿液；② 修复膀胱壁的完整性；③ 术后导尿管或膀胱造瘘管引流通畅。无论是腹膜外型还是腹膜内型膀胱破裂，进行开放手术探查时，需要完全清除外渗的尿液，找到破裂口并予以缝合，如果为腹膜内型膀胱破裂，需要探查其他脏器并关闭腹膜，同时行膀胱造瘘。

四、尿道损伤

（一）前尿道损伤

1. **概述** 尿道损伤是泌尿科常见疾病，多见于男性，女性仅占约3%。因男性尿道以尿生殖膈为界限分为前后尿道，而前后尿道损伤的病因和治疗均有较大差别，故本部分分为男性前尿道损伤、男性后尿道损伤和女性尿道损伤。

2. **男性前尿道损伤病因**

（1）钝性损伤：骑跨伤和阴茎白膜损伤是前尿道钝性损伤的主要原因。骑跨伤主要导致球部尿道损伤，而阴茎白膜破裂导致的尿道损伤一般位于阴茎段尿道。

（2）开放性损伤：较少，主要是枪伤、刀刺伤、抓伤和咬伤等。

（3）医源性损伤：插导尿管损伤主要导致球部尿道损伤。另外，尿道腔内操作（膀胱镜、电切镜等）均可导致前尿道任何部位损伤，损伤程度和发生概率主要与操作镜直径、能量平台等相关。

（4）其他原因：经尿道口插入异物也是少见的前尿道损伤原因。长期应用阴茎夹也可以导致阴茎段尿道缺血性损伤。

3. 男性前尿道损伤的临床特点

（1）病史：尿道损伤一般均会有外伤史或尿道内操作史。详细的病史对于尿道损伤的早期判断和治疗具有意义。

（2）症状

1）疼痛：几乎所有的尿道损伤均会出现疼痛；前尿道损伤疼痛主要位于阴茎头及会阴部。

2）尿道口出血：提示尿道损伤的首要表现。至少75%的前尿道损伤均会出现尿道口出血。

3）排尿困难和尿潴留：前尿道损伤表现为不同程度的排尿困难，但尿潴留往往提示尿道完全断裂。

4）血肿和尿外渗：会阴部外伤导致的前尿道损伤经常出现尿液外渗和血肿，血肿常位于阴茎阴囊或扩展成会阴部蝶形血肿。血肿的程度和类型主要取决于损伤部位和程度。如果前尿道损伤没有侵犯 Buck 筋膜的完整性，血肿一般局限于阴茎部分。一旦 Buck 筋膜受到侵犯，血肿会蔓延到会阴部，呈蝶形。血肿也可以扩展到前腹壁和胸部。尿液可以外渗到血肿的任何部位，但在开放性损伤时，尿液的外渗最终可能导致各种尿道瘘，如尿道皮肤瘘、尿道直肠瘘等。

（3）体格和辅助检查

1）内镜镜检：对于前尿道损伤，内镜检查可以做到诊断与治疗一体化。通过膀胱镜或输尿管镜，可以准确定位尿道损伤部位和程度，并且可以在直视下留置导尿管。

2）X线逆行尿道造影：斜仰卧位或斜站立45°逆行尿道造影可以显示尿道损伤部位和程度，尿道挫伤一般无造影剂外渗，尿道部分断裂，造影剂外渗且造影剂可进入后尿道甚至膀胱；而尿道完全断裂可见造影剂完全外渗在损伤部位且膀胱无造影剂。提示：因为尿道造影可能会随着损伤部位进入体内循环，因此检查前一定要做碘试验，预防碘过敏性休克。

3）诊断性导尿：诊断性导尿可以检查尿道是否连续完整，但具有一定的安全隐患，它可能加重病变程度，甚至将部分断裂加重至完全断裂，也有加重出血和感染的可能，需慎重选择。因此，在行诊断性导尿时，需注意严格无菌，如留置成功，需留置尿管1～2周；如诊断性导尿失败，应避免反复插尿管。

4. 男性前尿道损伤的治疗

（1）尿道挫伤：一般尿道连续性较好，可口服抗生素预防感染，如出血较多，可在留置尿管后，会阴部加压包扎。

（2）钝性损伤

1）不完全球部尿道断裂，推荐采用内镜下留置导尿管，部分患者无后续尿道狭窄等并发症。如内镜下置管失败，推荐行一期尿道端端吻合术。如患者生命体征不稳定或鉴于医疗条件不允许行一期尿道端端吻合术，可行耻骨上膀胱造瘘引流尿液。

2）完全球部尿道断裂，大部分情况内镜下置管较为困难，推荐行一期尿道端端吻合术。如患者生命体征不稳定或鉴于医疗条件不允许行一期尿道端端吻合术，可行耻骨上膀胱造瘘引流尿液。

3）由阴茎白膜破裂导致的尿道损伤，应在修复阴茎的同时行尿道修复。

（3）开放性损伤

1）一般需要急诊手术清创和探查，根据损伤情况选择治疗方式。

2）轻度的尿道损伤可以行尿道端端吻合术。

3）在一些尿道缺损较长的病例中,可先行膀胱造瘘引流尿液,3个月后行二期尿道修复,一般不推荐急诊行皮瓣或游离移植物行尿道成形。

（4）医源性损伤

1）一般可以在内镜下留置尿管,根据损伤程度,可2天到2周内拔出尿管。

2）如无法留置尿管,推荐膀胱造瘘引流尿液,减少尿外渗刺激。

（二）后尿道损伤

1. 男性后尿道损伤的病因

（1）钝性损伤:骨盆骨折是后尿道钝性损伤的主要原因。骨盆骨折产生的剪切作用常常导致前列腺部、膜部尿道部分损伤或完全断裂。据统计,约10%的骨盆骨折患者并发有尿道损伤。

（2）开放性损伤:较少,主要是枪伤、工厂机械设备伤等。另外,骨盆骨折伴有严重的会阴部撕裂也会导致后尿道损伤。

（3）医源性损伤:尿道腔内操作（膀胱镜、电切镜等）和前列腺手术均可导致后尿道任何部位损伤,其中TURP导致的膀胱颈部挛缩最常见。另外,导尿管损伤主要是导尿管放置在后尿道内而充气囊,常导致前列腺部尿道撕裂伤。

2. 男性后尿道损伤的临床特点

（1）症状

1）疼痛:后尿道损伤疼痛主要位于肛门、耻骨后、下腹部。

2）尿道外口出血:提示尿道损伤的首要表现。37% ～93%的后尿道损伤会出现尿道口出血。

3）排尿困难、尿潴留:后尿道损伤往往出现不能排尿和急性尿潴留。轻度挫裂伤可表现出排尿困难。

4）血肿和尿外渗：后尿道断裂时，尿液和血液会外渗到耻骨后间隙和膀胱周围。可不表现出血肿，但如果尿生殖膈撕裂时，可出现类似前尿道损伤的血肿出现。

（2）体格和辅助检查

1）直肠指诊：是直肠有无损伤的重要筛查手段，同时可以初步确定尿道损失的部位和程度。直肠指诊发现前列腺上浮可提示后尿道断裂，若指套染有血液，提示合并直肠损伤。

2）内镜镜检：意义见前尿道损伤。膀胱镜或输尿管镜可以准确定位尿道损伤部位、程度，并且可以行内镜下会师术。

3）诊断性导尿：诊断性导尿的意义同前尿道损伤，如留置成功，需留置尿管4周；如导尿失败，不可反复插尿管。

4）CT和MRI检查：均可初步评估尿道损伤部位程度和血尿渗出情况，用于骨盆骨折尿道损伤时观察骨盆解剖和相关周围脏器损伤情况。但急诊一般行CT检查，一般不做MRI检查。

5）X线逆行尿道造影：X线平片对于了解骨盆骨折情况及是否有异物等有较大意义。不推荐急诊行X线尿道造影，这主要是由于后尿道损伤患者的骨盆可能不稳定，尿道逆行造影可能会加重患者病情。如果必须做尿道造影，也需要移动X线机器成斜30°尿道造影，尿道挫伤一般无造影剂外渗，尿道部分断裂，造影剂外渗并且造影剂可进入后尿道甚至膀胱；而尿道完全断裂可见造影剂完全外渗在损伤部位且膀胱无造影剂。

3. 男性后尿道损伤的治疗

（1）尿道轻度挫裂伤：一般尿道连续性较好，可口服抗生素预防感染，如出血较多，可留置尿管后，会阴部加压包扎。

（2）钝性损伤

1）后尿道钝性损伤常常合并骨盆骨折和其他脏器损伤，患者常无法耐受手术,因此处理原则为防治休克,引流为主,预防感染。

2)完全断裂,推荐采用耻骨上膀胱造瘘引流尿液;伤后1～2周,可行延期的内镜下尿道会师。如需行开放性手术(骨盆骨折需要处理、肠道/膀胱破裂等),可同时行尿道会师术,推荐采用内镜下会师,可在单个或双内镜下置入导丝,再沿导丝置入尿管。早期尿道会师不增加尿失禁和勃起功能障碍的发生,而且如果后续发生尿道狭窄,早期尿道会师患者尿道狭窄长度也会较短。尿管一般放置3～6周,尽可能不牵拉尿管,以防损伤内括约肌(骨盆骨折患者外括约肌已经损伤)。

3)部分尿道断裂,推荐行内镜下尿道内置管,也可以选择耻骨上膀胱造瘘,因为早期尿道会师和内镜可能将其变成完全断裂。

(3)开放性损伤

1)一般需要急诊手术清创和探查,根据损伤情况选择治疗方式。轻度的尿道损伤可以行尿道会师。

2)在一些尿道缺损较长或患者无法耐受手术的病例中,可先行膀胱造瘘分流尿液,3～6个月后行二期尿道修复。

(4)医源性损伤:同医源性前尿道损伤方案。

(三)女性尿道损伤

1. 女性尿道损伤的病因

(1)外伤:外伤导致女性尿道损伤较少见,骨盆骨折是其中比较常见的外伤原因,其尿道损伤中复合损伤较常见,约有75%的女童尿道损伤伴随阴道撕裂,而30%的女童尿道损伤伴随直肠损伤。此外,还常伴有严重的并发症,如尿失禁、尿道狭窄等。经阴道分娩、骑跨伤也可以导致尿道损伤。

(2)医源性损伤:使用合成材料尿道悬吊治疗尿失禁后,吊带的侵蚀或感染可导致尿道损伤甚至尿道阴道瘘,占悬吊治疗患者的 0.2% ～ 2.5%。另外,尿道憩室切除也会损伤尿道。

（3）其他原因:经尿道口插入异物也是少见的尿道损伤原因。

2. 女性尿道损伤的临床特点

（1）症状:阴道或尿道疼痛,尿道外口出血,血尿,排尿困难,尿潴留,大阴唇血肿,可伴有阴道出血。

（2）检查:由于女性尿道较短和会阴部的水肿,尿道造影基本无法完成,可尝试应用尿道镜检查判断损伤部位和程度。阴道指诊可以判断阴道有无损伤。

3. 女性尿道损伤的治疗 骨盆骨折导致的女性尿道损伤处理原则同上述男性尿道损伤的治疗。如同时合并阴道损伤,可予对症处理;如合并直肠损伤,可行结肠造口,3 个月后行二期手术。骑跨伤导致的女性尿道损伤可行一期尿道吻合。

（四）医源性尿道损伤

1. 病因

（1）医源性前尿道损伤:插导尿管损伤主要导致球部尿道损伤。另外,尿道腔内操作(膀胱镜、电切镜等)均可导致前尿道任何部位损伤,损伤程度和发生概率主要与操作镜直径、能量平台等相关。

（2）医源性后尿道损伤:尿道腔内操作(膀胱镜、电切镜等)和前列腺手术均可导致后尿道任何部位损伤,其中经尿道前列腺电切术导致的膀胱颈部挛缩最常见。另外,导尿管损伤主要是由于导尿管放置在后尿道内而充气囊,常导致前列腺部尿道撕裂伤。

（3）医源性女性尿道损伤:使用合成材料尿道悬吊治疗尿失禁后,吊带的侵蚀或感染可导致尿道损伤甚至尿道阴道瘘,占悬吊治疗患者的 0.2% ～ 2.5%。另外,尿道憩室切除也会损伤尿道。

2. 治疗

（1）一般可以在内镜下留置尿管，根据损伤程度，可在2天到2周内拔除尿管。

（2）如无法留置尿管，推荐膀胱造瘘引流尿液，减少尿液外渗刺激。

（3）由吊带或其他异物侵蚀导致的尿道损伤，一般需要在去除原发病灶后，根据尿道损伤程度进行修补。

（翟炜 王茵 金迪 吕向国）

第二节 肾 绞 痛

肾绞痛是由各种原因引起的肾盂或输尿管平滑肌痉挛所致的腰部或上腹部疼痛，最常见的原因是上尿路结石。

一、临床表现

（1）肾绞痛的典型临床表现为腰部或上腹部疼痛，剧烈难忍，常为7级以上的严重疼痛，呈阵发性发作，同时可伴有血尿、恶心、呕吐。

（2）肾源性绞痛常始发于肋脊角处腰背部和上腹部，偶尔起始于肋骨下缘，并沿输尿管行径放射至同侧腹股沟、大腿内侧、男性阴囊或女性大阴唇。

（3）输尿管源性绞痛常始发于输尿管走行区，上段梗阻时疼痛向外生殖器放射；中段梗阻时可伴有同侧下腹部疼痛，右侧需要与急性阑尾炎鉴别；下段梗阻时可表现为膀胱刺激征和耻骨上部不适，男性可以沿尿道反射至阴茎头部。

（4）查体时可见肋脊角压痛明显，肾区患侧叩痛阳性，腹部可有轻压痛,一般无肌紧张及反跳痛。

二、辅助检查

1. 实验室检查　应包含尿常规,常见尿红细胞增高。对于合并发热的患者,如尿白细胞升高应进行血常规检查、CRP与PCT检测。

2. 影像学检查　主要有B超与CT。B超检查是初诊肾绞痛的筛查方法,可探及肾、输尿管扩张积水,肾、输尿管中上段结石。CT相对于B超与传统X线片较精确,可同时协助鉴别诊断,是诊断肾绞痛病因的可靠的影像学方法。目前对于可以行CT的急性肾绞痛发作者,提倡首选CT薄层平扫检查。孕妇、备孕人群等不合适做CT检查。

三、诊断与鉴别诊断

1. 诊断　包括定位诊断与定性诊断,诊断需要结合病史、疼痛部位与性质,影像学检查常可同时明确定性与定位诊断,明确疼痛的原因。

2. 鉴别诊断　特别重要,尤其不典型肾绞痛,如肾区钝痛,疼痛向上放射,应注意与以下疾病相鉴别:腹主动脉夹层与腹主动脉瘤、急性心肌梗死、急性胰腺炎、异位妊娠、急性阑尾炎、急性肾盂肾炎、睾丸扭转、卵巢扭转,对于肾区与输尿管走行区的不明原因疼痛需要注意肾绞痛合并其他疾病的可能性,避免漏诊。

肾绞痛患者要注意尿量,少数独肾或对侧肾功能不全,可引起少尿、无尿。

四、治疗

肾绞痛治疗可分为药物治疗与外科治疗。

1. 药物治疗　主要目标是缓解症状,急诊治疗肾绞痛首选非甾体抗炎药(如双氯芬酸钠、吲哚美辛)。对于顽固性疼痛,可选用阿片受体激动药,如吗啡、曲马多类,还可同步给予α受体阻滞剂等。

少数肾绞痛反复发作,疼痛顽固,可以逆行输尿管插管,将结石推上去,解除梗阻,或行体外冲击波碎石术。

2. 外科治疗　肾绞痛的外科治疗针对难治性疼痛和(或)呕吐、脓毒血症、双侧尿路梗阻致急性肾损伤,以及孤立肾中的单侧尿路梗阻致急性肾损伤或移植肾梗阻,需要采用输尿管支架植入术或经皮穿刺引流进行集合系统的紧急减压,联合适当的抗生素治疗,碎石应延迟至脓毒症缓解后。

对于血块及脱落组织引起输尿管急性梗阻发生的肾绞痛、乳糜血尿因尿中的乳糜块刺激肾盂、输尿管而引起绞痛。保持生命体征平稳的前提下,予以药物对症治疗,若出现合并严重感染、急性活动性出血或急性梗阻所致的肾功能不全,应积极进行外科干预以解除病因。

妊娠合并肾绞痛是一种特殊类型肾绞痛,发病时不仅孕妇自身痛苦,剧烈绞痛还可诱发宫缩,甚至导致流产、早产,危及孕妇和胎儿的安全。临床用药需考虑孕妇用药安全等级,应选用A级与B级的药物,黄体酮(B级)是目前对孕妇较安全的解痉止痛药物。对于保守治疗失败或结石梗阻致急性肾衰竭者或并发严重感染者则需外科治疗,手术方式根据具体病情有不同的选择,可放置输尿管支架管、肾造瘘或直接取石甚至是碎石治疗。不管是保守治疗,还是外科干预,都需要与妇产科协同诊治,确保母婴安全。

五、随访

（1）患者多数结石排出,肾盂扩展积水消失。

（2）少数患者结石梗阻,可能需要外科手术处理。

（3）极少数患者结石可以完全阻塞输尿管,导致患肾功能丢失。

（4）随访重点是肾盂输尿管扩张积水,以及观察结石改变,保护不该损失的肾功能。

（张瑞赟　杨国良　张连华）

第三节　睾丸扭转

睾丸扭转(testicular torsion, TT)是需要及时诊断和外科治疗的泌尿科急诊。睾丸扭转导致睾丸血流减少,缺血坏死。

一、临床表现

（1）睾丸扭转常自发起病,多见于青春期男性,可伴有先天性解剖异常或运动外伤;睡眠或安静时突发睾丸剧痛也是重要的诊断依据。

（2）睾丸扭转患者主要的临床表现多为睾丸疼痛,睾丸受累侧肿大变硬且向上呈横位和患侧阴囊水肿、触痛。疼痛可向下腹部或腹股股内侧放射,伴恶心、呕吐等症状。

（3）部分睾丸扭转可无典型的阴囊疼痛伴肿胀表现,可不发热或仅有低热,血细胞分析可正常;青年男性和存在腹痛的男性应进行包括睾丸在内的仔细的全面体格检查,避免延误诊断。

二、诊断

(1)体检可见睾丸明显肿胀,触痛明显,睾丸与附睾的界限不清,提睾反射消失。由于提睾肌痉挛和睾丸扭转缩短,睾丸向上移位呈横位。睾丸扭转患者抬举试验疼痛加重,急性睾丸炎及附睾炎抬举试验疼痛减轻。

(2)彩色多普勒超声检查已成为诊断睾丸扭转的首选检查方法,检测睾丸大小、睾丸实质纹理均匀或不均匀、睾丸血流减少或消失。但超声检查阴性也不足以排除睾丸扭转,存在假阴性可能。

三、治疗

如无法排除睾丸扭转,应及时进行手术探查;所有患者均需探查双侧睾丸。

手术基本步骤如下。

(1)患侧睾丸无张力复位,精索内注入适量1%利多卡因。

(2)打开鞘膜观察睾丸色泽、扭转程度和解剖结构,切开睾丸白膜减压。

(3)温盐水纱布热敷30 min,观察睾丸血供,确定睾丸生存可能。睾丸发黑无色泽为睾丸坏死。

(4)对于尚有活力的睾丸应行睾丸复位固定术,无活力睾丸必须切除。行睾丸固定术时,采用非吸收缝线行鞘膜翻转固定法或隐睾固定法。

对于一侧睾丸发生扭转后对侧睾丸是否需要施行固定手

术,目前争议较大。

四、预后

(1) 睾丸扭转手术探查时间: < 12 h内,睾丸挽救概率较高,但是 > 12 h,甚至 > 24 h仍有部分患者睾丸不需切除。

(2) 睾丸扭转 < 360° 与 > 360°,睾丸挽救概率有差异。

(3) 睾丸成功保留,仍有12% ～ 68%的睾丸有不同程度的萎缩。

(徐云泽)

第四节　严重血尿

　　严重血尿是指需泌尿科急诊处理的尿路出血,是泌尿科急诊处理的重点和难点。根据仁济医院泌尿科的经验,严重血尿定义为: ① 出血量较大,形成血块导致尿路梗阻,出现急性肾绞痛或血块膀胱填塞、急性尿潴留; ② 引起生命体征不平稳,出现低血容量性休克表现; ③ 血红蛋白、血细胞比容单位时间内进行性下降,甚至危及生命。

一、泌尿科急诊严重血尿常见原因

　　(1) 上尿路出血: 肾脏部分切除术或PCN术后动静脉瘘或假性动脉瘤、肾脏肿瘤或肾盂癌出血、肾损伤、间质性肾炎等。

　　(2) 下尿路出血: 膀胱癌、放射性膀胱炎出血、前列腺癌出血、良性前列腺增生出血、TUR-BT或TURP等下尿路术后出血等。

二、诊断

在严密监测生命体征、血红蛋白和血细胞比容,以及对症处理和支持治疗的前提下,迅速对出血原因与出血部位作出判断。

(1)详细询问病史,是否有外伤史、泌尿科手术史和服用抗凝药物史。

(2)CT检查,初步判断出血部位,尤其是CT的平扫 + 增强对诊断价值较大。

(3)必要时行急诊膀胱镜检查,清除膀胱血块;判断是上尿路出血还是下尿路出血,上尿路出血是单侧上尿路出血或双侧上尿路出血。

(4)凝血功能的检测,排除内科原因的出血。

三、治疗

1. 处理原则 严重的尿路出血临床处理紧急而复杂,原则是:维持患者生命体征平稳,缓解症状,明确并去除病因。在临床诊治过程中,首要任务是判断疾病严重程度,是否危及生命;必要时保证血容量,维持生命体征平稳;同时根据病史、症状与体征、实验室与影像学检查,以及临床采取处理后的结果结合主诊医师的经验进行全面思考,制订合理有效的治疗方案。

2. 上尿路来源严重血尿的处理

(1)判断病因及严重程度:① 病因:肾损伤、肿瘤自发性出血、肾部分切除术后、经皮肾镜取石术后、肾血管畸形、间质性肾炎等;② 判断严重程度:首先判断是动脉性出血还是静脉性出血;其次根据生命体征、血红蛋白及影像学检查判断出血严重程度。

(2) 处理原则:第一,保命;第二,保肾;第三,对因治疗。

(3) 保守处理方法:留置三腔导尿管持续膀胱冲洗,避免形成血块导致膀胱填塞,加重出血。排除禁忌后可静脉应用止血药物。

(4) 保守治疗效果不佳,明确动脉原因出血,首选肾动脉DSA检查,做选择性肾动脉栓塞,多数患者通过肾动脉DSA可以达到止血的目的;但如生命体征不稳定、血红蛋白进行性下降或经DSA肾动脉栓塞后仍然出血,应在输血及积极抗休克治疗后根据情况选择肾修补术、肾切除、半尿路切除或输尿管结扎术等。

(5) 对于肾脏恶性肿瘤的出血,也可先做DSA肾动脉栓塞,二期做根治性肾切除手术。如果身体条件允许,可以直接做肾切除。但对肾盂或输尿管肿瘤效果欠佳。

3. 下尿路来源严重血尿的处理

(1) 膀胱癌出血处理:第一步是留置三腔导尿管持续行膀胱冲洗,解除尿路梗阻症状、减少血块持续形成;如血块冲洗困难,可在电切镜下清除血块 + 止血。第二步是髂内动脉栓塞止血。第三步是膀胱切除,如果身体状况不允许,可做尿流改道,如输尿管腹壁造口术。

(2) TUR术后严重出血

1) 判断是动脉性出血还是静脉性出血。动脉性出血特点:① 颜色鲜红;② 呈脉冲式,与血搏同步;③ 持续出血易导致患者生命体征不平稳,如面色苍白、心率快和血压低等。

2) TURP术后出血:① 判断牵拉气囊是否松动,牵拉位置是否改变,若是,通过调整导尿管水囊大小及位置,重新牵拉导尿管,部分患者可达到止血目的。② 保持冲洗通畅程度,加快持续膀胱冲洗的速度,或在冲洗液中加用麻黄碱等缩血管药物,或用冰盐水冲洗,部分患者可缓解。③ 保守处理出血未控制,甚至出现膀胱血块填塞,需尽快行二次手术,清除血块的同时彻底止血。急诊电切镜下冲洗净血块，电凝止血。

3）TUR-BT术后出血：首先判断出血的类型，是动脉性出血还是静脉性出血，出血严重程度如何，观察导尿管内引流液的颜色、血块多少、进出水量平衡，同时结合患者的症状和体征、血红蛋白及血细胞比容等综合判断，部分静脉性渗血，可通过加快持续膀胱冲洗的速度，改用冰盐水冲洗，或在冲洗液中加入麻黄碱等缩血管药物以减轻出血。但膀胱肿瘤术后出血严重，保守治疗成功概率不大。倘若保守治疗无效，首选麻醉下通过电切镜冲洗干净血块，并对出血点进行严密止血，原则上经腔内手术，膀胱内的血块必须冲洗干净，然后仔细检查创面，止血必须彻底，同时观察膀胱有无穿孔，尤其是膀胱顶部。如果血块巨大或血块机化，无法通过电切镜冲出，或已造成膀胱穿孔，则需立即行耻骨上膀胱切开，取净血块，修补膀胱，并留置膀胱造瘘管。

（3）良性前列腺增生的严重出血：① 首选保守治疗：留置三腔导尿管进行膀胱持续冲洗。持续冲洗前先手动清洗，清除膀胱内血块，务必保证冲洗的持续性和导尿管的通畅性；部分患者可牵拉尿管，对前列腺腺体起压迫止血的作用；若经导尿管单行膀胱冲洗效果不佳，可行耻骨上膀胱造瘘术，上下对冲以尽量清除血块，达到治疗目的。② 若出血量大，形成膀胱填塞；或血尿时间长，血块机化明显，保守治疗无法缓解病情；或血尿进行性加重，危及生命，需行手术治疗，首选电切镜下血块清除术。

（4）前列腺癌引起严重血尿，对于初诊患者，笔者所在医院不主张行姑息性TURP；留置导尿或耻骨上膀胱造瘘后，给予内分泌治疗使前列腺癌得到控制后，出血会停止。对于CRPC患者的出血尽快做尿流改道，旷置病灶。有条件的医院后续放疗也是一种选择。

（5）少数慢性前列腺炎患者在性生活后出现严重血尿，甚至形成血块阻塞尿道,主要采取保守治疗。

（6）放射性膀胱炎：① 膀胱持续冲洗,必要时在电切镜下处理血块加止血;② 双侧髂内动脉脏支栓塞也是选择;③ 高压氧舱。

4. DSA处理策略

（1）上尿路来源血尿：① 经股动脉穿刺于肾动脉处置入大导管,做血管造影(必要时可适当增加造影剂注射压力),明确出血动脉;同时排除肾动脉瘤、动静脉瘘等血管变异,静脉性出血DSA无法辨认。② 若为三、四级肾动脉分支出血,则采用高选择性肾动脉栓塞止血;若出血动脉较粗,或超选栓塞无效情况下,可考虑二级肾动脉分支或动脉主干栓塞;若栓塞止血失败,需手术探查,甚至行肾切除术。③ 三、四级肾动脉分支的栓塞常选用明胶海绵;而肾动脉主干或二级肾动脉分支建议采用弹簧圈进行栓塞,若存在肾动脉瘤等,还需采用腹膜支架进行治疗。④ 若DSA未见明显出血点,可使用明胶海绵对有云雾状可疑出血部位行上一级动脉分支栓塞。

（2）下尿路来源血尿,如放射性膀胱炎、前列腺癌晚期严重血尿、膀胱肿瘤导致严重血尿等,可行双侧髂血管DSA进行治疗。

5. 严重尿路出血临床处理注意事项

（1）注意内科凝血机制障碍造成的出血,特别是外科与内科问题同时存在时,只做外科治疗解决不了出血问题,甚至会使出血加重。

（2）严重出血处理把保护生命放在第一位,然后是器官的功能,最后是止血。出血处理最好是止血,保护器官功能,如果控制不住出血,必须果断切除病变器官,保护生命。比如独肾出血,控制不住出血,选择切除肾脏,进入规律性血透,保留生命。

（3）一侧肾出血,要判断对侧肾功能,便于临床治疗方案的制订。

（4）严重尿路出血病因比较复杂，治疗措施必须是阶梯式推进，如上尿路严重血尿，我们首先应在严密观察下采取输血、补液、止血等治疗；如果控制不住出血，急诊行 DSA，选择性肾动脉栓塞；如果介入治疗无效，则手术探查，做肾部分切除或肾切除。

（5）对于严重尿路出血，临床处理要果断，任何延误都会造成严重后果，甚至危及生命，特别高龄患者或肿瘤患者，留给临床处理的"窗口期"不长，如进展期膀胱癌或 CRPC 严重出血，延误时间，即使做简单的改道，创口都很难愈合。

（吴小荣　李方舟　张连华）

第五节　上尿路梗阻性肾功能衰竭

上尿路梗阻性肾功能衰竭，根据发病缓急分为急性梗阻性肾功能衰竭和慢性梗阻性肾功能衰竭。

一、急性上尿路梗阻性肾功能衰竭

（1）急性上尿路梗阻性肾功能衰竭是泌尿科急诊重要疾病之一，由输尿管的急性梗阻导致，肾小球滤过率下降，少尿、无尿，血尿素氮、肌酐升高，代谢性酸中毒、高血钾，机体内环境紊乱，出现严重的并发症危及生命。

（2）急性上尿路梗阻性肾功能衰竭患者常一侧肾功能发病前已严重损害或失去，另一侧发生急性梗阻，导致肾功能衰竭。快速判断并抢救这一侧肾功能是治疗的关键。① 有症状一侧可能是急性梗阻的肾脏。② 双肾超声波检查对肾盂输尿管积水程度、肾脏大小、肾皮质的厚度,以及肾输尿管结石可以有初步判断。③ 上尿路的薄层CT平扫是急性梗阻性肾功能衰竭必须做的检查。薄层CT平扫可以确定梗阻部位,区别结石性梗阻和软组织梗阻,做初步定性诊断。可以根据梗阻的积水程度和肾脏的形态结构,帮助临床制订治疗方案。④ 有条件者做双肾同位素检查,分肾的GFR测定能较准确判断分肾功能。

(3) 除了少数情况可以直接去除病因,解除梗阻,多数患者需尽快行输尿管插管引流或PCN尿流改道,恢复肾功能。如果微创技术不成功,开发手术做肾造瘘。留置导尿监控每日尿量。

(4) 急性梗阻性肾功能衰竭的救治要密切关注患者内环境变化,急性梗阻性肾功能衰竭常并发代谢性酸中毒及高钾血症。根据血气分析结果进行诊断,若pH下降、标准碳酸氢根下降、碱剩余下降,即可诊断代谢性酸中毒。血钾高于5.5 mmol/L称为高钾血症,高于7.0 mmol/L则为严重高钾血症。急性梗阻性肾功能衰竭并发代谢性酸中毒与高血钾患者需尽早纠正代谢性酸中毒和电解质紊乱。

(5) 血液透析治疗:若患者出现:① 难以纠正的高钾血症合并有心电图改变;② 严重代谢性酸中毒;③ 利尿剂治疗无效的肺水肿或充血性心力衰竭;④ 并发肾性脑病、凝血功能障碍、心包炎等的严重肾功能衰竭,需急诊血液透析纠正严重的内环境紊乱。

(6) 经过引流,患者可能会进入多尿期,多尿开始时,由于肾小球滤过率和肾小管重吸收功能尚未完全恢复,仍应注意维持水、电解质和酸碱平衡,预防感染。多尿期常伴有大量体液及电解质丢失,需监测患者出入量,静脉液体支持量为1/2每日尿量加上日常需求量2 000 mL。

二、慢性上尿路梗阻性肾功能衰竭

1. 概述　慢性上尿路泌尿系统梗阻导致一侧肾功能损伤或双侧肾功能的损伤，常见原因包括：上尿路结石、肾盂输尿管连接部梗阻（PUJ）及输尿管狭窄、输尿管肿瘤，以及输尿管腔外压迫引起的梗阻，如外源性肿瘤浸润和淋巴结转移性压迫、腹膜后纤维化等。上尿路结石、肾盂输尿管连接部梗阻及输尿管狭窄、输尿管肿瘤、腹膜后纤维化临床处理在后面章节讨论。

常见局部浸润和淋巴结转移压迫输尿管引起单侧或双侧肾功能的损伤的疾病：① 恶性肿瘤性，如消化道肿瘤（直结肠）、妇科肿瘤（宫颈癌、卵巢癌）、后腹膜肿瘤；② 各类治疗，如外科、妇产科手术损伤输尿管，放疗导致输尿管狭窄；③ 良性疾病的局部浸润，如子宫内膜异位症、炎症性肠病（克罗恩病）。

2. 临床处理

（1）总肾功能与分肾功能测定：总肾功能是泌尿科是否介入的基础，如果肾功能正常，可以观察，不急于处理；如果肾功能不全，泌尿科就要介入，挽救肾功能，提高生活质量。分肾功能测定是指导我们解救哪侧肾脏，以及肾脏功能解救有无临床价值，如肾脏 GFR $< 15\%$ mL/(min $\cdot$ 1.73 m^2)，分肾功能衰竭。在评估肾功能时还要考虑梗阻前肾功能的状况，如有慢性肾病、糖尿病肾病病史，这类肾脏解除梗阻后，肾功能仍然无法恢复，外科介入价值不大，可以做血液透析。

（2）定位、定性诊断：通过 CT 和 MRI 等影像学检查确定梗阻的部位、梗阻的长度、梗阻的性质，PET-CT 可以显示梗阻的性质。必要时也可以行逆行输尿管插管造影和输尿管镜检查。根据定位、定性诊断制订治疗计划。

（3）输尿管梗阻处理原则：对于中上段输尿管狭窄可采取双"J"管输尿管内支架、经皮肾造瘘术（percutaneous nephrostomy, PCN），对于输尿管下段狭窄可做输尿管膀胱再植术。对于良性长段输尿管梗阻也可以做自体肾移植术或肠代输尿管术。

（4）对于肿瘤浸润性或淋巴结转移引起一侧梗阻，另一侧肾功能正常的患者，是否要处理有不同意见。晚期肿瘤，只要一侧肾功能正常，可以不处理梗阻侧。行"J"管输尿管内支架或PCN有一定并发症，如继发患肾感染，可能需要手术切除。但要严密监测健侧肾功能变化，一旦出现梗阻，需行"J"管输尿管内支架或PCN。对于梗阻合并感染的，需引流控制感染。

（5）炎症性肠病（克罗恩病）造成的输尿管下段梗阻临床处理必须慎重，局部粘连严重，手术探查输尿管膀胱再植术容易造成肠瘘，经久不愈合。

（6）子宫内膜异位症引起的输尿管下段梗阻不需做局部松解，简单行输尿管膀胱再植术，旷置子宫内膜异位病灶。

（杜柘彬　张连华）

第六节　严重上尿路感染

严重上尿路感染主要包括肾盂肾炎、肾实质炎、肾周感染，往往有泌尿系统梗阻的存在，或合并全身系统性疾病如糖尿病、风湿免疫性疾病、肿瘤等。单纯上尿路感染、急性前列腺炎在相关章节已有叙述，所以本节所指为严重复杂性上尿路感染。虽然上尿路感染并非如下尿路感染常见，但是它的表现和过程通常多种多样且临床症状更加严重。常常伴有严重的全身感染症状，而且还存在合并肾损伤的可能性。

一、临床表现

严重上尿路感染最常见于急性肾盂肾炎常伴有上尿路梗阻因素存在,梗阻的最常见原因是输尿管结石,也包括肿瘤、狭窄、先天性畸形或神经源性膀胱,甚至真菌菌丝等。

典型的症状包括:① 全身感染症状:常急性起病,常有寒战、高热,热型不定,伴有头痛、乏力、全身不适。② 可合并肾区症状,如腰酸、腰痛或肾区不适,恶心、呕吐和其他胃肠道症状,甚至有些以肠梗阻症状于胃肠外科就诊。③ 可能同时存在下尿路症状,包括尿频、尿急、尿道不适感、烧灼感,尿液外观混浊,可见血尿或脓尿等。④ 严重者可能表现为隐匿出现的非特异性的局部或全身症状,甚至完全无任何症状。⑤ 严重者可见脓毒血症、全身炎症反应、多器官功能障碍的持续低血压、低体温等感染性休克表现。尿源性脓毒血症病死率高达17.9% ～ 27.8%,是泌尿科常见的急危重症。

二、诊断

1. 体格检查 急诊接诊时,医师应当进行体格检查,包括肋脊角深触诊的压痛、肾区叩痛。值得注意的是,上尿路梗阻诱发的感染,可能会刺激胃肠道引起腹痛等症状,因此需要进行必要的腹部体检,以排除其他急腹症。

2. 实验室检查 急诊接诊时,需要借助适当的实验室检查来进一步明确诊断。

(1)通常情况,患者尿常规可见尿白细胞或脓细胞增多,常满布视野,可见白细胞管型;然而尿液实验室检查与感染情况相关性较差,如果患侧肾脏输尿管梗阻严重,尿常规和细菌学可以为阴性。

（2）尿细菌学检查：尿培养是必要的细菌学检查方式，一般应在使用抗生素前留取培养标本。因此，有条件的医疗机构应尽早明确病原菌和药敏试验结果，后续可据此调整抗菌药物的治疗方案。致病菌以肠道来源的革兰阴性杆菌最为常见，而对于住院、留置导管或近期接受过尿路操作的复发性尿路感染患者，则需要考虑耐药菌感染。

（3）血常规常表现为白细胞计数和中性粒细胞的增高，然而对于脓毒血症、重症感染的患者，可出现白细胞、血小板和血红蛋白的下降，需要高度警惕。

（4）C反应蛋白和降钙素原（PCT）等炎症指标，可以用于判断感染的严重程度和感染范围。当PCT > 2 μg/L时，需警惕发生感染性休克的可能。

3. 影像学检查　影像学检查是诊断、评价严重上尿路感染复杂性因素的良好手段，包括CT或超声检查。

（1）有条件的医院和患者应首选CT平扫检查，检查时间短，且方便易行，关键有重复与对比性。对于部分育龄期妇女、婴幼儿等，可考虑使用B超检查。

（2）在CT中往往表现为患肾的外形肿大饱满，部分可见楔形低密度区，集合系统、肾包膜和肾脏周围可见渗出，患侧的肾盏、肾盂或输尿管在梗阻区域的上游存在扩张积水，积水尿液的CT值上升（正常值应为0 Hu左右），并可初步判断梗阻的原因。

三、治疗

发生梗阻的肾脏滤过分泌功能受影响，尿液中、感染区域抗生素含量减少；而且上尿路梗阻，肾盂压力增加可以形成肾脓肿或肾盂积脓，迅速破坏肾实质，并危及患者的生命。因此，任何严重的梗阻都必须用最快捷、最安全、最简单的方式予以解除。建议在起病3 h内外科引流干预,若超过6 h,感染相关的病死率会明显上升,因此有"黄金3小时,白金6小时"的说法。

1. 外科治疗　① 手术指征:若急性上尿路感染同时合并尿路梗阻性疾病,包括结石、肿瘤、狭窄、先天性畸形或神经源性膀胱等,应当积极进行外科干预,尽早对肾脏集合系统减压。② 在施行手术前要进行必要的术前准备,建议术前开放静脉通路,行深静脉置管;对于有休克表现的患者,提前进行体液复苏等抗休克治疗;外科操作前,应尽早使用广谱抗生素保护等,以免手术时继发或加重尿源性脓毒血症。

2. 逆行性输尿管置管　是最常用的泌尿科操作方式,在急诊具有较强的可操作性。一般在局麻下可以进行,有条件的男性患者可以采用静脉麻醉或全身麻醉;对于重症感染患者,无论何种麻醉,均建议有麻醉医师在场进行术中监护。对于设备选择,可选用膀胱镜、肾镜或输尿管镜,术中应尽量缩短操作时间。原则上,术中应避免内镜进入输尿管,避免因术中注水引起的患侧肾盂内压上升而导致的感染加重和扩散。术中X线或B超确认输尿管支架管部位是否妥当。

3. 急诊经皮肾造瘘术

(1)手术指征:通过逆行性插管发现上尿路梗阻严重不允许导管通过;某一特定肾盏的感染;存在如膀胱肿瘤、前列腺肿瘤或妇产科肿瘤等其他盆腔肿瘤累及,输尿管口无法探及;Bricker术后输尿管梗阻;无法行截石位手术患者等。

(2)术前应用广谱抗生素,并告知患者家属,经皮肾造瘘术有潜在的感染加重导致严重败血症的可能。

(3)采用局部麻醉进行穿刺引流就已足够,但是对于术中无法配合或血流动力学不稳定的患者,可以采用全身麻醉,需要在麻醉医师监护下进行手术。

(4)手术采用俯卧位为优先选择,对于无法行俯卧位的患者,可以请有经验的穿刺医师在侧卧位进行。

(5)术中可采用B超引导或X线引导。

(6)手术过程中应尽量减少操作损伤,完成引流即可,原则上不进行通道扩张,以减少感染扩散风险。

(7)对穿刺部位不确定,可以在术中造影确认。

4. 药物治疗

(1)对于怀疑存在脓毒血症的患者,应及时开放多条补液通路,有条件的需开放深静脉通路,并进行液体复苏,改善微循环和器官组织灌注。

(2)抗感染药物品种的选用,原则上应根据病原菌种类及病原菌对抗菌药物的敏感性而定。在未获知病原菌药敏试验结果前,先给予经验性使用抗感染药物治疗。一般选用针对革兰阴性菌的抗菌药物,也需要结合患者的发病情况、发病场所(医院感染还是社区感染)、既往抗菌药物用药史及当地细菌耐药性监测数据。

(3)根据不同药物的代谢动力学特点,选择不仅需要在尿中有高浓度、血液中也需要保证较高浓度的抗菌药物。左氧氟沙星和β-内酰胺类抗菌药物的血、尿浓度均较高,是首选的推荐用药)。

(4)严重感染时,抗菌药物剂量宜较大,建议采用治疗剂量范围高限;同时,要根据肝肾功能情况调整给药剂量与频次。

(5)初始治疗多选用静脉用药,病情稳定后可酌情改为口服药物,务必做到足疗程、足剂量。建议治疗至体温正常或合并症情况(如尿路导管或结石)清除后1周,总时间一般不少于2周。对于反复发作尿路感染者,可根据情况进行长期抑菌治疗。

四、肾脓肿

(1)肾脓肿或痈是化脓性物质聚积于肾实质形成,在泌尿科急诊是较为常见的严重上尿路感染类型。

（2）在抗生素时代来临前，肾脓肿主要是由革兰阳性菌（如葡萄球菌）血行播散引起；到1970年后，大多数成人肾脓肿由革兰阴性菌引起，常继发于尿路结石、梗阻或尿路畸形，慢性肾盂肾炎、反复的泌尿系统感染，导致细菌上行性感染，常合并有糖尿病病史，部分可能继发于免疫功能低下。

（3）肾脓肿的典型症状包括：多突然发作，有寒战、高热、乏力、食欲减退等脓毒血症表现。伴有腹痛、腰痛，有时呈持续性剧烈疼痛，尿路刺激症状常不明显。

（4）急诊接诊时，医师应当进行体格检查，包括肋脊角压痛及叩痛明显，部分患者可触及肿大肾脏，伴有肌肉紧张。

（5）全面的病史采集尤为重要，包括患者存在泌尿系统感染症状前1～8周，可有任何其他部位的潜在感染，如皮肤或皮下的疖、痈、脓肿、口腔及扁桃体炎、呼吸道感染、骨髓炎，以及梗阻、结石、妊娠、神经源性膀胱、急性前列腺炎和与糖尿病有关的复杂尿路感染。

（6）急诊实验室检查的特点：① 患者血白细胞显著增多，血培养通常阳性，于高热时留取血培养准确度更高。② 脓尿和细菌尿不明显，尿、脓液培养可有致病菌生长。③ 对于严重感染的患者，血常规可出现骨髓抑制的表现，感染指标是反映感染严重程度的有效参考，但具有一定的延迟性，需根据患者症状进行综合判断。

（7）急诊影像学检查的成像，取决于患者感染的性质和持续的时间，区分早期的肾脓肿和急性肾盂肾炎存在一定困难。一般来说，初期病变局限于肾皮质，形成许多微小的脓肿，逐渐发展为多房性脓肿，如果未及时治疗，小脓肿会相互融合，形成肾皮质脓肿，表现为肾占位。若肾皮质被破坏范围较大，累及全部肾脏，则被称为脓肾。感染可突破肾被膜，蔓延至肾周围脂肪，形成肾周围炎或肾周脓肿。CT是肾脓肿的首选诊断性检查，CT平扫可见肾脏内多发散发的低密度灶，若脓肿形成，则呈明显低密度脓腔，CT值在10 Hu以上，脓肿周围形成厚纤维壁。

（8）肾皮质化脓性感染的治疗选择：① 抗感染治疗：建议根据病因进行综合判断，继发于血行播散的考虑革兰阳性菌感染，或继发于输尿管梗阻的考虑革兰阴性菌感染，若无法判别原因，建议采用广谱抗生素联用，达到全覆盖。② 对于糖尿病患者，应积极控制血糖，有助于控制感染。③ 穿刺引流：对于直径大于3 cm的脓肿，建议采用CT或B超引导下经皮脓肿穿刺引流，但在引流前需进行对症治疗，用抗生素保护，避免因穿刺引起的感染播散。④ 开放引流：若脓肿呈多房性，且体积较大（＞5 cm），可以考虑行开放手术清创引流。⑤ 肾切除术：若患侧肾脏残余功能不多或无功能，或感染进展迅速、保守治疗、引流效果欠佳，可在调整全身情况后，行患侧肾切除术，术中尽量缩短手术时间，尽量做到完整切除，避免术中感染病灶播散。若患者急性发作时无法耐受手术，可考虑一期行肾造瘘术，引流脓液，控制全身感染症状后，二期行肾切除术。

（迟辰斐　张连华）

第七节　尿道热

"尿道热"泛指各种原因引起的严重发热性下尿路感染，可继发尿脓毒血症，甚至感染性休克，引起患者死亡。急性细菌性前列腺炎、急性睾丸附睾炎、尿道内逆行操作、经直肠前列腺穿刺活检等是引起尿道热的主要原因。引起尿道热病原体主要为大肠埃希菌，其次为金黄色葡萄球菌、肺炎克雷伯菌、变形杆菌和假单胞菌属等,绝大多数为单一病原菌感染。细菌感染途径以经尿道直接蔓延较多见,在免疫力低下或合并全身其他脏器严重感染的患者中,病原体也可以通过血行播散到达前列腺部或睾丸、附睾,导致急性细菌性前列腺炎、急性细菌性睾丸附睾炎。原发感染灶常位于皮肤、扁桃体、龋齿、肠道或呼吸道。

一、诊断

(1)患者常起病急骤,表现为寒战、高热(体温可高达40℃以上)和疲乏无力等全身症状,伴有尿频、尿急和尿痛等尿路刺激症状,以及会阴部和耻骨上疼痛。严重的患者可出现排尿困难,甚至急性尿潴留。

(2)患者通常急诊就诊,接诊医师在详细询问系统疾病史、尿道内操作史等病史后应进行仔细的体格检查,从而与睾丸扭转、肛周脓肿、会阴部脓肿等疾病进行鉴别。

(3)体检时可发现耻骨上压痛、不适感,有尿潴留者可触及耻骨上膨隆的膀胱。合并睾丸附睾炎时可触及增大的睾丸、附睾,伴显著压痛;合并急性细菌性前列腺炎时,直肠指诊可发现前列腺肿大、触痛和局部温度升高等。但禁止行前列腺按摩,因为其可能诱发菌血症和脓毒血症。

(4)急诊实验室检查可发现尿白细胞显著增高;血常规中白细胞增高伴中性粒细胞百分比增高;C反应蛋白增高,降钙素原增高。

二、处理

(1)大约20%的尿道热患者会出现尿潴留,由于经尿道留置尿可能导致尿道热的加重,建议通过耻骨上膀胱造瘘来处理尿潴留、引流尿液。与此同时,尿流改道也是控制感染的重要措施。对于严重的尿道热,单纯的抗生素使用往往不足以快速控制感染,及时行尿流改道是阻断脓毒血症瀑布式发展、挽救患者生命的重要举措。

(2)早期、足量、足疗程的抗生素的使用在尿道热中至关重要。尽管尿培养和药敏试验的结果是抗生素选择的最佳依据,但在现实情况中,由于病情紧迫,往往所有尿道热患者都需要首先接受经验性抗生素治疗。广谱青霉素、三代头孢菌素类药物、喹诺酮类药物都是可选择的抗生素种类。对于合并严重尿脓毒血症的尿道热患者,特别是有尿道内操作史的医源性尿道热,在尿液得到充分引流的情况下,早期经验性使用碳青霉烯类抗生素可能可以更迅速有效地控制感染。

(3)在感染得到控制,感染指标恢复正常后,可改用口服抗生素治疗并持续总共3周以上的治疗时间,同时积极进行原发病的治疗。

(4)α受体阻滞剂可能减少尿道热患者尿潴留的发生率,可与抗感染治疗联合使用,改善患者症状。需要注意的是,对于合并尿脓毒血症的患者,鉴于其有潜在进展为感染性休克的风险,在感染得到控制前不应联合使用α受体阻滞剂。

(方伟林 李震东 潘家骅)

第八节 急性尿潴留

急性尿潴留(acute urinary retention, AUR)是指急性发生的膀胱胀满而无法排尿,常伴随由明显尿意引起的疼痛和焦虑。急性尿潴留可分为诱发性AUR和自发性AUR。

一、病因

1. 机械性梗阻　如尿道狭窄、尿道结石或异物、尿道断裂、前列腺增生、前列腺肿瘤、膀胱颈部挛缩等因素导致的尿流阻力增加。

2. 动力性梗阻　神经源性膀胱、蛛网膜下腔阻滞麻醉(腰麻);异丙托溴铵等抗胆碱能药物导致的膀胱逼尿肌收缩无力。

二、诊断

1. 病史询问及体格检查

(1)病史:注意询问发生急性尿潴留的时间、诱因及伴随症状。既往有无下腹部、盆腔、会阴、直肠、尿道和脊柱等的外伤史、手术史或治疗史。询问是否存在呼吸道抗胆碱能药物的应用史。

(2)体格检查:下腹部耻骨上区可触及胀大的膀胱,压之有疼痛及尿意感(除部分神经源性膀胱外),胀大的膀胱在耻骨上区叩诊为浊音。另外,男性需要检查尿道外口有无狭窄,阴茎体部是否可触及尿道结石。

2. 超声检查　经腹部超声检查可以了解泌尿系统有无上尿路积水或扩张、膀胱内尿液容量、是否存在膀胱内血块、结石、占位性病变等,以及男性患者的前列腺形态、大小、有无异常回声、突入膀胱的程度等。同时还可以了解泌尿系统以外的其他病变如女性子宫肌瘤、卵巢囊肿压迫等。

三、治疗

（1）急诊引流尿液：AUR需要急诊处理，应立即解决尿液引流，并针对不同的病因进行治疗。包皮嵌顿可手法复位，如包茎可行包皮背侧切开；尿道外口狭窄闭锁，可行尿道外口切开；前尿道结石造成AUR，可直接经尿道取石，后尿道结石可行膀胱镜检查将结石推回膀胱，留置导尿管后二期再处理结石；膀胱内血块造成的AUR可能需在膀胱镜下清理血块后再留置导尿管；尿道外伤后，AUR可行尿道吻合术或会师术，也可先行耻骨上膀胱造瘘。

（2）急性细菌性前列腺炎伴AUR者推荐采用耻骨上膀胱穿刺造瘘引流尿液，同时应立即应用抗生素治疗。

（3）对于因TURP、Holep等经尿道前列腺手术引起留置导尿困难的患者，可尝试使用金属导丝引导下留置导尿，但因存在尿道狭窄的可能，金属导丝引导下留置导尿仍存在引起尿道假道的风险。

（4）对于留置导尿困难的患者，应考虑行B超引导下耻骨上膀胱穿刺造瘘或膀胱镜下留置导尿。如患者有盆腹部手术史，无法行耻骨上膀胱穿刺造瘘，需行开放膀胱造瘘术。

（5）一旦尿液引流成功，需分步排空膀胱内尿液，以避免快速引流尿液引起的血尿、低血压。梗阻解除后，需积极纠正多尿期合并的水电解质紊乱问题。

（夏盛强）

第九节　阴茎异常勃起

阴茎异常勃起是一种病理状态,是指阴茎不受控制地持续勃起超过4 h,与性兴趣和性刺激无关或是距两者发生时间已经很久。

一、分类

1. **缺血性阴茎异常勃起**　最常见的种类,占95%以上。是一种持续性勃起,其特征是阴茎海绵体坚硬的同时很少或没有海绵状动脉血液流入,常伴有阴茎疼痛。

2. **动脉性阴茎异常勃起**　是由不受控制的海绵体动脉血流入引起的持续勃起,勃起不完全,并且较少伴有疼痛,常有会阴创伤史。

3. **复发性/间歇性阴茎异常勃起**　是一种独特的病症,其特征在于持续勃起的重复发作。勃起是自我限制的,几次勃起之间会有间歇期。有些类似于低流量(或缺血性)阴茎异常勃起的重复发作。勃起发作的持续时间通常短于缺血性阴茎异常勃起。这些发作的频率和(或)持续时间是可变的,并且单次发作有时可以发展为缺血性阴茎异常勃起的急性发作期。

二、诊断与病史询问

应关注以下要点:勃起持续时间、疼痛的存在和程度、既往阴茎异常勃起史和治疗方法、目前的勃起功能,特别是使用任何增强勃起功能的治疗(如5-磷酸二酯酶抑制剂的应用)或营养补充剂、药物。常见的药物有抗抑郁药物(曲唑酮)、镇静剂

(主要是氯丙嗪)和抗高血压药物(如肼苯哒嗪、胍乙啶、吩噻嗪类)等。特殊疾病也会致阴茎异常勃起,如镰状红细胞病、血红蛋白病、高凝状态、肿瘤(尤其是白血病)、骨盆/会阴/阴茎的外伤等。

三、治疗

1. 缺血性阴茎异常勃起的治疗

(1) 尽早、尽快处理缺血性阴茎异常勃起(4～6 h)。

(2) 首先,行阴茎海绵体血液抽吸,将20 mL针筒的针头沿阴茎长轴从龟头处或侧面插入阴茎海绵体,并使用注射器用力抽吸,直至抽出血液为鲜艳的红色,可以同时予阴茎海绵体盐水灌洗。抽吸及冲洗结束后,如有必要(如继发于海绵体内注射血管活性剂的阴茎异常勃起,或抽吸血液和灌洗无效),可予去氧肾上腺素2.5～5 mg溶于10 mL生理盐水中注射入阴茎海绵体内,并可重复以上操作数次。

(3) 在血液抽吸和海绵体内注射去氧肾上腺素失败且发病时间 < 72 h,则行手术治疗,首先进行海绵体远端分流术(将两个阴茎海绵体远端的白膜打开,用缝线将两个海绵体血管窦互相吻合),如果失败,行近端分流手术。阴茎异常勃起超过72 h后,治疗对于阴茎功能的保护失去价值。

(4) 发病后持续勃起时间 > 36 h的阴茎异常勃起(或在所有其他干预措施均无效),建议告知患者未来需要植入阴茎假体的可能性。

(5) 需要特别注意的是,由镰状红细胞性贫血引起的缺血性阴茎异常勃起的基础治疗同前,并同时提供其他支持措施(静脉补液、吸氧、碳酸氢盐碱化、血液交换和输血)。

1) 儿童应减少去氧肾上腺素的剂量。它可导致严重的高血压,应谨慎用于心血管疾病患者,并建议所有患者在给药期间和之后60 min监测脉搏、血压和心电图(ECG)。对于有脑血管疾病和严重高血压病史的男性来说,禁忌使用该药物。

2)不建议对恶性肿瘤,特别是恶性血液系统疾病引起的阴茎异常勃起患者使用包括海绵体抽吸在内的任何有创操作,可能导致阴茎的严重感染。

2. 动脉性阴茎异常勃起的治疗 动脉性阴茎异常勃起不是急诊状况,可以先使用会阴的局部压迫进行保守治疗,可使用冰袋局部冷敷,尤其是儿童。成人可使用雄激素阻断疗法(单次应用亮丙瑞林注射剂、比卡鲁胺等药物)。若重复以上操作后症状仍不缓解,则可行选择性动脉栓塞,在血管造影的监视下栓塞为海绵体供血最为丰富的动脉分支,或动静脉瘘,推荐使用凝胶海绵等行临时性动脉栓塞。当栓塞失败时,可以选择手术结扎动脉瘘。

3. 复发性/间歇性阴茎异常勃起的治疗 当复发性/间歇性阴茎异常勃起急性发作时,处理方法同缺血性阴茎异常勃起。

(方伟林)

第三章

男 科 学

第一节 男性性功能障碍诊断与治疗

男性性功能障碍是指男性性能力下降或缺失导致不能获得满意的性生活,常表现为性欲障碍、勃起功能障碍及射精功能障碍等。男性的性行为是一个复杂的心理-生理过程,既需要生理系统如神经系统、心血管系统、内分泌系统和生殖系统的协调一致,又需要精神心理保持良好的状态。当上述系统或精神心理方面发生异常变化时,将会影响正常性生活的进行,影响性生活的质量,表现出性功能障碍。因此,男性性功能障碍除全身疾病和生殖系统疾病等器质性病变外,精神心理因素也要引起重视。

一、发病因素

1. 精神心理因素 精神心理方面的病因主要包括导致焦虑、抑郁、亢奋或恐惧等症状的因素,如学习紧张、工作压力、经济压力、社会人际关系紧张、幼年的心理创伤、婚姻状况不好,以及性伴侣关系不和睦等。

2. 器质性病因 性功能障碍可能由遗传、健康状况、激素水平、年龄及疾病(包括慢性病、神经精神系统疾病、内分泌疾病、生殖器官异常)等多种原因所引起。长期服用某些药物、酗酒或吸毒者,也会损害男性性功能。一些外伤手术也会造成性功能障碍,如盆腔脏器手术(前列腺手术、膀胱手术、直肠手术)、骨盆骨折及尿道损伤等。

二、临床表现

1. **勃起功能障碍**(erectile dysfunction, ED) 指阴茎不能达到或维持有效的勃起,以至于不能获得满意的性生活。通常表现为阴茎勃起困难、性交中途疲软、勃起硬度差三个方面。

2. **早泄**(premature ejaculation, PE) 指在性交时不能有效地控制射精,阴茎接触阴道前或插入阴道后立即射精。主要表现在三个方面:从插入阴道至射精的时间(阴道内射精潜伏期,IELT)≤ 1 min,或原来射精时间正常但最近射精时间过快,IELT < 3 min;总是或几乎总是在插入阴道后不能延迟射精;伴有消极的情绪,如苦恼、忧虑、沮丧和(或)躲避性生活等。

3. **性欲减退或缺失** 性欲是指在一定刺激条件下产生性兴奋和性交的欲望。性欲改变应从日常的性生活反应来对比,长时期在适当条件刺激下也不引起性欲,或在同样刺激条件下出现性欲显著改变时,才能认为是性欲不正常。

4. **其他射精障碍** 主要包括频繁遗精、不射精、射精延迟、逆行射精、射精疼痛等。

遗精是指在无性交活动时发生的射精,对无性交或无手淫射精的男性,遗精不能归为病患,只有长时期频繁遗精才被视为疾病。延迟射精是指性生活时有正常性兴奋但持续或反复出现高潮延迟或缺失,导致患者苦恼。不射精是指患者可以保持正常的性欲和勃起功能,但由于不能射精,性交时间过度延长,以至于难以到达性高潮,甚至没有性高潮。逆行射精是指阴茎能正常勃起,性交时有性高潮和射精的动作出现,但精液不是从尿道外口射出,而性交后的尿液化验发现精子和果糖,是逆向射入膀胱的一种病症。射精疼痛也称为射精后疼痛,指达到性高潮而射精的过程中或(和)射精后持续或(和)反复出现阴茎或(和)会阴部疼痛。

三、诊断

1. 病史

(1)既往史重点了解有无手淫史、性生活史,性生活是否成功,夫妻感情是否和谐,有无慢性疾病史,有无精神疾病史,有无心理创伤史,有无手术外伤史和家族遗传史,有无不良的嗜好。

(2)现病史重点了解发病的时间、有无明显的诱因,病程的长短,病情加重的时间。勃起的硬度,持续的时间及长短,夜间有无勃起射精的状况。平时射精时间长短,射精时会阴部是否有疼痛或不适,平时对性的渴求是否高,射精时是否有欣快感等。对于一些无性交经历或仅有自慰行为的患者,应该补充询问自慰时勃起的硬度,夜间或晨起时的勃起状况,观看情色录像时阴茎勃起的硬度和维持时间等方面。

2. 查体 除一般全身检查外,重点检查外生殖器的发育情况:如阴茎、睾丸的大小,有无畸形,阴茎海绵体有无结节,尿道口有无狭窄、睾丸及附睾大小,有无触压痛,有无结节等。还要检查体形的发育,毛发分布,男性第二性征情况等。

3. 实验室检查 常规的实验室检查包括血常规、糖脂代谢指标、肝肾功能、性激素水平和甲状腺激素等。必要时可行前列腺液常规、尿常规、精液常规及尿道病原体检查。

4. 量表评估 量表评分是评估男性性功能的重要工具。

(1)ED:评价勃起功能障碍的量表主要包括国际勃起功能问卷-5(IIEF-5)和勃起硬度评分(EHS)。

（2）PE：评价早泄量表主要包括早泄诊断工具（PEDT）和早泄简表（PEP）。

（3）心理量表：对有明显精神心理问题患者，可以进行心理量表评估，如明尼苏达人格测试（MMPI）、症状自评量表（SCL-90）、抑郁自评量表（SDS）及焦虑自评量表（SAS）等，以及简化版的广泛性焦虑障碍量表（GAD-7）和健康问卷抑郁量表（PHQ-9）等。

5. 勃起功能障碍特殊检查

（1）夜间勃起功能检测（NPTR）：NPTR是鉴别心理性和器质性ED的方法之一。其判断标准为：在两个晚上的检测中，单次阴茎头部勃起硬度超过60%的时间 ≥ 10 min，即认为是正常勃起。

（2）视听刺激勃起检测（AVSS）：AVSS是一种清醒状态下进行的无创性功能检查方式，它结合视听刺激和勃起硬度检测检查患者的勃起功能。目前AVSS暂无统一标准，主要用于勃起功能的初步筛查。

（3）阴茎海绵体注射血管活性药物试验（ICI）：ICI用于评估阴茎血管功能。反应阳性提示正常的动脉充血和静脉闭塞功能；反应异常则提示需要开展进一步检查。

（4）阴茎彩色多普勒超声检查（CDDU）：CDDU用于诊断血管性勃起功能障碍，有助于区分动脉性和静脉性病因。

（5）阴茎海绵体造影：海绵体造影是诊断静脉漏性勃起功能障碍的重要手段。

（6）CT血管造影（CTA）：CTA又称非创伤性血管成像技术，是一种介入检测方法，显影剂被注入血管里，通过CT成像处理，清晰显示全身各部位血管细节，对于阴茎血管变异、血管疾病，以及显示病变和血管关系有重要价值。

（7）神经功能检测：勃起的神经检测主要包括球海绵体反

射潜伏时间(BCR)、阴茎躯体感觉诱发电位(SEP)、阴茎海绵体肌电图(CC-EMG),用于检测阴茎自主神经功能和海绵体平滑肌功能,判断是否存在神经病变的可能。目前神经功能检测参考值仍缺乏统一的标准,检测结果可作为临床诊断参考。

6. 射精功能障碍特殊检查

(1)神经生理学检查:主要包括阴茎背神经躯体感觉诱发电位及神经肌电图检查,判断是否存在神经反射异常。

(2)自主神经功能检查:常用的检查方法有眼心反射、卧立试验、竖毛反射、组胺试验和体位变换试验等,用于排查是否存在迷走神经亢奋及交感神经兴奋等情况。

(3)阴茎头感觉测定:主要包括阴茎头的振动觉、温觉及冷觉阈值检测,用于排查阴茎头是否存在感觉异常的情况。

(4)经直肠超声检查:检测主要包括射精管、精囊、前列腺及输精管等部位,用于排查是否存在发育异常或畸形。

四、治疗

性功能障碍的治疗需要采取综合方法,其治疗需综合考虑教育程度、社会背景和家庭状况等社会因素。对患有器质性疾病的患者要积极治疗原发病,对药物引起的性功能障碍,条件允许时需要停用相关的药物。对存在不良生活方式影响的患者,应该积极纠正。

1. 性教育及心理治疗　患者教育/咨询和心理疏导/治疗有助于性功能的恢复。加强性知识指导,消除对性问题的顾虑和恐惧,纠正错误性观念及性交方法,使夫妻性生活协调。在与患者沟通时,应尽量建立良好的互信关系,使患者能够坦诚病情。同时要注意患者情绪,尽量安抚,对疑有抑郁或其他精神疾患时,建议到精神科咨询。

2. 性行为治疗

（1）ED：主要是通过性感集中训练，使患者逐渐适应、熟悉性交过程，提高患者对性反应的自身感觉，充分享受性交的快感，减轻对性交的焦虑和恐惧。治疗过程中，对方应避免对患者性体验、性自尊心和性幻想的不良刺激，避免有害的性引诱活动。对性欲减退或勃起功能障碍患者，可适当调动患者及其伴侣对性生活的兴趣，并鼓励他们在心理或药物等治疗下适当增加性生活频率，逐步学习性生活的技巧。

（2）PE：早泄的行为疗法主要包括Semans的"动—停"技术和Masters/Johnson的"挤捏"技术。"动—停"技术治疗的目的是提高射精刺激阈。"挤捏"技术是通过物理刺激以训练患者控制射精的能力。患者通过一系列循序渐进的训练，以掌握和建立射精控制能力。

3. 药物治疗

（1）ED：对勃起功能障碍患者，首选磷酸二酯酶-5（PDE5）抑制剂，如西地那非、他达拉非或伐地那非等。根据患者的病情严重程度和病因，可选择大剂量PDE5抑制剂按需服用，如西地那非100 mg，于性交前30 min服用，也可选择小剂量PDE5抑制剂规律服用，如他达拉非5 mg，每天或隔天服用。对伴有雄激素水平降低的ED患者，也可同时服用睾酮制剂（如十一酸睾酮）或一些能改善雄激素水平的中成药物。此外，一些血管活性药物的阴茎海绵体注射或尿道给药也同样可用于治疗勃起功能障碍，常用的注射药物包括罂粟碱、前列腺素E1、酚妥拉明等。

（2）PE：早泄可选用选择性5-羟色胺再摄取抑制剂（SSRI），常用的包括达泊西汀、舍曲林、帕罗西汀及氟西汀等，达泊西汀是首选的标识内的治疗早泄的药物，服用方法推荐30 mg按需服用，其他类型的SSRI属标识外的长效药物，推荐每天服用。此外，阴茎局部皮肤麻醉剂的使用也对早泄治疗有一定的作用,常用的制剂包括利多卡因凝胶、SS乳膏、丙胺卡因喷雾等。

(3)其他性功能障碍:不射精或延迟射精患者口服左旋多巴、麻黄碱、丁螺环酮等有促进射精作用。对雄激素水平下降的性欲减退或缺失患者,可选择口服雄激素补充治疗,对改善性欲有帮助。

4. 物理治疗　负压吸引装置对勃起功能障碍者有辅助治疗作用,目前低能量体外冲击波是用于治疗ED的新方式,有部分文献支持其治疗的有效性,但仍缺乏大规模研究证实,因此在治疗ED上暂未获得广泛应用。自慰器具的使用有利于早泄患者射精控制训练,电动按摩器或振荡器也可以促进男性射精。

5. 手术治疗　对存在外伤或手术导致的阴茎勃起功能障碍患者,可选择阴茎假体植入术。对阴茎动脉狭窄导致供血不足或部分静脉瘘的ED患者,可以选择血管介入手术治疗。部分研究显示,阴茎背神经切断术对改善早泄有帮助,但目前仍缺乏循证医学证据,并未获得统一共识。

6. 中医治疗　中药治疗和针灸治疗对性功能障碍有一定的效果,可辨证施治。对部分轻度ED及性欲减退的患者,口服中成药有利于缓解症状,改善性生活质量。有少量研究显示,针灸治疗对早泄及射精功能障碍有一定的辅助疗效,但缺乏强而有效的循证医学证据。

五、前列腺癌术后性功能障碍处理

前列腺癌根治术(RP)后性功能障碍是常见并发症之一,主要包括ED和射精功能障碍,其中最为常见的是ED,总体发生率为14% ~ 90%。近年来,随着保留神经血管束的前列腺癌根治术(NSRP)和机器人辅助前列腺癌根治术(RARP)的推广和完善,RP术后ED的发生率有所降低,但随访1年出现ED的概率仍然高达70.4% ~ 74.7%。

1. RP术后ED发生的影响因素

(1)患者因素:年龄,基础勃起功能,基础疾病状态。

(2)肿瘤因素:侵犯单侧或双侧性神经。

(3)手术类型:保护或不保护性神经手术。

(4)手术方式:开放手术、腹腔镜手术或机器人辅助手术。

(5)手术因素:切除的范围和手术技巧。

2. RP术后ED的康复治疗方案

(1)PDE5抑制剂:PDE5抑制剂通常作为RP术后勃起功能康复的首选治疗方式,其恢复勃起功能的机制包括改善海绵体供氧及防止海绵体重塑等。有研究显示,规律服用西地那非50 mg/100 mg,改善NSRP术后ED有效率为35% ~ 75%,改善不保留神经血管束RP术后ED为0 ~ 15%。按需服用他达拉非20 mg改善NSRP术后ED有效率为71%,性交成功率是52%,而对照组分别为24%和26%。他达拉非5 mg,每天规律使用,较他达拉非20 mg按需治疗对NSRP术后ED患者的勃起功能恢复更有优势,而且用药干预时间越早,患者在勃起功能康复方面获益越多。

(2)负压助勃装置:可单独或与其他治疗方式联用,其治疗机制包括改善海绵体氧含量和阴茎长度等。单独应用负压吸引治疗对维持疲软状态阴茎长度,避免阴茎缩短有一定的效果。有报道NSRP术后联用PED5抑制剂和负压助勃装置能更好地改善ED患者的勃起功能和阴茎长度。

(3)海绵体活性药物注射:有报道显示,前列地尔注射治疗RP术后ED的有效率约67%,而非治疗组约20%。

(4)阴茎假体植入术:假体植入术是康复治疗的最终手段,一般在尝试各种康复治疗手段失败的情况下应用。

六、男性性功能障碍的预防

性功能障碍影响男性整体健康,其病因涉及神经、血管、内分泌及精神心理等多方面,因此性功能障碍的预防不仅限于生物医学方面,同时还应注意致病的社会、心理等因素。性功能障碍的预防与治疗是一个整体,应根据防治并行和个体化相结合的原则,采取综合措施。

(1)男女双方需要普及基本的性知识,消除精神上的紧张、焦虑甚至恐惧情绪,以缓解心理压力。

(2)建立和谐的性关系是预防性功能障碍的基础,如性交前双方的感情交流及愉悦的前戏,性交过程中自然配合,性交后的体验分享。

(3)尽量避免使用可导致性功能障碍的药物和不良生活方式的影响。

(4)积极控制伴随疾病或致病因素,预防性功能障碍的发生发展。

(黄燕平　卢慕峻)

第二节　隐匿性阴茎

隐匿性阴茎是指发育大小正常的阴茎体,不同程度地回缩、隐藏于耻骨前软组织内,使得非勃起态,阴茎外观小于正常同龄人。小阴茎是指阴茎实际发育长度小于同龄儿平均长度两个标准差,是一种与内分泌相关的疾病。

一、病因

1. 阴茎根部皮肤固定不良　先天阴茎根部皮肤与阴茎固定不佳,阴茎体被异常的纤维肉膜索条束缚,多少还会合并阴茎腹侧皮肤与阴囊皮肤融合。

2. 肥胖症　耻骨前脂肪过于发达,包埋阴茎。

3. 继发性因素　如包皮环切术后,手术瘢痕形成狭窄环,束缚阴茎自然显露、延伸。

二、诊断

(1) 病史方面,家属主诉患儿阴茎较同龄儿明显小,患者因为自觉阴茎短小而有自卑心理表现。

(2) 阴茎外观短小,阴茎和阴囊皮肤分布异常;隐匿在皮下的阴茎体发育正常,用手向后推挤阴茎根的皮肤,可见正常的阴茎体显露,松开后迅速回缩。继发的可以看到影响阴茎显露的手术和(或)外伤瘢痕。

三、治疗

(1) 需要强调的是,原发性隐匿性阴茎的阴茎体发育是正常的,没有长期随访影响正常发育及性功能的报道,只是外观显露短小。同时,患者勃起正常,没有皮肤短缩的勃起受限,因此不存在阴茎皮肤、皮下筋膜缺乏,只是分布、附着异常,导致正常阴茎体显露不良。

(2) 隐匿性阴茎手术方法较多,基本内容一致:切断限制阴茎伸展的瘢痕纤维索带;切除部分阴茎悬韧带,以改善阴茎显露；固定阴茎体，防止术后再回缩；阴茎、阴囊皮肤改型再分布，恢复阴茎阴囊角外观。

（刘毅东）

第三节 男性不育症

世界卫生组织（World Health Organization, WHO）规定，夫妇未采用任何避孕措施同居生活1年以上，由男方因素造成女方不孕者，称为男性不育症。

男性不育症不是一种独立疾病，而是由某一种或很多疾病和（或）因素造成的结果。据WHO的流行病学调查，15%的育龄夫妇存在不育问题，而发展中国家某些地区可高达30%，男女双方原因各占50%。男性精液质量逐年下降的说法尚有争议。

男性不育症的影响因素包括：不育的持续时间、原发性还是继发性不育、精液检测结果，以及女方年龄和生育能力。

一、影响男性不育的因素

根据影响生殖环节的不同，主要分为睾丸前、睾丸性和睾丸后三个因素（图3-1）。

1. 睾丸前因素 评判原则为问题出在睾丸之前。通常为内分泌性病因，患者的生育力损害继发于体内激素失衡。包括丘脑疾病[卡尔曼综合征（Kallmann syndrome）等]、垂体疾病（高泌乳素血症等）、内源性或外源性激素异常（雌激素过多、甲状腺功能亢进或减退等）。性激素检测有助于分析病因。

2. 睾丸性因素 评判原则为问题出在睾丸本身。先天性异常（如染色体异常、隐睾等）、生殖腺毒素（射线、工作环境因

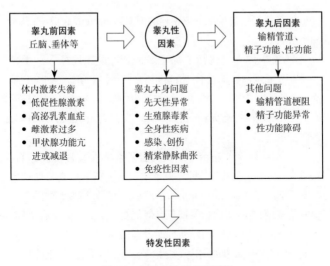

图 3-1　影响男性不育的因素

素等)、全身性疾病、感染(睾丸炎)、睾丸创伤(包括医源性损伤等)、血管性因素(精索静脉曲张等)、睾丸扭转和免疫性因素(抗精子抗体阳性)。

3. 睾丸后因素　评判原则为问题出在睾丸之后。包括输精管道梗阻、精子功能或运动障碍、免疫性不育、感染(导致输精管道梗阻、抗精子抗体形成等),以及性交或射精功能障碍。

但仍有高达60%~75%的患者找不到病因,临床称为特发性男性不育。其影响生殖的环节可能涉及睾丸前、睾丸性、睾丸后的一个或多个环节。目前倾向与遗传或环境因素等相关。

二、诊断

1. 病史采集　全面了解家族史、婚育史、性生活史、既往治疗史和其他对生育可能造成影响的因素,包括女方病史,有助于病因分析。

2. 体格检查　包括全身检查(体形、第二性征等)、生殖系统(睾丸、附睾、输精管、精索)和直肠指诊(检查前列腺和精囊)。重点检查内容包括睾丸的位置、质地、大小、附睾、输精管有无结节或缺如,有无精索静脉曲张(嘱患者做Valsalva动作)、鞘膜积液等。

3. 精液检查　精液分析是男性不育实验室评价的基石。WHO于2010年公布了《世界卫生组织人类精液检查与处理实验室手册》(第5版,2010年)。由于缺乏中国人精液参数的正常参考值范围,第5版的相关推荐参考值在一定范围内尚有争议,不少地方存在第4版与第5版同时并存的局面(表3-1、表3-3)。由此,可以定义患者的情况为弱精子症、少精子症、严重少精子症(精子浓度低于500万/mL)和畸形精子增多症等(表3-2)。

表 3-1　精液特性的参考值下限(第 5 百分位数,95%可信区间)

参　　　数	参考值下限
精液量(mL)	1.5(1.4～1.7)
精子总数(10^6/一次射精)	39(33～46)
精子浓度(10^6/mL)	15(12～16)
总活力(PR + NP,%)	40(38～42)
前向运动(PR,%)	32(31～34)
存活率(活精子,%)	58(55～63)
精子形态学(正常形态,%)	4(3.0～4.0)

续 表

参 数	参考值下限
其他共识临界点	
pH	≥ 7.2
过氧化物酶阳性白细胞（10^6/mL）	< 1.0
MAR 试验（与颗粒结合的活动精子，%）	< 50
免疫珠试验（与免疫珠结合的活动精子，%）	< 50
精浆锌（μmol/一次射精）	≥ 2.4
精浆果糖（μmol/一次射精）	≥ 13
精浆中性葡萄糖苷酶（mU/一次射精）	≥ 20

注：根据《世界卫生组织人类精液检查与处理实验室手册》第5版，2010年。

表 3-2　各种精液状态的诊断名称

精液状态诊断	临床表现
无精液症	无精液（没有精液射出或逆行射精）
弱精子症	前向运动（PR）精子百分率低于参考值下限
畸形精子症	正常形态精子百分率低于参考值下限
无精子症	精液中无精子（本手册检测方法未检出）
隐匿精子症	新鲜精液制备的玻片中没有精子，但在离心沉淀团中可观察到精子
血精症	精液中有红细胞
白细胞精液症（脓性精液症）	精液中的白细胞数超出临界值

续 表

精液状态诊断	临床表现
死精子症	精液中活精子百分率低,不活动精子百分率高
正常精子	精子总数(或浓度,取决于报告结果)*,前向运动(PR)精子百分率和正常形态精子百分率均等于或高于参考值下限
少弱精子症	精子总数(或浓度,取决于报告结果)*和前向运动(PR)精子百分率低于参考值下限
少弱畸精子症	精子总数(或浓度,取决于报告结果)*、前向运动(PR)精子百分率和正常形态精子百分率均低于参考值下限
少畸精子症	精子总数(或浓度,取决于报告结果)*和正常形态精子百分率低于参考值下限
少精子症	精子总数(或浓度,取决于报告结果)*低于参考值下限
畸形精子症	正常形态精子百分率低于参考值下限

* 应该总是优先考虑精子总数,因为精子总数优于精子浓度。

表 3-3　精液分析参考值范围

参　数	参考值范围
外观	均质、灰白色
量	≥2.0 mL
pH	≥7.2
液化	< 60 min(一般 < 15 min)
黏稠度	拉丝 < 2 cm

续 表

参　数	参考值范围
精子浓度	$\geqslant 20 \times 10^6$/mL
精子总数	$\geqslant 40 \times 10^6$/每份精液
活力（采集后60 min内）	（a级＋b级）精子比率$\geqslant 50\%$
存活率	$\geqslant 50\%$精子存活（伊红或者伊红–苯胺黑染色法）
形态	$\geqslant 30\%$正常形态（改良巴氏染色法）
白细胞数	$< 1 \times 10^6$/mL
圆形细胞数	$< 5 \times 10^6$/mL
免疫珠试验	附着珠上的活动精子少于50%
MAR试验	附着粒上的活动精子少于10%
微生物培养	菌落数$< 1\ 000$/mL
精子低渗试验	尾部肿胀精子$> 50\%$
精浆锌	$\geqslant 2.4\ \mu mol$/精液
精浆柠檬酸	$\geqslant 2\ \mu mol$/精液
精浆中性α–葡糖酶	$\geqslant 20\ U$/精液
精浆酸性磷酸酶	$\geqslant 200\ U$/精液
精浆果糖	$\geqslant 13\ \mu mol$/精液或者定性试验阳性

注：根据《WHO人类精液及精子–宫颈黏液相互作用实验室检验手册》第4版。由于缺乏中国人群精液参数的正常参考值范围，临床上建议仍沿用WHO第4版参考值标准（1999年）。

但值得注意的是,仅通过一份精液标本的评估无法确定一位男性精液质量的特征。一般需要进行2～3次精液分析有助于获取基线数据。此外,精液分析包括精子和精浆参数,其结果会受许多因素干扰,只能提供判断男性生育力的可能性。如检测结果低于参考值水平,提示有不育可能;高于参考值水平,则提示具有生育能力。但一些不育患者的检测结果可高于最低值,而有些已生育者的检测结果可低于最低值。

针对无精液症或精液量少者,以及怀疑逆行射精者需要进行射精后尿离心检测。无精子症精液分析应特别慎重,至少要进行3次以上严格的精液采集和分析才能确诊。

4. 内分泌检查　主要包括血浆睾酮(T)、卵泡刺激素(FSH)、黄体生成素(LH)、雌二醇(E2)、催乳素(PRL)和抑制素B(inhibin B)。可对下丘脑、垂体和睾丸功能做出评估,并为分析睾丸功能衰竭的原因提供可靠的判断依据。

最常见的激素水平异常是血清FSH的升高,提示睾丸生精功能受损,睾酮偏低则提示睾丸功能低下,需要联合LH共同判断。PRL高则提示垂体微腺瘤可能,需要进一步复查。雌二醇过高将负反馈抑制FSH,导致生精受影响。

抑制素B主要由睾丸支持细胞分泌,对于男性的生育能力有着良好的预测作用,其在非梗阻性无精子症(唯支持细胞综合征)中表现低下。

5. 生殖系统超声检查　阴囊超声主要检查双侧睾丸、附睾、精索静脉及近端输精管。根据仁济医院的经验,睾丸容积=睾丸上下径×左右径×前后径×0.7(一般认为睾丸大于10 mL为正常)。可发现是否存在无精子症的梗阻因素(附睾细网样改变、输精管内径增宽等)及确诊精索静脉曲张。

经直肠超声主要检查前列腺、精囊、输精管和射精管。可判断射精管囊肿、精囊发育不良、输精管发育不全和前列腺问题等。

6. **遗传学检查** 主要针对有家族史、怀疑有染色体异常（如克兰费尔特综合征）患者进行染色体核型分析检测。对严重少弱精子症（精子浓度低于500万/mL）及无精子症患者建议同时进行Y染色体微缺失检测（AZF），目前也可以用高通量测序的方式进行更详细的基因分析。

整体男性不育诊疗策略流程参见图3-2、图3-3。

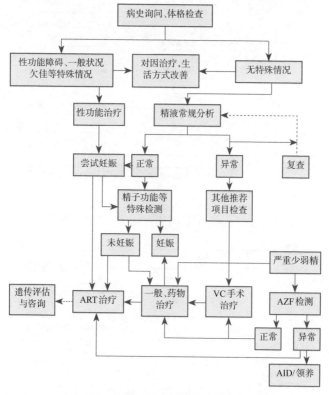

图 3-2 男性不育症诊疗策略流程图 1（除外无精子症）

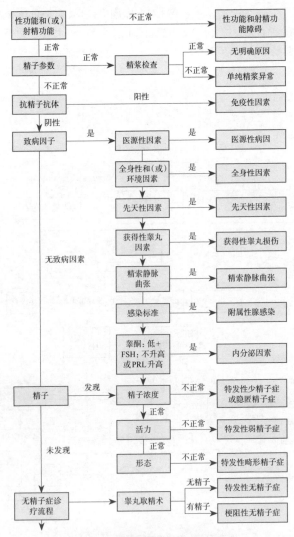

图 3-3 男性不育症诊疗策略流程图 2

无精子症诊疗策略流程参见图3-4。

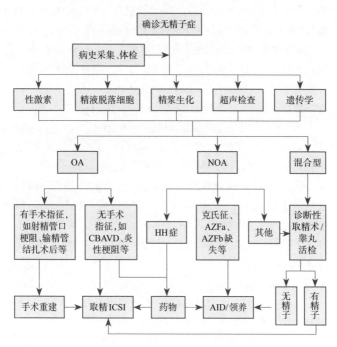

图 3-4　无精子症诊疗策略流程图

三、以病因为导向的男性不育诊疗原则

1. 原发性睾丸生精功能障碍　导致睾丸生精功能障碍的病因包括：先天性因素(克兰费尔特综合征、促性腺激素功能低下型性腺功能减退症、隐睾等)、获得性因素(创伤、睾丸扭转、腮腺炎合并睾丸炎)、外源性因素(环境等)、医源性因素(睾丸损伤、放/化疗后)、精索静脉曲张、特发性因素(未知病因)等。

通过病史询问、体格检查、精液分析，尤其是性激素检测可有所判断。性激素检测：往往会有高促性腺激素的表现，如FSH和LH水平的异常升高合并正常或降低的T水平等。FSH水平往往能提示睾丸生精功能，FSH水平在正常参考值上限表明睾丸生精功能受损；FSH水平明显升高则提示睾丸生精功能障碍，即非梗阻性无精子症（non-obstructive azoospermia, NOA）。但当生精细胞数量正常，而存在生精阻滞时，FSH水平多在正常参考值范围。生殖系统超声示睾丸体积往往较小（< 10 mL）。

对于无精子症患者，睾丸活检可以作为一种诊断性治疗，术中找到的精子可以用于单精子卵细胞质内注射（intracytoplasmic sperm injection, ICSI）治疗。但对NOA患者而言，睾丸活检仍无法对之后再进行的取精术能否再次找到精子提供准确的预测。对于Y染色体AZF（azoospermia factor）基因缺失中AZFa和AZFb缺失的患者而言，几乎不可能找到精子，因此不再进行睾丸精子抽吸或睾丸活检。

治疗原则如下。

（1）对因治疗。主要针对合并严重精索静脉曲张患者，尤其是伴睾丸萎缩者，术后可能改善睾丸生精功能而产生精子。

（2）经验性药物治疗。目前尚无针对原发性睾丸生精功能障碍患者的特效药物，部分经验性药物治疗取得了一定疗效，但存在争议。笔者医院经验：对于FSH水平不高于参考值上限患者，可使用枸橼酸氯米芬，每天50 mg，以提高FSH水平，促进睾丸生精；对于雌激素水平较高（接近参考值上限），而FSH水平不高者，睾酮/雌激素（T/E）< 10，可使用来曲唑片，每天5 mg；或者使用阿那曲唑。连续用药3～6个月，每个月复查精液，定期监测肝功能情况。

（3）取精术结合ICSI

1）通过睾丸精子抽吸术或睾丸活检找到精子后可用于

ICSI治疗。

2）睾丸切开显微取精术（M-TESE）是近十余年出现的最新取精技术，相比传统的取精术进一步增加了获得精子的概率。对所有NOA患者（包括睾丸体积＜2 mL的患者），只要患者主观意愿强烈，在明确告知患者手术风险的前提下，均可实施M-TESE。

（4）供精人工授精（artificial insemination by donor, AID）：对于取精失败的患者，或患者主观放弃治疗，或*AZF*检测异常，可选择AID治疗。

2. 遗传性疾病　辅助生殖技术（IVF或ICSI治疗）可以使严重少精子症或无精子症患者有自己的后代。因此，有必要重视这些患者是染色体及基因情况。

（1）染色体异常：对无精子症或严重少精子症（精子浓度＜100万/mL）的患者，需要进行染色体核型分析。如果有多发性流产、先天畸形或精神发育迟滞的家族史，无论精子浓度如何，都应该进行染色体核型分析。

1）性染色体异常（克兰费尔特综合征及其嵌合型）：克兰费尔特综合征是最常见的性染色体异常疾病，相比正常男性，患者多一条额外的X染色体。成年患者表型为男性，睾丸小且质地硬，缺乏生精细胞。男性乳腺增生和高促性腺激素是其典型临床表现，还有如女性化毛发分布、体毛较少等雄激素缺乏的体征。某些患者会出现智力障碍和其他精神心理障碍。患者睾丸支持细胞功能受损，睾酮水平正常或减低，血清FSH水平明显升高，而LH水平升高或正常。嵌合型克兰费尔特综合征患者的临床表现较轻且多有生精细胞和精子，个别甚至可以自然受孕。

2）常染色体异常：当夫妇双方中男性存在常染色体异常，在进行辅助生殖治疗（IVF/ICSI）前，需要接受遗传咨询。最常见的常染色体异常是罗伯逊易位、倒转移位、臂内倒位及标记染色体。这些问题将增加胎儿染色体非整倍体及不平衡的概率。对染色体易位患者实施IVF/ICSI前，应先进行PGD或妊娠后进行羊水穿刺。

（2）Y染色体与男性不育：Y染色体微缺失主要类型为AZFa、AZFb和AZFc。一个或多个AZF区域的部分或完全缺失是导致严重少精子症或无精子症最常见的分子遗传学因素。

完全的AZFa缺失主要表现为唯支持细胞综合征，而完全的AZFb缺失则和生精阻滞相关。如患者表现为AZFa、AZFb或AZFa＋b缺失，则不建议进一步治疗。

完全的AZFc缺失可能会出现各种不同的表现型，从无精子症到少精子症。因此，可进行辅助生殖治疗。由于Y染色体的缺失将全部传递到男性子代，因此在妊娠前需要进行相关的遗传咨询。

（3）囊性纤维性变：囊性纤维性变（cystic fibrosis, CF）是一种致命的常染色体隐性遗传疾病，也是高加索人最常见的基因疾病，由CFTR基因导致。对于无精子症患者，尤其是精液量 < 1.5 mL、pH < 7.0的患者，应考虑患者存在先天性双侧输精管缺如（congenital bilateral absence of vas deferens, CBAVD）。对这类患者，需要对其本人及其配偶进行CFTR基因检测。如果双方均被发现是CFTR突变携带者，则子代出现临床问题（CF）的概率高达50%，若患者仍坚决要求进行ICSI，则建议进行PGD。

3. 梗阻性无精子症　　梗阻性无精子症（OA）是由双侧输精管道梗阻导致精液或射精后的尿液中未见精子或生精细胞。可发生在双侧或单侧，也可发生多处梗阻。病因包括先天输精管道结构发育不良或缺如（如CBAVD），也可继发于感染（淋病后附睾炎是附睾梗阻的最常见病因）、医源性损伤或输精管结扎术后。根据梗阻部位，可进一步细分为睾丸内梗阻、附睾梗阻、输精管梗阻、射精管梗阻等。

体格检查发现睾丸较大、附睾增大变硬、输精管触及结节或触诊不清，考虑OA的可能性较大。

精液检测中，精液pH < 7.0和果糖阴性，考虑射精管口梗阻或先天性输精管精囊发育异常。FSH水平和血清抑制素B多为正常。

阴囊超声有助于发现梗阻征象（如睾丸网扩张、附睾细网状改变、输精管缺如等）。经直肠超声（TRUS）可以较准确地提示射精管口梗阻。

一些地区超声技术相对落后，无法发现梗阻征象。为了鉴别OA与NOA，可进行诊断性睾丸活检，但在进行睾丸活检的同时，如找到精子，需要对部分睾丸组织进行冷冻，以备用于后期ICSI治疗，避免二次手术。其他有创性诊断检测包括阴囊探查术等，主要针对考虑继发性梗阻的OA患者。一般探查术和输精管道重建术应同时进行。

治疗原则：手术进行输精管道重建，获得自然妊娠；通过各类取精术，获取精子后进行ICSI治疗。

（1）睾丸内梗阻：各种睾丸取精术后进行ICSI治疗。

（2）附睾梗阻：CBAVD患者可行取精术后进行ICSI治疗。对于继发性附睾梗阻患者，建议进行显微外科附睾-输精管吻合术。

（3）近端输精管梗阻：如双侧输精管结扎术后，建议进行显微外科输精管-输精管吻合术。

（4）远端输精管梗阻：例如，幼年疝修补术时或隐睾下降固定手术造成双侧输精管损伤，由于缺损范围较大，一般无法对这类患者进行输精管再通手术。现有学者尝试联合腹腔镜技术对腹腔内输精管近心端进行游离，减小两断端间张力，尝试进行腹股沟处输精管-输精管吻合术。总体上，对这部分患者，建议行取精术后进行ICSI治疗。

（5）射精管口梗阻：可进行精囊镜探查术联合经尿道射精管切开术（TURED），用于治疗炎症后梗阻，以及由中线囊肿压迫单侧或双侧射精管所致的梗阻。手术并发症包括由膀胱颈口损伤导致的逆行射精，尿液反流入射精管、精囊和输精管等。如不考虑TURED治疗，也可行取精术后进行ICSI治疗。

4. 精索静脉曲张　精索静脉曲张（varicocele，VC）是指精索内蔓状静脉丛的异常扩张、伸长和迂曲。VC可导致患侧睾丸发育及功能不良、男性生育力下降、患侧阴囊胀痛不适、性腺功能减退和性激素改变。大量临床资料表明，手术治疗精索静脉曲张所致不育，术后能有效改善精液质量，降低精子的DNA碎片率。因此，对于临床型精索静脉曲张合并男性不育症患者，建议进行手术治疗。

（1）手术适应证：临床型精索静脉曲张，精液检查异常，合并男性不育且女方生育力正常。对NOA的精索静脉曲张患者手术，可以提高取精成功率。

对于轻度精索静脉曲张（亚临床型）患者，如精液分析正常，应定期随访，一旦出现精液分析异常、睾丸缩小、质地变软，应及时手术。

（2）手术方法

1）经腹膜后精索内静脉传统高位结扎术。

2）腹腔镜下精索静脉高位结扎术。

3）精索静脉显微结扎术（经腹股沟或者腹股沟下途径）：推荐进行显微外科精索内静脉结扎术。可以在保证结扎效果的同时保护动脉和淋巴管。

5. 隐睾　隐睾是睾丸发育不全综合征的一部分，通常会影响患者的精液参数，早期的手术治疗会对隐睾患者的生育水平产生积极的保护作用。

治疗原则如下。

（1）出生6个月后仍未出现睾丸自行下降的隐睾患儿,建议手术治疗。

（2）若下降不全的睾丸可触及,则行睾丸下降固定术,成年期可触及的下降不全的睾丸也不应切除,因为它仍能产生雄激素。

（3）若下降不全的睾丸不可触及,可在麻醉下再次评估是否能触及,若仍不能触及,行手术探查,探查到睾丸位置后,若患者有较长的血管蒂可行睾丸下降固定术。

（3）成人行睾丸下降固定术时,建议行睾丸活检,排除ITGCNU及睾丸原位癌。

（4）单侧隐睾患者,若对侧睾丸正常,同时满足睾丸血管较短及输精管畸形、睾丸发育不良、青春期后的患者,可行睾丸切除术。

（5）青春期后单侧腹腔内隐睾患者,鉴于隐睾的致肿瘤风险高,若对侧睾丸正常,可实行腹腔内睾丸切除术。

6. 性腺功能减退　依据促性腺激素的水平,性腺功能减退症可以分为低促性腺激素性和高促性腺激素性。低促性腺激素性是继发于垂体和(或)下丘脑分泌促性腺激素 LH 和 FSH 减少,从而引起性激素分泌不足所致的一组疾病。高促性腺激素性是由原发性睾丸疾病、雄性激素合成缺陷或雄激素抵抗所致。

（1）特发性低促性腺激素性性腺功能减退症(IHH):主要表现为无青春期启动,少数患者有过青春期启动,但中途发生停滞,性成熟过程未能完成,引起不育。第二性征异常,外阴多呈幼稚型,阴毛及腋毛缺如,无色素沉着,无喉结、胡须显现,无变声,但有少数患者可有少量阴毛生长。血清性激素测定:血清睾酮水平低于正常范围。促性腺激素 FSH、LH 均低下或为正常低限。部分患者可产生精液,但很少达到正常数量和活性。病因需要进一步的基因诊断确认。

1）诊断依据：① 青春期发育延迟；② 外周性激素及垂体促性腺激素均低于正常；③ 病史及实验室检查除外垂体其他激素缺乏；④ 染色体核型与表型性别一致，无两性畸形表现；⑤ 部分患者有家族史，或合并有其他先天疾患。

2）治疗原则：恢复性功能、改善性欲、提高性生活质量和乐趣，促进并维持第二性征的发育，提高骨密度、预防骨质疏松，降低心血管事件的发生风险，恢复生育能力。① 一般治疗：补充钙、锌、维生素D等微量元素；积极运动及低脂高蛋白质饮食。② 心理辅导：在躯体治疗的同时，应关注心理的健康。③ 确保肾上腺皮质功能、甲状腺功能维持正常，纠正糖脂代谢紊乱。④ 促性腺激素释放激素、促性腺激素、性激素替代。a. 推荐治疗：GnRH脉冲治疗IHH是最符合生理模式的治疗方法。b. HCG 2 000 U联合FSH 75 U，或HCG 2 000 U联合HMG 75 U，每周肌内注射2次。3个月后复查精液。c. 睾酮制剂可促进并维持男性第二性征发育，适用于无生育要求者。⑤ 辅助生育技术：通过治疗有精子，则可尝试自然受孕。或选择精子冷冻，以备以后进行辅助生殖技术治疗。如治疗效果欠佳，也可以选择供精人工授精（AID）。

（2）高促性腺激素性性腺功能减退症：高促性腺激素性性腺功能减退症又称原发性性腺功能减退症，病变在睾丸，最常见原因为克兰费尔特综合征。其性染色体多为47，XXY。临床表现为男性外表，青春期发育按时启动或延迟，性发育差，无精子发生；血清睾酮水平低，促性腺激素水平增高；第二性征发育差，多有男性乳房发育。

治疗原则如下。

1）青春期后给予终生雄激素替代，常用十一酸睾酮口服或肌内注射。

2）有生育需求前，停止十一酸睾酮治疗半年，进行显微取精手术,有50%的概率获取精子后进行辅助生殖。

3)如有乳房发育可行乳腺成形术,切除乳晕下的乳腺组织。

7. 射精功能障碍 包括射精延迟、不射精症、性快感缺失、逆行射精和早泄。

(1)评估要点

1)病史询问重点包括性知识水平、性疲劳、神经损伤病史、长期药物服用史、射精管梗阻、尿道狭窄和垂体肿瘤等。

2)射精后的尿液离心后可找到精子及果糖,用于明确逆行射精。

3)其他可选检查:经直肠前列腺超声、精神心理测试、阴茎感觉阈值测量、阴茎背神经体感诱发电位和球海绵体反射潜伏期测定等。

(2)治疗原则

1)对因治疗:内分泌失调或药物所致的射精障碍可补充激素或停服影响射精药物,其他先天性或后天性内生殖器异常可行整形手术治疗。

2)性与心理治疗:包括性感集中训练、调整性交方式、心理治疗和性知识教育等。

3)药物治疗:并无特效药物用于治疗不射精症及逆行射精。

4)物理治疗:主要适用于辅助生殖及功能性不射精者,目前有机械振动刺激或电按摩刺激2种方法。

5)辅助生殖:对任何难治性不射精症或射精延迟者,可通过物理刺激诱导射精或者通过附睾、睾丸穿刺取精后进行辅助生殖。

6)严重早泄或超前射精(未插入阴道即射精)可影响生育,因此影响生育的早泄治疗主要是以能够插入阴道射精为目

的。包括：性心理及行为治疗；口服药物治疗（每天服用帕罗
西汀20 mg，或按需服用达泊西汀30 mg）；局部药物治疗（适量
利多卡因乳膏于性生活前半小时涂抹于龟头及包皮内板）。

8. 特发性男性不育　目前没有特别有效的治疗方法，可以
适当地使用经验性的药物治疗。在药物治疗无效的情况下，可
使用辅助生殖技术完成生育。常用药物包括以下几类。

（1）对于FSH水平不高、雄激素偏低患者，可使用抗雌激素
药物。常用枸橼酸氯米芬，每天50 mg或枸橼酸他莫昔芬片，每
天2次，每次10 mg。

（2）对于FSH水平不高的患者，也可以使用促性腺激素治
疗。常用方案：HCG 2 000 U联合HMG 75 U，每周肌内注射
2次。

（3）对于FSH水平不高，雌激素水平偏高患者，可使用芳香
化酶抑制剂抑制雄激素（T）转化为雌激素（E2），增加睾酮水平，
促进精子成熟和产精。尤其对于那些T(ng/dL)/E2(pg/mL) < 10
的患者，用药纠正T/E2后，精液质量有望得到改善。常用药
物为来曲唑片，每天5 mg。也有文献报道使用阿那曲唑进行
治疗。

（4）抗氧化剂：常用药物为维生素E，每天2次，每次100 mg。
其他常用药物包括维生素C、辅酶Q10和乙酰半胱氨酸等。

（5）血管舒张素：可能的作用为提高精子代谢、增加睾丸血
供、刺激睾丸支持细胞功能和提高性腺输出管道的功能等。常
用药物为胰激肽原酶肠溶片，每天2次，每次240 U。

（6）营养补充剂：也较常用于特发性不育的治疗，并有较多
文献表明其效果。包括左旋肉碱、复合氨基酸、锌和硒等。但因
缺乏大的随机安慰剂对照研究，因此一直存在争议。常用产品
包括辅酶Q10（也具有抗氧化作用）。还有研究表明，使用维生
素E、乙酰左旋肉碱、锌、硒等有助于提高辅助生殖治疗成功率。

（7）中医药治疗：中医诊治讲究辨证论治，根据医者的望、闻、问、切来辨别患者的气血阴阳、表里虚实的异常，从而选择补肾、温阳、滋阴、益气、活血、疏肝、化痰和清利等方法进行治疗。

四、辅助生殖技术

辅助生殖技术（assisted reproductive technology, ART）是指运用各种医疗措施，使不孕不育夫妇者受孕方法的统称，包括人工授精、体外受精-胚胎移植。其过程是采用非性交手段受孕的方式，需要临床医师和实验室技术人员等相关人员联合操作治疗男女不孕不育。

1. *人工授精* 是指男方通过体外排精，待精子液化加入培养液采用上游法或密度梯度离心法处理后注入女方的体内，使精子和卵子结合促使妊娠的一种治疗措施。

（1）根据精子来源不同：分为夫精人工授精和供精人工授精。

（2）根据精液注入女方体内的部位不同：主要分为宫颈周围/宫颈管内人工授精和宫腔内人工授精。

2. *体外受精-胚胎移植（IVF-ET）* 是一种避开输卵管的受孕方法，通过阴道B超将女方卵子取出放置在培养皿中，4～6h后将洗涤优化的精子加入其中，使卵子受精，形成受精卵，发育成囊胚需72h，移植入女方的子宫腔内，等待着床受孕。治疗主要包括4个过程：超促排卵；取卵；体外受精；胚胎移植。

3. IVF-ET衍生的辅助生殖技术

（1）单精子卵细胞质内显微注射（ICSI），俗称第二代试管婴儿技术。即将一个精子通过透明带及卵细胞膜注入形态正常并成熟的卵母细胞细胞质内。

（2）植入前遗传学诊断（preimplantation genetic diagnosis, PGD），俗称第三代试管婴儿技术。指从体外受精的胚胎取部分细胞进行基因检测,排除致病基因的胚胎后才进行移植,可以防止遗传病的发生。

4. 辅助生殖治疗中男科医师需掌握的原则 由于目前男性不育症多数病因未明,虽然ART能使得部分不孕不育夫妇获得自己的子代,但ART并非解决不孕不育的首选途径。切不可毫无指征地单纯选择ART。在治疗策略选择时,应遵循"降级原则",即首先选择损伤小的技术(药物治疗、人工授精),其次选择较复杂、昂贵、损伤性的方法(IVF-ET或ICSI)。如可排除女方因素,治疗策略的选择应视男方精液质量而定。

五、精子冻存

(1)在进行显微取精后,将对精子进行冻存,以备后续进行ICSI治疗。

(2)对严重少精患者,可进行单精子/稀少精子冷冻,以备后续进行ICSI治疗。

(3)在使用性腺毒性药物或可能损害精子发生或射精的消融性手术(即化疗、放射治疗、腹膜后手术)之前,必须进行精子冷冻保存。

(4)对于生精功能障碍或未生育患者,在进行睾丸肿瘤睾丸切除或化疗、放疗前,建议进行精子冷冻保存。

(王鸿祥 陈斌 卢慕峻)

第四节 男性性激素异常

男性性激素一般是指由睾丸和肾上腺皮质网状带等组织合成的甾体激素睾酮,它具有促进性器官成熟、第二性征发育及维持性功能等作用。

由垂体分泌的促性腺激素包含促黄体素(LH)和促卵泡素(FSH)，它们分别作用于睾丸支持细胞和间质细胞以促进睾丸产生精子及睾酮，血清睾酮水平也与垂体促性激素形成负反馈关系。睾酮通过芳香化酶转化形成雌二醇(E2)，男性体内雌激素过高，雌激素/雄激素之比升高可能导致患者出现性欲降低、勃起困难、精液质量下降和乳房发育等一系列病症。催乳素(PRL)也由垂体产生，催乳素升高可能导致下丘脑–垂体–性腺轴功能紊乱，高泌乳素血症主要表现为性功能障碍(勃起功能障碍、性欲减退、高潮障碍和射精障碍等)、男性不育、乳房发育和第二性征减退等。

常见的男性性激素异常主要有高促性腺激素性性腺功能减退、低促性腺激素性性腺功能减退和迟发性性腺功能减退症(LOH)等。

一、高促性腺激素性性腺功能减退

高促性腺激素性性腺功能减退又称原发性性腺功能减退，原发病变在性腺，男性睾酮的合成和分泌减少，垂体的促性腺激素(LH和FSH)反馈性分泌增多，形成外周血中促性腺激素水平增高。

1. 原因　最常见的原因是克兰费尔特综合征。克兰费尔特综合征患者的染色体核型常为47,XXY，有些患者为46,XY/47,XXY的嵌合体。他们在青春期启动后睾丸不发育，睾丸容积一般小于2 mL，无精子产生。由于LH水平代偿性升高，克兰费尔特综合征患者在青春期可维持睾酮水平接近正常范围，随着睾丸功能的进一步受损，睾酮仅由肾上腺皮质产生，到25岁时，患者的平均睾酮水平大约只有正常男性的一半。患者胡须、阴毛和腋毛稀少，小阴茎，约90%的患者有男子乳腺发育、肌肉发育不良。

2. 诊断　根据临床表现，如果患者睾酮水平降低（小于300 ng/dL），伴随LH水平升高超过20 mU/mL，FSH升高超过30 mU/mL，需要考虑"高促性腺激素性性腺功能减退症"的可能，染色体核型检测可以更迅速地确诊克兰费尔特综合征。

3. 治疗　治疗主要考虑雄激素补充治疗，由于雄激素可以导致骨骺提前闭合，故可于青春期后开始睾酮补充治疗。一般采用不良反应较少的十一酸睾酮口服，每天80～160 mg，分2次服用，用以维持正常的睾酮水平。针对患者生育要求，可以与患者及其妻子讨论决定，供精人工授精（AID）或者睾丸显微取精（M-TESE）+单精子卵细胞质内显微注射（ICSI）都是较好的选择。

此外，睾丸炎、唯支持细胞综合征、单纯性腺发育不良、医源性睾丸损伤、隐睾及精索静脉曲张都可以导致睾丸功能减退，促性腺激素水平上升。在明确了患者睾酮水平低下，FSH、LH水平升高之后，我们需要对可能的多种病因进行进一步的鉴别诊断以制订治疗方案。治疗原则是尽量去除患者的致病因素，保持患者的第二性征和性功能，抢救患者的生育能力。

二、低促性腺激素性性腺功能减退

低促性腺激素性性腺功能减退的原发病变是在下丘脑或垂体，患者青春期时下丘脑产生的促性腺激素释放激素（GnRH）无分泌脉冲出现或脉冲频率和（或）脉冲幅度过低不足以刺激垂体分泌促性腺激素，或垂体因为肿瘤、肉芽肿、囊肿、炎症或者手术、放疗等引起破坏，垂体促性腺激素分泌减少，不能刺激性腺的发育。

1. 特发性低促性腺激素性性腺功能减退（IHH）病因　患者由于下丘脑先天性缺乏分泌GnRH的功能，或者因为下丘脑下部不能脉冲式释放 GnRH,从而使垂体不能分泌促性腺激素(FSH、LH),导致青春期不能启动,性腺功能低下,最终引起不孕不育。伴有嗅觉缺失或减退的 IHH 又称卡尔曼综合征。

2. IHH 的临床表现　大多数患者是因为到了青春期年龄无性发育而求医,主要表现为童声、小阴茎、无阴毛生长、小睾丸或隐睾、无精子生成。此外,患者骨骺闭合延迟,上部量/下部量 < 1,指间距 > 身高,常伴有骨质疏松症;40% ～ 60% 的 IHH 患者合并嗅觉减退甚至丧失,不能识别气味。比较常见的症状还有唇裂、腭裂,孤立肾,短指(趾)、并指(趾)畸形,骨骼畸形或牙齿发育不良,超重和肥胖,镜像(联带)运动等。

3. IHH 的诊断　由于青春发育是一个连续变化的动态过程,因此 IHH 的诊断需综合考虑年龄、第二性征、性腺体积、激素水平和骨龄等诸多因素。14 岁尚无青春发育的男性,应进行青春发育相关检查。对暂时难以确诊者,应随访观察到 18 岁以后,以明确最终诊断。对于骨龄大于 12 岁或者生理年龄大于 18 岁患者,如果尚无第二性征出现和睾丸体积增大,睾酮水平 ≤ 3.47 nmol/L(100 ng/dL)且 FSH 和 LH 水平低或正常,需高度怀疑 IHH。对于这些患者,应详细询问病史,患者是否存在臀位产、足先露或肩先露等难产史或有出生时窒息抢救史,有无青春期身高增长加速和 18 岁后仍有身高持续增长(提示骨骺闭合延迟),从小能否识别气味,有无唇腭裂手术修复史,需详细询问患者阴茎勃起和遗精情况,以及有无隐睾手术史。

此外,应对患者做详细的体格检查,包括测定身高、上下部量、指间距、体重和 BMI、嗅觉、评估阴毛 Tanner 分期,测量非勃起状态阴茎长度和睾丸体积。隐睾或睾丸体积 1 ～ 3 mL 的患者常提示 IHH,体积 ≥ 4 mL 的患者常提示青春发育延迟或部分性 IHH。

辅助检查中最常见的为性激素五项检查,对于基础 LH 0 ～ 0.7 U/L 的患者常提示 IHH;LH ≥ 0.7 U/L,提示青春发育延迟或部分性IHH。此外,戈那瑞林兴奋试验或曲普瑞林兴奋试验对诊断IHH有重要作用,由于戈那瑞林药物半衰期比较短,兴奋试验中需要多次化验LH水平,操作比较麻烦,我们主要推荐进行曲普瑞林兴奋试验。于肌内注射曲普瑞林100 μg, 0 min和60 min测定LH水平。一般来说,60 min LH ≥ 12 U/L提示下丘脑–垂体–性腺轴完全启动或青春发育延迟;60 min LH ≤ 4 U/L提示性腺轴未启动,可诊断IHH。60 min LH在4 ~ 12 U/L,提示性腺轴功能部分受损,需随访其变化。

4. IHH的鉴别诊断 在IHH的诊断过程中,需和多种垂体前叶激素分泌障碍相鉴别,垂体前叶激素分泌障碍患者除下丘脑–垂体–性腺轴功能受损外,同时存在一种或多种其他垂体前叶激素分泌缺陷。因此,需筛查PRL、生长激素(GH)/胰岛素样生长因子-1(IGF-1)轴、促肾上腺皮质激素(ACTH)/皮质醇(F)、游离T4(FT4)/促甲状腺激素(TSH)轴功能。垂体前叶发育不良、垂体柄中断综合征、垂体和下丘脑肿瘤,以及其他鞍区病变,均可致垂体前叶多种激素分泌不足。

5. IHH的治疗 治疗方案主要有3种,对于没有生育要求的患者可以用睾酮替代治疗,促进患者男性化表现,一般用药6个月后可有明显男性化表现,2 ~ 3年后可接近正常成年男性化水平。

对于有生育需求的IHH患者,可以使用HCG/HMG联合生精治疗,由于人绒毛膜促性腺激素(human chorionic gonadotropin, HCG)和LH的α亚单位相同而β亚单位相似,可模拟LH对睾丸间质细胞产生刺激作用,促进睾酮产生。人类绝经期促性腺激素(human menopausal gonadotropin, HMG)同时含有FSH和LH成分,联合HCG + HMG肌肉注射,可促进睾丸产生精子。

对于有生育要求且垂体前叶功能正常的患者,可以使用GnRH微量脉冲泵治疗,通过微小泵脉冲式皮下注射GnRH,模拟下丘脑生理性GnRH释放,促进垂体分泌促性腺激素,进而促进睾丸发育和精子生成。一般剂量为GnRH（戈那瑞林）10 μg/90 min，每个月随访一次，监测FSH、LH、睾酮和精液常规，调整戈那瑞林的剂量和频率，尽可能将睾酮维持在正常中值水平，稳定后可每3个月随访一次，依据患者的具体情况调整药物剂量。该治疗起效快，3个月即可产生精子，2年内生精成功率可接近100%，高于HCG/HMG联合治疗。

三、迟发性性腺功能减退症

迟发性性腺功能减退症好发于40岁以后的男性，随着年龄增加，患者可能出现体能下降、性欲减退、勃起功能障碍、肌肉萎缩和肌力下降、腹部脂肪堆积、容易疲劳、骨质疏松、潮热、认知功能和记忆力下降，以及自我感觉不良的临床表现。这种情况可能由睾丸内分泌功能减退、体内雄激素水平下降所致，也有可能是靶器官（大脑、肌肉、脂肪、骨骼、阴茎等）对雄激素抵抗导致的，因此被称为迟发性性腺功能减退症（LOH），也有人将其命名为"中老年男子部分性雄激素缺乏综合征"（partial androgen deficiency of the aging male, PADAM）。

1. LOH的病因　LOH的具体病因还不清楚，最主要的原因是老龄及随之而来的雄激素下降，但是下丘脑-垂体-性腺轴功能紊乱、肥胖、不良的生活方式和其他慢性疾病也在LOH的发生中起着一定的作用。

2. LOH的诊断和治疗　其诊断应包括以下三个方面：症状筛查评价、血清睾酮测定和试验性睾酮补充治疗的反应。

（1）土耳其伊斯坦布尔Bosphorus大学心理系使用自我评分，相对量化有关症状，总分达到一定界限值者有PADAM的可能性，科学、客观且能够充分反映患者的疾病严重程度，是目前临床上普遍实验的PADAM问卷。如果体能症状加上血管舒缩症状的总分≥5分,或精神心理症状总分≥4分,或性功能减退症状总分≥8分,则可能存在PADAM。

（2）美国密苏里州圣路易斯大学医学中心问卷也有较高的诊断敏感性,这十个问题包括:① 是否有性欲降低? ② 是否觉得精力不足? ③ 体力和耐力是否减退? ④ 体重是否减轻和身材是否变矮? ⑤ 生活乐趣是否减少? ⑥ 是否垂头丧气或脾气暴躁? ⑦ 勃起能力是否降低? ⑧近期体育活动是否减少? ⑨是否一吃完晚饭就想睡觉? ⑩工作表现和效率是否退步? 如果你的患者对①和⑦的问题回答为"是",或者对任何其他三个问题回答为"是",那么即认为受试者可能存在LOH。

（3）对于那些存在LOH可能的患者,需要进一步检测睾酮水平。人体血液循环中的睾酮主要以游离睾酮(FT)和蛋白结合睾酮两种形式组成。FT含量仅占2%,而在98%的蛋白结合睾酮中,43%和性激素结合球蛋白(SHBG)结合,约55%与白蛋白结合,游离睾酮与白蛋白结合睾酮可以称为生物可利用睾酮(Bio-T)。睾酮分泌具有昼夜节律变化,早晨6:00～8:00点达到峰值,谷值水平约为峰值的一半。因此,推荐统一早晨7:00～9:00点空腹抽血,可以更好地检测睾酮水平。血清总睾酮(TT)目前尚无统一的标准,一般TT ≤ 12 nmol/L,TSI ≤ 2.8 nmol/U(睾酮分泌指数TT/LH),FTI ≤ 0.42 nmol/nmol(FTI游离雄激素指数TT/SHBG)即可认为有性腺功能减退。当血清总睾酮水平不能准确诊断LOH时可以检测游离睾酮(FT),游离睾酮 ≤ 225 pmol/L时,可以进行睾酮补充治疗。

（4）患者出现症状并伴有血清睾酮降低,在排除其他疾病和药物影响后可给予试验性睾酮补充治疗,只有证明试验性睾酮补充治疗有效才能最后确立LOH的诊断。

（5）对于LOH的患者可以采用睾酮补充治疗(TST),其主要目的是改善因雄激素缺乏引起的相关症状和体征。一般采用口服十一酸睾酮，80～160 mg/d，分2次服用，由于十一酸睾酮不经过肝脏代谢，因此肝毒性较小，可以长期使用。对于前列腺癌、良性前列腺增生伴严重下尿路梗阻患者，未控制的充血性心力衰竭或肝肾功能障碍患者，明显红细胞增多患者，应禁忌使用睾酮补充治疗。

（6）睾酮补充治疗初始3个月为试验治疗，如补充睾酮后症状明显改善可给予长期治疗。长期治疗期间，应规律随访，定期复查症状筛查量表及血清TT、LH、FT水平，并重点监测前列腺增生或前列腺癌的发生。

（刘炜　卢慕峻）

第五节　阴茎硬结症

阴茎硬结症（peyronie disease, PD）是一种后天获得性阴茎结缔组织病变，以阴茎白膜纤维化为特征的良性阴茎畸形，患者常伴有阴茎弯曲畸形、局部疼痛和勃起功能障碍（ED）。据统计，PD的发病率0.4%～9%，临床上并不少见，常见于ED、高血压和糖尿病等患者。其病因不确定，目前认为对于阴茎白膜的反复微血管损伤或创伤都会造成阴茎硬结症。长期的炎症反应会造成阴茎白膜或海绵体中隔局部结缔组织纤维化，严重的会造成局部白膜斑块、钙化或骨化。

一、临床表现

PD主要临床症状表现为阴茎白膜表面硬结伴有弯曲畸形，起病早期还会伴有局部疼痛。常伴有勃起功能障碍，阴茎弯曲角度超过30°以上会影响正常性生活插入阴道,严重时影响患者勃起功能,甚至无法完成性生活,导致心理上的负面情绪。患者可以在阴茎表面皮下白膜位置摸到质地坚硬的结节,可以位于阴茎背侧、腹侧或两侧。如果伴有阴茎弯曲,一般往往向阴茎白膜硬结所在的一侧弯曲。

二、分期

阴茎硬结症根据起病时间和临床症状,分为急性炎症期和慢性稳定期。急性炎症期往往在起病后6个月至1年以内,主要表现为阴茎勃起时局部疼痛,阴茎海绵体表面结节可以继续增大、发展,以及阴茎弯曲畸形的进一步发展。慢性稳定期一般在起病后6个月至1年以上,一般不伴有阴茎勃起疼痛,阴茎硬结造成阴茎弯曲畸形保持稳定,没有进一步变化和发展。

三、诊断

对于PD患者,体格检查是很重要的。阴茎触诊可以发现硬结的部位、大小、数量和硬度,有无触痛。建议患者在阴茎完全勃起时进行自我阴茎拍照,可以分别从阴茎背侧上方和阴茎侧面拍照,观察阴茎是否存在向左、右弯曲或者背侧、腹侧弯曲畸形,以及阴茎轴线的弯曲角度。

四、治疗

1. 治疗目的 阴茎硬结症的治疗目的是缓解疼痛、改善阴茎弯曲和治疗勃起功能障碍。根据2019年EAU指南《勃起功能障碍、早泄、阴茎弯曲和阴茎异常勃起》推荐,在治疗前首先要和患者充分沟通,告诉患者及其家属PD是一种良性疾病。如果存在勃起疼痛、阴茎弯曲超过30°和影响患者勃起功能,才需要进行治疗;如果没有上述三个方面问题,仅仅是阴茎海绵体白膜表面摸到硬结,可以随访观察。

2. 治疗时机 PD的治疗时机选择非常重要。急性期一般建议保守治疗,包括药物治疗、物理治疗和斑块内注射治疗。药物治疗包括PDE5i、非甾体抗炎药、氨基苯甲酸钾、己酮可可碱、乙酰酯肉碱、秋水仙碱、维生素E和他莫昔芬等药物,其中仅前两种药物被临床研究证实能够改善疼痛、缓解症状。局部治疗包括低能量冲击波、局部放疗和阴茎牵引等方法。海绵体硬结斑块内注射是近年来国际上治疗PD的重要方法,包括采用斑块内注射梭菌胶原酶、钙离子拮抗剂(维拉帕米)、激素或干扰素,其中梭菌胶原酶斑块注射可以缩小斑块、改善阴茎弯曲角度,但也有治疗费用高和白膜破裂等并发症发生。

3. 手术治疗 稳定期PD如果伴有阴茎严重弯曲畸形(超过30°),影响到正常性生活,或者伴有严重的勃起功能障碍,建议进行手术治疗。手术治疗方式分为折叠、补片和阴茎假体植入三大类。

(1)折叠手术:即在阴茎硬结及白膜弯曲的对侧,以不可吸收线折叠白膜以矫正阴茎弯曲。常用的术式包括Nesbit、Yachia和16点折叠等方法。折叠式对60°以内的阴茎弯曲效果较好,同时创伤小,不会影响术后性功能,长期治疗的稳定性也较好。但折叠白膜会造成阴茎长度缩短,部分患者术后有龟头麻木和缝线断裂等不良反应。

(2)补片手术:对于阴茎弯曲大于60°的患者,如果性功能正常,可以进行白膜斑块切开或切除,同时加补片修补。补片类型包括自体组织、同种异体组织、异种组织和合成组织几类。补片手术会对PD患者的勃起功能造成不利影响,建议术前采用

NPT和阴茎超声血流检测等方法进行充分评估后再决定手术。

（3）假体植入手术：对于阴茎弯曲大于60°同时伴有严重勃起功能障碍者，建议行假体植入手术。假体植入手术同时对于阴茎轻度弯曲可以行手法矫正畸形，弯曲超过60°行白膜切开，如果缺损超过2 cm需要同时行补片修补白膜缺损。

五、预后和随访

阴茎硬结症是一种良性疾病。有少部分PD患者会有阴茎自行消退，但大多数患者阴茎硬结会有增大或不变。对于不伴有阴茎疼痛、阴茎弯曲不超过30°和勃起功能正常的PD患者，可无须治疗。但建议每年体检复查一次，观察阴茎硬结大小、质地和弯曲角度的变化，是否出现勃起时疼痛，以及对于患者性功能的影响。

（刘毅东）

第六节　血　精

血精是男科临床常见症状之一，表现为精液带血，可伴有射精痛、性功能障碍、生殖器疼痛不适、膀胱刺激征，以及发热、盗汗等全身症状。可能与精道炎症、结石、囊肿、肿瘤或其他全身疾病等有关。目前超过85%的患者已经能够确定其准确病因，绝大部分为良性病变所致，其中感染或炎症最常见。

一、临床表现

临床上多以精液带血为主要症状，也可表现为性生活后初始血尿,可伴有射精痛、性功能障碍、局部疼痛不适、下尿路症状,以及全身症状如发热、盗汗等。

随着病因和血精的严重程度不同,血精颜色也会有所不同:因尿道黏膜出血引起的血精呈鲜红色,不与精液混匀,呈乳白色精液中混杂血丝;由各种炎症、梗阻或外伤引起的血精则混合均匀,呈暗红色或咖啡色。由于积蓄在精囊腺里的精液不是一次射精就能排空,血精常持续一段时间后才会消失。

二、诊断

1. 体格检查 需注意全身皮肤有无出血瘀斑,仔细检查睾丸、附睾、精索等生殖器官。直肠指诊是一种重要的检查手段。除常规前列腺检查外,还应注意精囊及其邻近区域的检查。注意局部的质地、有无包块、压痛等改变。

2. 精液检查 血精患者的精液检查是一项重要的检查项目,包括性状、数量、精浆生化和精液常规等检查。对40岁以上患者建议检查血清前列腺特异性抗原(PSA)。精液中白细胞的检测用于明确是否存在生殖道或副性腺感染。精液中白细胞的数量可以反映炎症情况的严重程度。男性生殖系统感染有关的病原微生物有细菌、病毒、螺旋体、支原体和衣原体等,一般根据病史及临床表现选择性检查。

3. 超声检查 超声检查(经直肠超声检查)能清晰地显示前列腺、精囊的结构,是血精患者的首选筛查方法。MRI可对精囊腺的内部结构做出精细评价。精囊形态和大小可因炎症、梗阻、肿瘤等出现变化,表现为单侧或双侧精囊不同程度增大或囊性扩张。因CT检查存在辐射,对精囊腺精细结构显示不如MRI,因而在血精的诊断中较少应用,但对精道结石的诊断仍有较高价值。

三、治疗

血精的治疗方法在很大程度上取决于血精的病因和病理。多数血精患者可找到明确的病因，并进行相应治疗，效果良好。对病因不明者，临床上主要依据患者的患病年龄、血精持续时间及复发情况、伴随的相关症状等三个方面，对患者进行相应的检查和治疗。

1. 一般治疗　对年龄小于40岁、偶发血精、无相关危险因素（如癌症史尤其是睾丸肿瘤、已知的泌尿生殖系统畸形、凝血功能障碍等）或相关症状的年轻血精患者，治疗以消除患者的顾虑为主。如因过度性生活或手淫、性交中断、长期禁欲等不当的性行为导致的血精，临床表现一般较轻，多为自限性，常不需要治疗，可以观察等待，并给予健康教育，指导正常的性生活方式。

因创伤如外伤、医源性损伤而出现血精的患性，多为自限性，不需要特殊治疗。因药物如阿司匹林引起的血精，停药后可自行消失。其他因全身性疾病导致的血精，需针对原发病进行治疗。

2. 药物治疗

（1）抗微生物药物：感染性疾病引起的血精，根据其病原体选用有效的药物，多数能获得较好的疗效。对单纯疱疹病毒、人乳头瘤病毒、巨细胞病毒、HIV等病毒感染者，可针对不同病毒给予相应抗病毒治疗。

（2）怀疑性传播性疾病、泌尿生殖系统感染等导致血精及下尿路症状者，可行前列腺液或精液致病菌培养和药物敏感试验，给予相应药物治疗，一般要兼顾到肠道菌属（尤其是大肠埃希菌）。年轻患者还要注意沙眼衣原体、解脲支原体、拟杆菌感染,常用的药物有喹诺酮类、磺胺类、大环内酯类、四环素类和抗厌氧菌类等,2周1疗程往往可奏效,个别患者用药时间长达2个月左右。如果没有发现致病菌,可尝试经验性用药2周。

对于泌尿生殖系统结核导致的血精,除积极抗结核治疗外,有时还需要手术切除结核病灶。

3. 血精的手术治疗 精道内镜检查和治疗,适用于血精症状持续或反复发作超过6个月;规范有效的4周以上抗生素等相关药物治疗无效。若精囊炎由射精管狭窄导致,可经尿道行射精管开口切开,双侧者可经尿道行精阜电切术,同时配合直肠精囊按摩,可见脓性或血性精囊液流出;对精阜息肉并影响同侧射精管口排精者,可行经尿道电切除。

(卢慕峻 张明)

第七节 前列腺炎

前列腺炎是临床常见的疾病,50%以上的男性会在不同生命阶段患过前列腺炎,绝大多数可以自我愈合。6% ~ 8%的前列腺炎是细菌感染所致。前列腺炎发病机制比较复杂,除了与细菌和STD感染有关,可能与会阴部反复损伤、自身免疫性疾病、过敏性疾病和前列腺内导管反流等因素有关。

一、分类

1. I型 急性前列腺炎(前列腺急性感染)。

2. II型 慢性细菌性前列腺炎(反复性尿路感染/前列腺慢性感染)。

3. III类 慢性非细菌性前列腺炎/慢性盆腔疼痛综合征

（盆部疼痛与不适／各种排尿和性功能症状／无感染证据）。

（1）ⅢA型：炎症性慢性疼痛综合征，精液、前列腺液、VB3大量白细胞。

（2）ⅢB型：非炎症性慢性疼痛综合征，上述三种标本中白细胞无异常。

4. Ⅳ型　无症状炎性前列腺炎（活检标本、精液、EPS、VB3有炎症证据而无症状）。

二、临床表现

前列腺炎常见症状包括：尿频、尿急、尿痛，会阴、腹股沟、睾丸、腰骶部、耻骨上区域疼痛不适。可以合并失眠、焦虑等精神症状，也可以合并性欲下降、早泄、射精疼痛、没有性高潮、勃起功能下降等性功能变化。

急性前列腺炎是尿道的病菌导入前列腺腺管所致，尿频、尿急、尿痛，排尿困难，可伴寒战、发热，DRE前列腺肿胀、质软或质硬，触痛明显。需要口服或静脉应用抗生素。如果出现尿潴留可以做耻骨上穿刺造瘘，或细小导尿管一次性导尿。常规留置导尿可能加重前列腺感染，甚至严重的败血症。

三、诊断

Meares-Stamey试验是前列腺液细菌培养金标准，改良的Nickels试验操作简单，与Meares-Stamey试验比较，其敏感性达91%，特异性相当。

慢性前列腺炎在治疗前排除具有相似症状的更重要的疾病，如膀胱颈和膀胱三角区浸润性膀胱癌、泌尿生殖系统结核、良性前列腺增生、间质性膀胱炎、输尿管末端结石和尿道狭窄等，以及缪勒管残留、精囊囊肿、前列腺囊肿、疝气、射精管囊肿和纤维肌痛等。对于症状较重者，可以做盆腔CT或MRI，或膀胱镜检查或尿流动力学检查，以及其他相关检查，做必要鉴别诊断。

四、治疗

前列腺炎的治疗方法很多，但是疗效有限，精神压力、药物的不良反应和医疗费用等问题客观存在。在治疗前客观评估患者就诊关注的问题，患者主诉对生活质量的影响，了解以往的诊断与治疗史，以及患者的精神状况。许多患者可以通过心理疏导、简单治疗达到目的。把握治疗与不治疗利弊的度，采取个体化处理。

1. 前列腺按摩　是诊断和治疗慢性前列腺炎的基本方法，但是患者对前列腺按摩的反应不同，有的患者疼痛，甚至出现严重的迷走反射。操作手法以患者能耐受为度。诊断上可以从按摩前后尿液检查获得前列腺液白细胞升高的依据。

2. 药物治疗

（1）急性细菌性前列腺炎喹诺酮类或SMZ服用6～12周，慢性细菌性前列腺炎，抗生素服用的时间更长些。如果前列腺炎反复发生，可以预防性使用抗生素。

（2）慢性非细菌性前列腺炎ⅢA：可以试用广谱抗生素，α受体阻滞剂，消炎止痛剂、植物类药物。如果前列腺增大，也可以用5-α还原酶抑制剂。可做前列腺按摩，每周2～3次。必要时需做心理咨询。经尿道微波治疗。

（3）慢性非细菌性前列腺炎ⅢB：α受体阻滞剂、肌肉松弛剂、止痛剂、生物反馈、松弛操、心理咨询。

（4）其他治疗措施：温水坐浴，避免辛辣食物、咖啡因、酒精等饮料。

3. 注意事项

（1）EPS 白细胞的数量与症状的轻重不成正比。

（2）把控前列腺液培养与抗生素应用关系，以及抗生素应用带来的利和弊，避免长期使用抗生素，避免静脉使用抗生素，避免使用高级抗生素。

（3）急性前列腺炎不宜检测 CP 血 PSA，慢性前列腺炎的 PSA 值随前列腺严重轻重呈波动状态。

（4）未婚未育前列腺炎患者避免理疗、创伤性治疗，以免影响精子的质量。

（5）前列腺炎合并严重的失眠、抑郁症需精神科医师心理和药物治疗，前列腺炎合并性功能障碍和精子功能异常影响生育需男科医师协同治疗。

（6）前列腺炎可继发膀胱逼尿肌-尿道括约肌不协调症，需镇静、松弛盆底肌群等处理，尿潴留者做单次导尿。

（7）STD 继发前列腺炎常合并严重的全身症状，机制不清，处理难度较大。

（8）慢性前列腺炎原则上不做外科治疗，只有前列腺结石伴严重的射精疼痛、精液减少；前列腺纤维化伴严重的疼痛，影响正常生活；射精管开口梗阻合并感染，可以考虑行 TURP 术。

（黄翼然）

第四章
泌尿生殖系统肿瘤

第一节　肾上腺肿瘤

一、皮质醇增多症

皮质醇增多症,又称库欣综合征(Cushing syndrome, CS),是由多种原因引起肾上腺皮质分泌过多糖皮质激素(主要是皮质醇)所致以满月脸、多血质、向心性肥胖、紫纹、痤疮、糖尿病倾向、高血压和骨质疏松等为主要临床表现的特征性综合征。而满月脸、水牛背、皮肤紫纹为最经典的表现,体重增加和向心性肥胖是最常见的体征。

目前通常把CS分为ACTH依赖性与ACTH非依赖性皮质醇增多症两类。前者主要包括垂体 ACTH腺瘤(库欣综合征)、异位ACTH综合征、异位CRH综合征;后者主要包括原发性肾上腺肿瘤(腺瘤或皮质癌)、不依赖ACTH的双侧肾上腺大结节性增生或小结节性增生等。

1. 原发性肾上腺皮质肿瘤　主要包括良性肾上腺皮质腺瘤和恶性肾上腺皮癌,肿瘤可自主性地分泌皮质醇并反馈性抑制垂体释放ACTH,致患者血中ACTH水平下降,瘤外的正常肾上腺皮质(包括同侧和对侧)萎缩。肿瘤分泌皮质醇也不受外源性糖皮质激素的抑制。此组肿瘤绝大多数是单侧的,原发于双侧肾上腺皮质的肿瘤非常罕见。

2. 功能诊断

（1）首先应明确是否有皮质醇分泌过多，然后确定病因和肾上腺皮质病理性质与病变部位，即病因病理诊断。在进行功能诊断前，首先需排除外源性糖皮质激素类药物使用史，同时需要与一些可增加皮质醇分泌的生理或病理状态进行鉴别诊断。

（2）确诊CS需有下述4项检查中2项阳性结果：① 24 h尿游离皮质醇（UFC）（2次及以上）；② 促肾上腺皮质激素（ACTH）；③ 午夜1 mg 地塞米松抑制试验（1mg–DST）；④ 小剂量地塞米松抑制试验（LDDST）。以1mg–DST和LDDST抑制后血皮质醇＞50 nmol/L为诊断切点。午夜1 mg地塞米松抑制试验是最有价值的手段之一，具有高度的敏感性（75% ～ 100%）及特异性（72% ～ 82%），故将使用地塞米松后血清皮质醇水平≤50 nmol/L（≤1.8 μg/dL）作为排除自主皮质醇分泌的诊断标准。

3. 病因病理诊断　确诊CS者依据ACTH水平、大剂量地塞米松抑制试验（HDDST）CRH兴奋试验，双侧岩下窦插管取血，影像学检查肾上腺及蝶鞍区检查鉴别ACTH依赖性及非ACTH依赖性的可能。

（1）ACTH依赖性CS需进行垂体MRI，库欣综合征中垂体微腺瘤（直径＜10 mm）占90%以上，扰相梯度序列MRI增加鞍区肿瘤发现率。

（2）ACTH非依赖性CS需进行肾上腺CT/MRI检查，CT对肾上腺的分辨率最高。分泌皮质醇的肾上腺良性肿瘤CT表现：通常直径2 ～ 4 cm。瘤体含有丰富的脂类，一般平扫CT值≤10 Hu，有增强效应。肿瘤周围的肾上腺和对侧的肾上腺组织可以正常或萎缩。

4. 围手术期的用药 常规皮质激素运用为术前1天地塞米松2 mg肌内注射,手术日术前地塞米松2 mg肌内注射。术中氢化可的松100～200 mg静脉滴注。术后当日再静脉滴注氢化可的松100～200 mg。术后第1天开始地塞米松2 mg肌内注射q6 h,逐日递减至2 mg肌内注射q12 h,然后改为泼尼松口服,20～25 mg/d开始,根据病情逐渐减量至10～15 mg/d出院,此后每4周减2.5 mg,监测血浆皮质醇和ACTH,证实肾上腺皮质分泌功能恢复正常,方可减完停药,一般需6～8个月。各种激素相互间换算为:10 mg地塞米松 = 60 mg泼尼松 = 80 mg甲泼尼龙琥珀酸钠 = 250 mg琥珀酸氢化可的松。

(1)术后患者出现肾上腺危象,表现为厌食、腹胀、恶心、呕吐、精神不振、疲乏嗜睡、肌肉僵痛、血压下降和体温上升。需要最初1～2 h内迅速静脉滴注氢化可的松100～200 mg对症处理。

(2)ACTH依赖性CS的手术治疗主要将垂体肿瘤和异位分泌ACTH肿瘤的手术切除,对于垂体肿瘤手术无效或复发,并且不能再次手术者可以选择垂体放疗。ACTH靶腺(肾上腺)切除一般作为治疗ACTH依赖性CS的最后手段,一般选择腹腔镜下双侧肾上腺全切术,术后终身皮质激素替代。

(3)ACTH非依赖性CS的手术治疗首选腹腔镜肾上腺肿瘤切除术,对于没有怀疑恶变可能的肿瘤尽量保留正常肾上腺组织。

(4)CS手术后复发率高,术后需要密切随访,随访内容包括临床表现、生化指标(血常规、血糖、电解质、血脂等)、激素水平(ACTH、午夜血浆或唾液皮质醇、24 h-UFC、LDDST、CRH-刺激试验)和CT/MRI扫描等。

库欣综合征是由肾上腺皮质肿瘤或皮质增生分泌大量的皮质醇,引起蛋白质、脂肪、糖、电解质等代谢紊乱,临床可表现为满月脸、水牛背、向心性肥胖、体重减轻和肌无力等不良症状。依据相关临床检查确诊后,可选择保守或择期手术治疗(图4-1)。

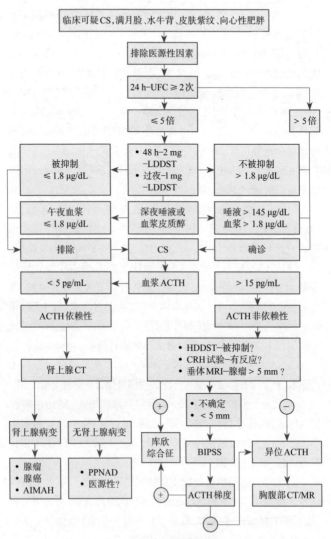

图 4-1　CS 的治疗路径

二、肾上腺嗜铬细胞瘤

嗜铬细胞瘤（pheochromocytoma, PCC）是一种起源于肾上腺髓质嗜铬组织的神经内分泌肿瘤，能自主合成并分泌儿茶酚胺类激素，引起阵发性或持续性高血压、头痛、多汗、心悸及代谢紊乱综合征，并可造成心脑、肾等严重并发症。嗜铬细胞瘤占高血压患者的0.1%～0.6%。

1. 病因　尚不明确。但有几种特殊情况可能与嗜铬细胞瘤的病因有关，其中包括家族遗传（约占30%），主要包括多发性内分泌瘤病（multipe endocrine neoplasia, MEN）、家族性嗜铬细胞瘤、多内分泌功能性嗜铬细胞瘤等。

2. 临床表现　其与肿瘤分泌的肾上腺素及去甲肾上腺素的量、比例及释放方式（阵发性或持续性）有关，症状有多样性、易变性和突发性等特点。患者常有"6H"表现：高血压（hypertension）、头痛（headache）、心悸（heart palpitations）、多汗（hyperhidrosis）、高代谢状态（hypermetabolism）和高血糖（hyperglycemia）。高血压发作时伴头痛、心悸、多汗三联征，对嗜铬细胞瘤的诊断特异性及敏感性均在90%以上。静止型嗜铬细胞瘤平时可无任何临床症状，但在严重伤、感染、手术等应激条件下，血压可急骤上升，称为隐匿性嗜铬细胞瘤，也可在围手术期均无血压波动，称为无功性嗜铬细胞瘤。

3. 临床检查

（1）高度怀疑嗜铬细胞瘤患者需要进一步作定性诊断：包括尿和血液中CA及其代谢产物的测定。国际上推荐使用血、尿游离间羟肾上腺素类物质MN（包括MN和NMN）作为嗜铬细胞瘤诊断的首选生化指标，其中血浆MN是目前诊断嗜铬细胞瘤最有效的生化检测指标，如升高超过正常参考值4倍以上几乎100%的患者可以确诊。

（2）定性诊断的生化确认后，应进行放射评估以定位肿瘤。大约15%的肿瘤是肾上腺外的，但95%的肿瘤位于腹部和骨盆内。任何含有副神经节组织的部位都可累及，但分泌儿茶酚胺副神经节瘤最常见的肾上腺外部位是腹主动脉旁上下区（肾上腺外肿瘤的75%），膀胱（10%），胸部（10%），颅底、颈部和骨盆（5%）。

（3）可供选择的检查有B超、CT、MR、^{131}I-间碘苄胍（^{131}I-MIBG）及PET等。B超为初筛手段，目前CT为首选无创影像学检查，可发现肾上腺0.5 cm以上的肿瘤。^{131}I-MIBG检查有助于定位肾上腺外、多发及转移灶。PET适用于转移性嗜铬细胞瘤。

嗜铬细胞瘤CT平扫时密度不均匀，肿瘤大小不定且可能发生在双侧，常伴有液化、坏死等病变，有时可见钙化影，增强扫描时，上述表现更明显；MRI上表现血供丰富，T1WI低信号、T2WI高信号，反向序列信号无衰减为其特点。

（4）所有患者在条件许可的情况下均可进行基因检测。10%～15%的嗜铬细胞瘤由遗传引起，现已发现多种遗传综合征和嗜铬细胞瘤有关，包括家族性嗜铬细胞瘤、多发内分泌肿瘤、神经纤维瘤病和Von Hipp-el-Lindau（VHL）病等，遗传性嗜铬细胞瘤较散发病例发病早，以双侧、异位和复发倾向为特点，基因筛查对病因诊断及指导优生有重要意义，检测包括*VHL*、*RET*、*SDHB*、*SDHD*、*SDHC*、*SDHA*、*SDHAF2*、*TMEM127*、*MAX*、*FH*、*NF1*等基因的胚系突变与体细胞突变。

4. 治疗　一旦诊断为嗜铬细胞瘤，所有患者应在适当的治疗准备后手术切除嗜铬细胞瘤。术前的充分准备是手术成功的关键。推荐α受体阻滞剂控制血压，常用酚苄明或甲磺酸多沙唑嗪，控制不稳定者可以增加钙离子钙拮抗剂减压。对于控制血压后心率超过90次/分,需加用β受体阻滞剂控制心率,但必须在α受体阻滞剂使用2～3天后。术前准备时间至少10～14天,发作频繁者需4～6周。

术前准备充分需要达到:血压稳定在120/80 mmHg左右,心率<80～90次/分;无阵发性血压升高、心悸、多汗等现象;体重呈增加趋势,血细胞比容<45%;轻度鼻塞,四肢末端发凉感消失或有温暖感,甲床红润等表明微循环灌注良好。

对于直径小于6 cm的肾上腺嗜铬细胞瘤且无恶性放射影像学特征的患者,首选腹腔镜下肾上腺切除。对于肿瘤巨大、疑恶性肾上腺嗜铬细胞瘤者,需考虑开放手术。对于双侧、家族性或具有遗传背景者,推荐尽可能保留肾上腺皮质的肿瘤切除。

5. 总结　嗜铬细胞瘤起源于肾上腺髓质,该肿瘤同样具有内分泌功能,可释放大量儿茶酚胺,引起高血压、低血压、心动过速、心肌坏死、基础代谢率升高如血糖升高。待完善临床相关检查后,可视病情保守或者择期手术治疗(图4-2)。

三、原发性醛固酮增多症

1. 原发性醛固酮增多症(primary hyper aldosteronism, PA)肾上腺皮质分泌过量的醛固酮激素,引起以高血压低血钾、低血浆肾素活性(plasma renin activity, PRA)和碱中毒为主要表现的临床综合征,又称Conn综合征。

2. PA发病率　高血压患者中PA占5%～12%,平均10%左右,是继发性高血压最常见的病因。PA发病率与高血压严重度成正比:高血压1级者,PA发病率约19%;高血压2级者,PA发病率约8.02%;高血压3级者,PA发病率约13.2%。顽固性高血压者,PA的发生率可达到17%～20%。高血压伴睡眠呼吸暂停患者甚至可高达39%。发病年龄高峰为30～50岁,女性多

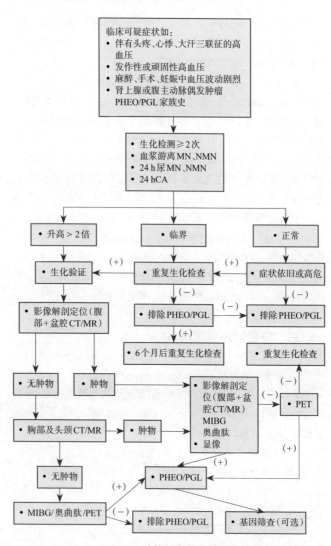

图 4-2 嗜铬细胞瘤诊治路径

于男性。

3. 病理分类

（1）特发性醛固酮增多症（idiopathic hyperaldosteronism, IHA）是最常见的临床亚型。症状多不典型，病理为双侧肾上腺球状带增生，约占60%。与垂体产生的醛固酮刺激因子有关，临床表现一般较腺瘤轻。

（2）肾上腺醛固酮腺瘤（adrenal aldosterone-producing adenoma, APA）：占40%～50%，临床表现典型。醛固酮分泌不受肾素及血管紧张素Ⅱ的影响。单侧占90%，其中左侧多见，双侧约10%。肿瘤呈圆形、橘黄色，一般较小，仅1～2 cm。直径小于0.5 cm者在病理上难与结节性增生相鉴别。超过3～4 cm者，肾上腺醛固酮腺癌的可能性增加。

（3）单侧肾上腺增生（unilateral adrenal hyperplasia, UNAH）：具有典型的原醛固酮增多症表现，病理多为单侧或以一侧肾上腺结节性增生为主。症状的严重程度介于APA和IHA之间。其比例只占1%～2%。单侧肾上腺全切术后，高血压和低血钾可长期缓解。

（4）肾上腺皮质癌（adrenocortical carcinoma, ACC）：肾上腺皮质癌罕见，约1%。肿瘤直径常大于5 cm，形态不规则，边缘与周围粘连严重，病灶密度不均匀多有坏死、钙化灶。进展快，对手术治疗、药物治疗和放射治疗疗效均不理想。术后复发率约70%，5年生存率52%。

（5）家族性醛固酮增多症（familial hyperaldosteronism, FH）：又称糖皮质激素可抑制性醛固酮增多症（GRA），是一种常染色体显性遗传病。高血压与低血钾不是十分严重，常规降压药无效，但糖皮质激素可维持血压和低血钾正常。

（6）异位分泌醛固酮的肿瘤：罕见，可发生于脏内的肾上腺残余或卵巢肿瘤（如畸胎瘤）。

4. PA 的主要临床表现　包括高血压和低血钾。但50%的APA和17%的IHA患者的血钾正常。血钾正常、高血压是大部分PA患者的早期症状,低血钾是PA疾病发展到一定阶段的表现。

高血压和低血钾伴碱中毒,患者可有以下症状:头痛、肌肉无力和抽搐、乏力、暂时性麻痹、肢体容易麻木、有针刺感等;口渴,多尿,夜尿增多。PA心脑血管病变的发生率和病死率高于相同程度的原发性高血压。PA对肾脏的损害高于相同程度的原发性高血压。

5. 影像学检查　影像定位推荐首选肾上腺CT平扫加增强:上腹部CT薄层扫描可检查出直径大于5 mm的肾上腺肿物。APA多小于1～2 cm,低密度或等密度,强化不明显,CT值低于分泌皮质醇的腺瘤和嗜铬细胞瘤。CT测量肾上腺各肢的厚度可用来鉴别APA和IHA,厚度大于5 mm,应考虑IHA。CT不能区分结节样增生的IHA,小的APA可能漏诊。

6. 肾上腺静脉取血(adrenal venous sampling, AVS)　AVS是诊断PA定位的金标准。敏感性和特异性分别为95%和100%。常应用CT显示为"正常"肾上腺单侧肢体增厚、单侧小腺瘤(＜1 cm)、双侧腺瘤等。

7. 手术治疗指征

(1) 醛固酮腺瘤。

(2) 单侧肾上腺增生(unilateral adrenal hyperplasia, UNAH)。

(3) 分泌醛固酮肾上腺皮质癌或异位肿瘤。

(4) 部分症状重且不能耐受长期药物治疗IHA者。

8. 围手术期处理

(1) 术前准备:注意心、肾、脑和血管系统的评估。纠正高血压、低血钾。肾功能正常者推荐螺内酯术前准备,剂量100～400 mg,每天2～4次。如果低血钾严重,应口服或静脉补钾。一般准备1～2周。肾功能不全者,螺内酯酌情减量,以防止高血钾。血压控制不理想者,加用其他降压药物。

(2)术后需监测血醛固酮、血钾,术前肾功能不全患者术后需监测肾功能。

四、肾上腺偶发瘤

肾上腺偶发瘤(adrenal incidentalorma, AI),又称肾上腺意外瘤,是指因与肾上腺无关的疾病或健康查体时行影像学检查而意外发现肾上腺及肾上腺所在区域的1 cm以上的肿瘤。

1. 临床表现 AI的临床症状多不具典型性,过半数患者无主观症状或体征,部分AI能分泌激素但是不伴有显著的临床表现,如果患者具有提示肾上腺功能增加的临床特征,则应进行适当的临床功能检测试验。所有接受功能疾病的检测的肾上腺偶发瘤患者中,亚临床库欣综合征和嗜铬细胞瘤最为常见。此外,即使血清钾浓度正常,也应评估高血压患者醛固酮瘤的可能性。

2. 病理 AI中,肾上腺腺瘤是最常见的病理类型,约占80%,其中无功能性腺瘤约占85%;其他病变包括嗜铬细胞瘤、分泌皮质醇及醛固酮的功能性腺瘤、肾上腺皮质腺癌、转移癌、错构瘤、囊肿和髓脂瘤等;约15%的肾上腺偶发瘤表现为双侧肿块,其病因主要为转移癌、浸润性疾病、先天性肾上腺增生、双侧皮质腺瘤,以及ACTH依赖性的大结节增生。AI的诊断要点是鉴别肿瘤的良恶性质及是否具有内分泌功能,以便区分可以随访观察的肿瘤和需进一步治疗处理的肿瘤。

3. 临床检查 AI患者均需行内分泌功能检查。采用24 h尿游离皮质醇(UFC),午夜1 mg地塞米松抑制试验(1mg-DST)和小剂量地塞米松抑制试验(LDDST)确诊库欣综合征,依据

ACTH水平及大剂量地塞米松抑制试验（HDDST）鉴别ACTH依赖性及非ACTH依赖性库欣综合征；采用血浆醛固酮/肾素浓度（aldosterone to renin ratio, ARR）筛查原发性醛固酮增多症，比值 > 30者同时行立卧位试验；血、尿游离肾羟肾上腺素类物质（包括MN和NMN）、尿儿茶酚胺或香草扁桃酸（VMA）等筛查嗜铬细胞瘤。

AI的良恶性质评估主要通过影像学检查包括超声、CT、MRI、PET-CT和^{131}I-MIBG：体积较大的肿瘤恶性机会增加。直径小于4 cm的AI仅不到2%为恶性，而大于6 cm的肿块中，超过25%为恶性，肾上腺肿块的大小不应作为唯一的指标来判断肿瘤的良恶性质，生长的速度和影像学特点也是判断的重要参考指标。良性肿瘤CT的HU常小于或等于10 Hu（敏感性71%，特异性98%），而恶性肿瘤常大于20 Hu。在延迟增强CT上，腺瘤通常表现为快速的造影剂冲洗，而非腺瘤有延迟的造影剂冲洗。当腺瘤患者与癌、嗜铬细胞瘤患者比较时，绝对造影剂冲洗率超过50%时，对腺瘤有100%的敏感性和特异性。PET-CT有助于肿瘤良恶性质鉴别及转移病灶检测，多用于AI合并恶性肿瘤病史者。

良性腺瘤影像学诊断的特点主要有：圆润均匀的密度、光滑的轮廓和清晰的边距；直径小于4 cm，单侧肿瘤；低CT平扫值（小于10 HU）；快速造影剂冲洗（对比剂施用后10 min，绝对造影剂冲洗超过50%）；T1和T2加权MRI序列的肝脏等信号；MRI上脂质的化学位移证据。

4. 治疗方案　治疗方案的选择包括随访观察、手术治疗或药物治疗。手术治疗方式包括微创手术和开放手术，腹腔镜手术是良性肾上腺手术肿瘤的金标准。微创手术多适用于小于6 cm肾上腺良性肿瘤，肿瘤超过12 cm是腹腔镜手术的禁忌证，在6～12 cm者可根据病情、设施及医师的经验水平综合决定。对于已知或疑似肾上腺癌的患者,只有在肾上腺肿块小于10 cm并且没有局部浸润的情况下才应考虑腹腔镜手术,否则建议采用开放性肾上腺切除术。

(1)体积小于4 cm且无分泌功能的良性AI可随访观察。如果在随访过程中肿瘤增大1 cm以上或出现分泌功能,应予手术切除。有分泌功能并引起临床表现者,无论瘤体大小均应手术切除,而亚临床库欣综合征是否应进行手术尚无明确证据。无内分泌功能者应评估其良恶性质,一旦怀疑患者有肾上腺皮质癌病变,也应立即进行肾上腺切除术。

(2)双侧肾上腺肿块的处理与单侧肿块不同。亚临床双侧大结节性肾上腺增生症,结节大小不是外科手术的标准,因为有些可能大到5 ~ 10 cm,没有激素分泌,也不需要手术。

(3)肾上腺髓样脂肪瘤是一种良性肿瘤,由成熟脂肪和散布的类似骨髓造血元素组成。在影像学中,肾上腺肿块中存在大量肉眼可见的脂肪是髓样脂肪瘤的诊断。虽然肾上腺髓样脂肪瘤可能会随着时间的推移而增长,但通常无须手术切除,只要定期随访即可。但是,当直径大于6 cm或引起局部压迫症状时,应考虑手术切除。

(4)目前还没有关于肾上腺偶发瘤最佳随访频率和时间的前瞻性研究,一般对于随访良性影像学表现的偶发瘤,影像学检查应在初诊后的3 ~ 6个月重复影像学评估及随后的每年进行,以重新评估可能的恶性肿瘤,而激素评估应每年一次。

5. 总结 肾上腺偶发瘤多于健康查体时行影像学检查而意外发现肾上腺及肾上腺所在区域的1 cm以上的肿瘤,临床症状多不具典型性,过半数患者无主观症状或体征,待完善临床相关检查后,可视患者病情选择保守或择期手术治疗(图4-3)。

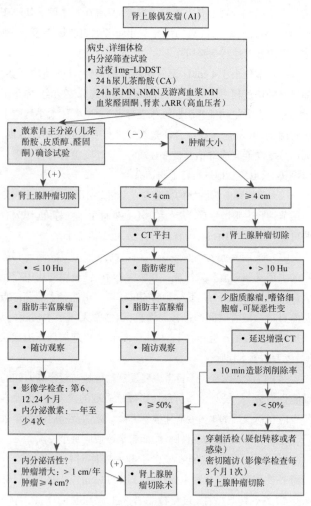

图 4-3　肾上腺偶发瘤诊治路径

（陈勇辉　翟炜）

第二节 肾 细 胞 癌

肾细胞癌(renal cell carcinoma, RCC)简称肾癌,是泌尿生殖系统常见的肿瘤之一,发病率以每年2%～3%的比例增长。除了家族遗传性肾癌,肾癌的发病原因并不明确。随着影像学技术的发展,越来越多的早期肿瘤被发现,新发病例中约80%为早期肾癌。多数患者是在体检时经B超检查发现或其他原因进行影像学检查时偶然发现。保留肾单位手术,尤其微创手术是早期肾癌临床治疗的主流,但是根治性肾切除术也是临床可以接受的手术方法,两者治愈率相同。

不论采取何种治疗,在早期RCC患者中,约30%的患者会出现远处转移。复发时间多在前两年,也有5年以上复发的,临床上亦可见10年以上肿瘤复发的患者。与其他肿瘤不同,肾癌临床随访时间为10年。转移性肾癌对传统的化疗和放疗不敏感,治疗上主要是抗肿瘤血管生成和抑制mTOR路径的分子靶向药物治疗,以及免疫药物治疗。靶向治疗和(或)免疫治疗对部分患者可有较长时间的肿瘤控制效果。

一、手术相关解剖

1. 肾周筋膜(Gerota筋膜)与肾周脂肪组织 Gerota筋膜是肾脏游离的重要解剖标志。RCC的手术解剖平面应当位于Gerota筋膜的外侧。一方面,Gerota筋膜是肾肿瘤局部侵犯的天然屏障,在Gerota筋膜外操作符合无瘤原则;另一方面,肾周脂肪囊内含有丰富的毛细血管,经肾周脂肪囊内游离肾脏,渗血多,手术视野不清。更重要的是,巨大肾肿瘤或肿瘤侵犯肾静脉或下腔静脉,肾静脉回流受阻,经肾周脂肪囊内的血管建立回流通道,这时肾周脂肪囊内的血管怒张,管壁薄脆。一旦损伤这些血管,电凝或逢扎等手段难以控制出血。因此,只有在 Gerota 筋膜外操作才能最大限度避免肾周脂肪囊内出血,保证手术视野清晰,完成肾脏游离与切除。

2. **右肾门侧邻近十二指肠降部** 十二指肠降部长 7～8 cm 是腹膜外器官,紧贴肾周脂肪组织,没有筋膜相隔。在右侧肾门腹侧面操作时,应轻柔推开十二指肠,保护十二指肠降部。十二指肠损伤及术后肠瘘是严重的并发症,处理非常困难,有时可以致命。

3. **胰腺** 左肾 Gerota 筋膜上极与胰腺体尾下缘腹侧面有疏松无血管区,这是根治性左肾切除时正确手术操作平面之一。手术操作平面错误,可能损伤胰尾,引起术后胰瘘。同时,沿胰腺的腹侧面脾动脉与脾静脉走行于胰腺上缘,若在胰尾上缘操作,可能导致脾血管损伤,引起严重的出血。

4. **脾脏** 左肾前外上方为脾。脾有胃脾韧带、脾肾韧带、脾结肠韧带及膈脾韧带与周围脏器相连。其中,脾肾韧带、脾结肠韧带与根治性肾切除术密切相关。脾结肠韧带位于脾前端与结肠左曲之间,此韧带较短,可固定结肠左曲并从下方承托脾。行经腹入路根治性左肾切除时,需离断脾结肠韧带后打开结肠旁沟,并将降结肠向右侧推开。若不离断脾结肠韧带,而将降结肠向右侧腹强行牵拉,则可能使脾包膜撕脱。脾脏是腹膜内器官,与肾上极有腹膜相隔,手术游离应该在腹膜外,进入腹膜内或游离肾上极牵拉很容易损伤脾脏。此处是开放性左肾根治性切除损伤脾脏的常见部位。

5. **腰部肌肉与神经支配** 经腰路径肾脏手术的切口要切开腹外斜肌、腹内斜肌和腹横肌,常损伤或切断肋间神经、肋下神经、髂腹下神经、髂腹股沟神经,以及这些神经分出的运动支和感觉支。切断运动神经造成部分腹前外侧肌群张力下降,同侧腹前外侧部位隆起,腹壁疝样改变。切断感觉神经会造成切口下内侧皮肤麻木,甚至感觉异常。所有这些神经均从外后向内前潜行,逐步分支进入腹前外侧肌群。最新的研究表明,第1对肋间神经对于维持前外侧腹部肌群张力最为重要。肋间神经和肋下神经在肋下的肋间沟行走,离开肋骨后行走3～4 cm后即分支进入前外侧腹部肌群。在临床,腰切口损伤神经是难以避免的,但是以下措施可以减少腰切口相关的并发症。

(1)腰切口必须与神经的走行相平行,即有后上斜向前下,切口紧贴第12肋或第11肋上缘,离开肋骨后,尽量沿着肋骨的延长线方向。体表标志:第12肋或第11肋与髂前上棘内2指的连线。

(2)在能显露肾脏的前提下,切口在肋骨上尽量向后上方延长,向前下的切口越短越好。

(3)肋间神经、肋下神经、髂腹下神经和髂腹股沟神经主干支在腹内斜肌与腹横肌之间走行,切开肌层时避免切断和钳夹神经,切口应该在腹内斜肌与腹横肌之间走行神经的后侧,减少切断支配腹前外侧群的神经分支,保留该肌群维持腹内压的功能。

(4)切口应该与腹外斜肌肌纤维平行,腹外斜肌可以钝性分开;腹直肌不能切断或部分切断,保持腹压。

(5)避免常规切除第12肋骨,因为切除肋骨必定损伤肋骨下缘血管神经束。

(6)各层肌肉分别吻合,避免结束性吻合肌层。腹横肌要紧贴切缘间断缝合,腹内斜肌切口断端间断缝合,腹外斜肌钝性分开只做外膜的缝合。

6. 胸膜　腰切口易损伤胸膜,引起气胸,如术中未能及时发现,可能会引起受损侧肺受压萎缩、纵隔摆动导致患者呼吸、循环功能障碍等严重不良后果发生。因此，行经腰切口根治性肾切除术要充分认识和鉴别胸膜损伤，及时做出处理。胸膜与低位肋骨直接贴合，即胸膜在腋后线延伸至第11肋以下，在脊柱区域延伸至第12肋以下，使得经腰手术入路可能发生胸膜损伤。第12肋切口胸膜损伤容易发生在靠近脊柱区域，第11肋间切口胸膜损伤则可发生在腋后线至脊柱区域。术前解剖定位失误，或因解剖变异（如肋骨缺如或位置异常），导致手术肋间入路错误，损伤胸膜。因此，术前常规要拍一张KUB平片，确定L5与T12和第12肋的位置。

胸膜损伤的修补技巧：术中发现胸膜损伤不要急于缝合，因为胸膜的壁层很薄，外加腰切口弓状体位关系，胸膜损伤处张力大，直接修补既无法缝合胸膜，又可能使破损的胸膜破损增大。先完成手术切口，在能很好显露肾脏的前提下或待完成肾脏手术后，做破损处胸膜的游离松解与修补。在胸膜没有张力的情况下，利用膈肌脚的膈肌作为缝合衬垫，做胸膜的修补。修补时，先将一根8～12 Fr的橡胶管置于胸膜破损处，置入胸膜腔，同时使用可吸收或不可吸收无损伤缝合线进行连续缝合关闭破口，导管置于水封液面以下（使用弯盘或其他容器），指导麻醉师重复鼓肺，将胸腔中的气体排出胸腔。当鼓肺时，水封液面以下没有气泡冒出时，再利用针筒进行负压抽吸，确定胸腔没有气体后，拔掉导管，并在肺处于膨胀状态时完全封闭破损将缝线打结。麻醉师听肺呼吸音，判断气胸是否消失，或术中胸部平片判断气胸情况。对于小量气胸（特别是小于15%）可以给予氧疗并复查胸片。大量气胸、张力性气胸或气胸产生呼吸系统症状时，需行胸腔闭式引流处理。

7. 肾脏的血供

（1）肾动脉：肾动脉解剖是行肾脏手术的关键，必须记住肾动脉的以下几个特点。

1）肾动脉源于肠系膜上动脉下方的腹主动脉的两侧，解剖肾动脉一定要在腹主动脉侧面，在腹主动脉腹侧则容易损伤肠系膜上动脉引起小肠坏死严重并发症。左侧巨大肾肿瘤肾切除时要特别注意。

2）肾动脉在肾静脉的后方进入肾门，右侧的肾动脉在下腔静脉和肾静脉的后方进入肾门，经腰途径先遇到的是肾动脉，而经腹途径需在静脉的后方找到肾动脉。

3）肾动脉多为一根主干，分成前后两支进入肾窦，后支于肾盂后方通过，供应肾后段，前支走行于肾盂和肾静脉之间，分支供应肾上、中、下段。有的肾动脉在主干起始端早早分前后两支，手术往往只分离一个分支，造成动脉阻断不完全，术中出血多。如果术中觉得游离的动脉细，应沿着该动脉向腹主动脉方向继续游离，找到肾动脉的主干。

4）与肾静脉不同，肾动脉各段动脉之间没有交通支，一个段支损伤，该段支支配的肾实质功能丧失。行肾脏部分切除术时，保护正常肾实质的分支动脉是保留肾功能手术的关键。一些肾脏部分切除术后患肾萎缩功能损伤基本是肾动脉的主要分支血管损伤所致。

5）肾动脉存在一定的变异，人群中大约23%的单侧肾脏和10%的双侧肾脏由多支肾动脉供血。可起自腹主动脉、肾动脉主干、肾上腺下中动脉、左右髂总动脉分叉处。入肾部位以肾上极最多，其他入肾下极、前面、后面等处。这些变异增加了手术中出血的机会。右侧的变异肾动脉多从下腔静脉前方跨过进入肾脏。肾切除术后出血手术探查要重点检查变异的肾动脉侧支血管出血。

（2）肾静脉：肾脏手术过程中出血主要发生在肾静脉的损伤，认识和了解肾静脉的解剖对实行肾脏手术至关重要。

1）肾内各段静脉分支与动脉分支伴行，相互之间存在广泛交通支,肾静脉分支损伤不会影响肾脏血液回流。出肾后常汇成一条或数条总干,位于肾动脉的前方汇入下腔静脉。如果没认识肾静脉干的变异,会造成静脉出血。

2)左肾静脉较长,上方有左肾上腺静脉汇入,下方有生殖静脉汇入,后方有1支或2支腰静脉汇入。这些肾静脉特点对左肾手术非常重要。

3)右肾静脉较短,极少有肾外静脉汇入。右侧肾上腺静脉及右生殖静脉一般直接汇入下腔静脉。

4)人体肝静脉以下的下腔静脉阻断后,左肾静脉有丰富的侧支循环,对肾功能影响不大,而右肾静脉无侧支循环,无法保留肾功能。

(3)肾周脂肪组织内的血管网含有丰富的毛细血管网,正常情况下,该血管网管腔细小,血运不丰富。但是,巨大肾癌压迫肾静脉,以及肾静脉和下腔静脉癌栓,肾静脉回流受阻,肾周脂肪组织内的血管网作为主要的侧支循环,毛细血管代偿性增粗,管壁薄,手术游离肾脏时出血量大,影响手术正常进行。

(4)肾蒂血管通常指进入肾门的肾动脉及肾静脉,静脉多位于动脉的前方。肾动脉由主动脉发出,一般位于L2水平。右肾动脉自主动脉发出,以斜向下方向经过下腔静脉的后方进入肾门,偶有右肾动脉可从腔静脉前方横过。左肾动脉较短,从主动脉发出后,一般以水平或稍微向上的方向到达肾门。左肾静脉横跨主动脉前方注入腔静脉左外侧。正常情况下,肾蒂的肾动脉、肾静脉、肾盂从上到下排列顺序为肾动脉、肾静脉、肾盂,从前到后为肾静脉、肾动脉、肾盂。

二、病理

1. 常见的肾细胞癌病理类型 肾透明细胞癌、乳头状肾细胞癌、嫌色细胞癌、集合管癌和易位肾细胞癌等。

（1）肾透明细胞癌是肾脏肿瘤中最常见的类型，占肾细胞癌的80%以上。肾透明细胞癌的Fuhrman分级对判断预后有重要意义。Fuhrman分级中，Ⅰ级、Ⅱ级预后较好，Ⅲ级、Ⅳ级预后较差。肾透明细胞癌以血行转移为主。

（2）乳头状肾细胞癌占肾上皮性肿瘤的5%～10%，临床表现与肾透明细胞癌相似。病理分Ⅰ型与Ⅱ型乳头状肾细胞癌，Ⅱ型的预后较Ⅰ型差。乳头状肾细胞癌有多发病灶的倾向，淋巴结转移较常见。

（3）嫌色细胞癌约占肾上皮性肿瘤的5%，就诊时肿瘤的体积较大，平均7～9cm。嫌色细胞癌预后较肾透明细胞癌和乳头状肾细胞癌好。

（4）集合管癌较少见，占肾细胞癌的1%以下，恶性程度高，肿瘤进展快，就诊检查时多有静脉系统扩散及淋巴结转移。

（5）易位肾细胞癌，与染色体易位相关的肾细胞癌包括Xp11.2易位/TFE3基因融合相关性肾细胞癌和t（6；11）易位肾细胞癌。多见于儿童和青年，也可见于成人，预后较差。

（6）病理出现肉瘤样改变的肾细胞癌患者预后差，平均生存期不到一年。

2. 肾细胞癌分期　TNM分期是RCC临床病理分期标准，也是判断预后的主要因素（表4-1）。

（1）RCC临床病理分期关键词是"肿瘤局限肾内"，包括T1期（T1a和T1b）、T2期，只要局限肾脏内，患者的预后较好。T1a期10年病因特异性生存率约为90%；T1b期10年病因特异性生存率为71%，T2期则为62%。

（2）局部进展性RCC（T3期），肿瘤侵及肾静脉、下腔静脉，或侵及肾周组织、肾上腺，但未超越Gerota筋膜。预后较差。

（3）局部晚期RCC（T4期），肿瘤侵及超越Gerota筋膜，包括肾窦脂肪组织浸润,预后很差。

(4)肾细胞癌的淋巴结转移等同远处转移,是影响肾细胞癌预后不良的重要指标,5年生存率和10年生存率分别为5%～30%及0～5%。肾细胞癌远处转移,肾细胞癌预后极差,1年生存率低于50%,5年生存率5%～30%,10年生存率0～5%。

(5)肾细胞癌的一个特征便是容易侵犯静脉系统,只要是肿瘤局限于肾脏的静脉癌栓,患者5年生存率可达到45%～69%,有手术根治治疗的价值。

表 4-1　肾细胞癌 TNM 分期

TNM 分期		TNM 分期	
T——原发肿瘤		N——区域淋巴结	
TX	不能确定原发肿瘤	NX	不能确定区域淋巴结
T0	无原发肿瘤	N0	无区域淋巴结
		N1	仅有一个区域淋巴结转移
T1	肿瘤仅限于肾内,最大径≤7 cm	N2	一个以上的区域淋巴结转移
T1a	肿瘤直径≤4 cm	M——远处转移	
T1b	肿瘤直径4～7 cm	MX	不能确定远处转移
T2	肿瘤仅限于肾内,最大径>7 cm	M0	无远处转移
T3	肿瘤侵及主要静脉,或侵及肾上腺,或侵肾周组织,但未超越肾筋膜(Gerota筋膜)	M1	远处转移

续 表

TNM分期		分期			
T3a	肿瘤侵及肾上腺或肾周组织，但未超越肾筋膜（Gerota筋膜）	I	T1	N0	M0
T3b	肿瘤侵及肾静脉乃至下腔静脉，或至横隔以下腔静脉	II	T2	N0	M0
		III	T3	N0	M0
T3c	肿瘤侵及肾静脉乃至下腔静脉，或至横隔以上腔静脉		T1, T2, T3	N1	M0
			T4	N0,N1	M0
T4	肿瘤已超越肾筋膜（Gerota筋膜）	IV	任何T	N2	M0
	① 包括肾窦脂肪组织（肾盂周围）；② 包括肾段血管的分支（肌型血管）		任何T	任何N	M1

3. 肾细胞癌病理特点

（1）肾细胞癌大体呈圆形或椭圆形，肾细胞癌的切面为金黄色或棕褐色，伴有出血灶，间有纤维组织、坏死组织，10%～25%的肾细胞癌伴有囊性变，有的肾细胞癌本身为囊腺癌。10%～20%的肾细胞癌伴有钙化，影像学检查可见到肿瘤钙化点彩状或斑块排列、壳状。肾细胞癌的大体标本外观很少相同。

（2）肾细胞癌的生长方式以膨胀性生长为主，肿瘤没有真正意义上的组织学包膜。由于肿瘤的压迫，周围的肾实质和纤维组织形成了一层假包膜，将肿瘤组织与肾实质隔离开来。肾细胞癌的肾部分切除术就是基于肾细胞癌的生物学生长方式，手术沿着假包膜外完整切除肿瘤,保留正常肾脏组织。但是,不是所有的肾细胞癌都有假包膜,例如,恶性程度很高的肾细胞癌,如集合管癌、肾髓质癌,肿瘤呈浸润性生长,没有或部分没有包膜,常规的肾脏部分切除术难以完整切除肿瘤,需做根治性肾切除术。有些肾细胞癌在肿瘤假包膜外还可能存在小的卫星灶,手术时必须仔细辨认,以免肿瘤残留导致术后复发。

(3)肾细胞癌特别是肾透明细胞癌容易向静脉内扩散,瘤栓常见于肾静脉、下腔静脉,甚至进入右心房内。肾细胞癌瘤栓的血供来自肾动脉,因此肾细胞癌瘤栓具有动脉血流而高度血管化,肾动脉栓塞后瘤栓可能会缩小。CT增强可见肾细胞癌瘤栓强化,而血栓无强化。

(4)肾细胞癌绝大多数发生于一侧肾脏,常为单发肿瘤,双侧先后或同时发病者仅占散发性肾细胞癌的2% ～ 4%。散发性肾细胞癌中,乳头状癌有多发病灶的倾向。临床上最常见的多发性肾细胞癌是Von Hippel-Lindau病或其他家族遗传性肾癌,而且常为双侧肾细胞癌。

(5)肾细胞癌快速冰冻切片受肾脏肿瘤组织结构特点的影响准确性不高,特别是肾透明细胞癌,常需要最终的石蜡切片才能作出完整的诊断。

三、症状与体征

(1)无症状肾细胞癌占就诊肾细胞癌的大多数,而经典的肾细胞癌三大症状有无痛性肉眼全程血尿、腰背部疼痛及上腹触及肿块,此类患者只占所有肾细胞癌就诊患者的9%左右。

(2)肾细胞癌中最常见的肾透明细胞癌容易经血运转移,血液可到部位都可能发生肾细胞癌转移。根据统计,肾细胞癌的远处器官和组织转移中肺转移占50% ～ 60%,骨转移

30%～40%,肝转移30%～40%,软组织转移35%,中枢神经系统转移8%,皮肤转移8%。常表现为咳嗽、咯血、胸腔积液、骨痛、病理性骨折、头疼和精神症状等。

（3）副癌综合征：由于肾细胞癌的组织本身分泌激素类物质,或正常组织针对恶性肿瘤反应性分泌激素类因子,也可能由于身体免疫系统调节反应等机制,晚期肾癌患者表现出的一组综合征。如高血钙、高血压、红细胞增多、局限性肝功能异常（Stauffer综合征）、淀粉样变性,以及发热、体重下降及乏力等的全身症状。行肾脏切除后,这些症状会消失。有些症状会随肿瘤复发或转移重新出现,是预测肾细胞癌进展的指标。

四、影像学诊断

1. 超声检查　临床上多数肾细胞癌是超声检查时偶然发现。从理论上讲,由于肾脏结构改变,超声检查可以检出大多数肾癌,可以鉴别肾囊性和实性肿块。超声检查易显现外生性肾脏实质性肿块、肾外形改变,但是内生性肾细胞癌容易漏诊。目前可应用超声造影技术,以提高超声诊断的分辨力、敏感性和特异性。

2. CT　CT是肾肿瘤最主要和最常用的影像学检查方法。

（1）掌握肾肿瘤多期螺旋CT扫描的成像原理和诊断意义：
① 平扫期可以真实反映肾肿瘤与正常肾实质组织密度的差别,多数肾细胞癌CT值与正常肾组织相似或低些,而且密度不均匀,可以有钙化。平扫期CT值也用于测量对比剂团注入后病灶的强化程度。肾错构瘤增强的表现与肾细胞癌相似,但平扫期可以见低于水密度的脂肪组织。肾囊肿注入出血造影剂无增强,但平扫组织密度高于正常肾组织。② 皮髓质期（动脉相）,

肾皮质强化而髓质尚未强化，因此分界明显；通常肾细胞癌因血管丰富、强化迅速而在此期得以显示；同时，此期扫描还可显示肾动脉及其分支；但是单行皮髓质期扫描可能漏诊隐藏于髓质中的小肿瘤和隐藏于皮质中与皮质强化程度相近的小肿瘤。③ 肾实质期（静脉相）通常可以显示大多数肿瘤，在这一期中，肾皮质和肾髓质强化程度相同，但肿瘤因内部血管结构与肾实质不同而呈现不同的强化，从而其轮廓得以显示。④ 排泄期，对比剂进入集合系统，肾盏、肾盂的形态得以显示，肿瘤与集合系统的关系在此期扫描中可以得到显示。

（2）不同类型肾细胞癌CT特点

1）透明细胞癌：在平扫期，CT值通常在30～40 Hu，与相邻肾实质相比，呈等密度或略低密度；如果瘤体内有坏死、液化，则可呈更低密度；若伴有急性出血或钙化，则呈较高密度。因此，透明细胞癌在CT平扫中通常表现为混杂不均匀密度。大部分透明细胞癌为富血供肿瘤，在增强后表现为典型的"快进快出"征象。在皮髓质期，肿瘤表现出与肾皮质同步，甚至早于肾皮质的明显强化，一般肿瘤越大，不均匀强化的特征越为明显，强化的程度可高于或接近于肾皮质。在实质期和排泄期，造影剂从肿瘤内快速地廓清，其强化程度迅速减弱，相对于此时呈持续强化的肾实质渐趋低密度。

2）乳头状癌属于少血供肿瘤，在CT平扫中通常呈等密度或偏低密度，在皮髓质期多数乳头状癌呈轻度强化或边缘性强化，肿瘤实质成分趋向于均匀强化，强化程度要明显低于透明细胞癌。有些乳头状癌因强化不明显甚至容易与复杂性囊肿相混淆，极少数肿瘤中度强化；实质期肿瘤维持原强化程度或稍有增加，一般呈轻、中度强化。

3）嫌色细胞癌在CT平扫中通常呈均匀等密度或稍高密度，皮髓质期表现为轻、中度强化，强化程度明显低于肾皮质，实质期多数肿瘤强化程度较皮髓质期增加,大多数肿瘤强化相对均匀,近30%的肿瘤出现轮辐状强化。

4)集合管癌为少血供肿瘤,在增强CT皮髓质期肿瘤呈轻、中度强化,强化程度低于肾皮质而略高于肾髓质,肿瘤与肾实质分界不清,实质期呈进行性强化,密度低于肾实质,瘤肾分界稍清晰,部分边缘呈锯齿状。集合管癌的影像学类似于浸润肾实质的肾盂癌。

5)嗜酸性细胞瘤在CT平扫时呈等密度,增强后呈均匀或不均匀显著强化,可显示中央瘢痕,但无论是增强后的车辐状强化还是中央瘢痕,都不是嗜酸性细胞腺瘤的特异性CT表现,易与嫌色细胞癌相混淆。CT难以鉴别嗜酸性细胞瘤与肾细胞癌。

(3)肾血管平滑肌脂肪瘤(angiomyolipoma, AML)是最常见的肾脏良性肿瘤,由血管、平滑肌和脂肪组织按照不同的比例构成。CT平扫见-100~-10 Hu脂肪组织是诊断的关键,增强后呈不均匀与强化肾细胞癌相似。对于以平滑肌或血管为主的肿瘤在CT平扫时,其实质性成分呈高密度,若不采用薄层扫描或阅片不仔细,可能诊断为肾细胞癌。MRI在少脂型AML与肾细胞癌的鉴别上有一定的优势。

3. MRI MRI具有软组织分辨率高的特点,可同时进行多平面成像,在平扫时即可检出大多数的病灶。目前,肾脏MRI检查一般作为CT检查的补充,在鉴别诊断方面有一定优势。同时,由于MRI对比剂Gd-DTPA无肾毒性,可适用于肾功能不全或碘过敏的患者。

4. DSA 由于CT和MRI的优势,肾动脉造影已很少用于肾肿瘤的诊断,主要用于巨大或富血供肿瘤(如肾透明细胞癌、血管平滑肌脂肪瘤)的术前肾动脉栓塞;肾部分切除术后出血,并行选择性栓塞治疗。

五、肾脏局限性RCC（T1、T2期）治疗

1. 治疗方法　在临床上，肾脏部分切除术（PN）是早期肾细胞癌手术治疗的金标准，其在肿瘤学上的治疗效果与肾细胞癌根治术（RN）相同。PN可以完整地切除肿瘤、保留患肾功能，其手术并发症在可控范围。长期观察可降低患者术后发生慢性肾脏病（chronic kidney disease, CKD）的风险，而CKD可以显著增加患者罹患心血管疾病和代谢性疾病的风险。

2. 治疗原则　原则上，肾脏局限性RCC均可以采取PN手术，关键在于肿瘤本身的解剖学特征，如肿瘤大小，位置，深度，与肾窦、集合系统和血管的关系等，以及手术医师的手术能力与经验。如果手术医师觉得PN困难，可以采用RN，两者都是临床可接受的手术方法。

3. 年龄与全身状况　两者是评估PN手术安全的重要因素。相对RN来讲，PN手术难度大，手术时间长，术后出血、漏尿的发生率高，特别是高龄患者多有基础疾病，肾脏的伤口愈合能力差，在选择PN手术时要慎重。

4. 肝功能、凝血功能和血糖　PN手术对凝血功能要求较高，术前必须详细询问相关的病史，检测肝功能、凝血功能和血小板计数。注意：术前常规的凝血功能检查正常并不表示患者凝血功能的储备能力正常，术中和术后消耗凝血因子后，出血问题便显现出来。中老年患者中，有些患者服用长效阿司匹林治疗或预防心血管疾病，这类患者应该停用阿司匹林2周后才能施行手术。肝功能的评估同样不能完全根据肝功能检测的指标来决定，慢性肝病病史是非常重要的考量指标。对于慢性肝炎、肝硬化，PN手术风险很大。严重的糖尿病患者行PN手术时创面渗血，以及愈合能力差，将导致严重出血、漏尿和局部感染的

并发症。这类患者选择腹腔镜下或开放性PN手术需慎重。

5. 球冠状肾肿瘤切除法(SCR) SCR应该是最合适的PN方法。SCR的病理基础：肾细胞癌形态多为圆形或椭圆形，其生长方式以膨胀性生长为主。由于膨胀性生长，肿瘤压迫周围的肾实质和纤维组织形成一层假包膜，同时肿瘤的膨胀性生长还挤压假包膜外的肾实质，形成了一条所谓的"过渡带"。"过渡带"宽约5 mm，是由肿瘤挤压肾实质而产生的，在病理上表现为炎症、肾间质硬化、肾小球硬化、小动脉硬化。假包膜和"过渡带"是PN的主要操作平面，在肾实质部位，"过渡带"可以呈现比较清晰的手术平面。切入肾窦部位时，手术平面应紧贴假包膜以外，该方法考虑肿瘤大小、形态、部位、深度、与肾窦集合系统和血管的关系等，适合多数部位肾肿瘤的完整切除。

采用SCR切除的肿瘤，其病理标本在大体观上呈现以下特点：肿瘤基底部或肿瘤-肾窦剥离面可见其假包膜；肿瘤-肾髓质交界部透过切面"过渡带"组织隐约可见假包膜，"过渡带"在大体标本上呈现为条带样组织，可见切面是以钝性剥离而非锐性切除为主的手法形成；肿瘤-肾皮质交界部带有一圈呈楔形的肾实质，厚度在5 mm左右，形状似"冠"，而整个肿瘤假包膜完整，可见呈膨胀性生长形似"球"的肿瘤，标本大体观形似一顶礼帽盖在球体之上，故将其命名为"球冠状"切除。

SCR术式最大限度保留了患肾功能。在SCR术式中，肿瘤切除主要是沿无功能的"过渡带"组织进行，并未过多地切除正常肾实质，从而使肾实质"量"的损失减小到了最低限度，而操作中减少血管、集合系统的损伤也保证了切缘周围肾实质的正常血供和尿液引流，在一定程度上也有利于残肾"质"的保存。

6. 其他手术 随着腔镜技术提高，多数T1期RCC均可行腹腔镜下或机器人辅助下PN手术，开放性PN手术只用于复杂的或体积较大的RCC。经皮或腹腔镜下消融术(射频或微波消融、氩氦刀冷冻消融),对于T1a期RCC是可以选择的微创手术。

7. PN手术并发症处理

(1)出血:出血是PN手术最重要的并发症。术后出血多发生在术后12 h,常因术中痉挛肾小动脉或结扎的肾动脉开放出血,也见于术后2~5天,主要加压缝合的缝线溶解或较剧烈活动,如咳嗽、快速起身等使缝线崩裂。术后出血引起肾周血肿,如果与集合系统相通则引起严重的血尿。出血量大的患者心率快,血压低,血常规血红蛋白和血细胞比容下降。超声检查或CT示肾周明显的积液和积血。如果输血补液后生命体征仍不稳定,血红蛋白和血细胞比容继续下降,需要立刻进行外科处理。临床首选DSA选择性肾动脉分支栓塞,多数出血可以通过介入治疗控制出血。如果出血为局限性,原则上止痛、对症处理,平卧观察,肾周血肿消失要2~3个月。如果患者以肉眼血尿伴血块为主,出血量大,膀胱血块填塞,这类患者迅速做DSA,行出血的动脉栓塞。如果介入无法控制出血,则需做患肾切除,挽救患者的生命。

(2)漏尿:漏尿是PN手术最常见的并发症之一。肾部分切除术后引流管持续引流出液体,通过检测引流液中的肌酐水平,可明确诊断。PN手术后的漏尿处理主要通过持续性引流,引流时间因产生漏尿的原因不同而不同。原则上不要手术探查,漏尿的创面修补成功率很低。PN引起尿瘘的主要原因是集合系统手术时没有缝闭,尿液从创面漏出液体量较多,或者部分残留肾实质分泌尿液,没有回流通路,引流出液体量较少。当尿路引流无梗阻时,大多数尿瘘可以自愈。当集合系统有梗阻,可以放置输尿管支架内引流或PCN术。

(3)感染:肾脏肿瘤PN手术创面感染发生率很低,常为肾PN创面渗出积液继发感染,或漏尿尿液聚集继发感染。如果术后尿瘘继发感染形成创面附近积液积脓,需手术或穿刺创面放置引流管,同时做PCN引流尿液或放置双"J"内引流。如果炎症扩散形成肾周围炎、肾盂肾炎、肾实质炎,严重引起败血症,抗感染治疗效果不佳者,要考虑做患肾切除,否则将危及患者的生命。反复发热慢性感染无法控制者或反复感染形成瘘道者,只有切除肾脏感染才能愈合。

六、治疗

1. 局部进展性肾癌治疗

(1)局部进展期肾癌首选治疗方法为根治性肾切除术,对于巨大肾肿瘤和伴腔静脉瘤栓的患者,肿瘤血供十分丰富、肾周侧支循环密集,根治性肾切除术前做DSA肾动脉栓塞可导致肾梗死,减少术中出血。

(2)局部进展期肾癌根治肾切除术原则上采取经腹进路,经腹途径解剖结构清晰,先分离肾脏周围脏器与腹主动脉和腔静脉,游离和结扎肾血管,然后将肾与肾周脂肪一并切除。手术安全,也符合无瘤操作的原则。

2. 转移性肾癌局部治疗(mRCC)

(1)临床上对于已经转移的肾癌常常采取姑息性肾切除术。该减瘤性肾切除术的目的:增加免疫治疗或靶向治疗的疗效,缓解临床症状,有报道姑息性肾切除术后转移灶自然消退。

(2)ECOG评分是判断CN手术适应证的比较重要的全身性指标,ECOG评分为0～1分的患者可以接受CN手术。此外,评估患者的肝功能,特别是白蛋白和白球蛋白的比例,以及凝血功能,以保证手术安全和愈合。总肾功能在正常范围,对侧肾功能能维持正常生活也是重要的指标。年龄超过75岁的mRCC患者耐受手术的能力差,行CN手术需慎重。

(3)术前肾脏肿瘤原发灶和转移灶病理评估,决定是否行

CN手术。CN手术前应该作穿刺活检,获得病理学诊断。目前临床研究的免疫治疗和靶向治疗主要是针对肾透明细胞癌的,所以透明细胞癌类型的mRCC适合做CN手术。肾透明细胞癌的Fuhman分级Ⅲ~Ⅳ级,肾透明细胞癌合并肉瘤样变,以及其他进展迅速类型的肾癌,如肾集合管癌不适合做CN手术。

(4)肾癌的单个或寡转移灶,如肺、脑转移灶,若全身情况容许,可以行转移灶切除术。而对于靶向治疗与免疫治疗,部分患者可以控制肿瘤的发展。

3. 转移性肾癌全身治疗

(1)靶向治疗

1)常用靶向药物:晚期肾癌对传统放化疗不敏感,自2005年美国FDA批准索拉非尼用于晚期肾细胞癌的治疗以来,晚期肾细胞癌的治疗发生了划时代的巨变,晚期肾细胞癌的治疗进入了以靶向治疗为主的时代。国内上市靶向治疗药物如下。

● 舒尼替尼:一线治疗,用法为50 mg,qd,口服给药,常规为4/2方案给药,也就是服用4周休2周,6周为1个周期;亚洲人群普遍对于舒尼替尼不良反应耐受性较差,可以改为服用2周休1周,6周为1个周期的2/1方案给药。

● 索拉非尼:因其在亚洲人群效果优于欧美人群,国内也推荐为一线治疗,用法为400 mg,bid,口服给药,连续服用。如疾病进展,最多可增量至800 mg,bid。

● 培唑帕尼:一线治疗,用法为800 mg,qd,口服给药。

● 阿昔替尼:一般用于一线治疗失败后的二线治疗或三线治疗,用法为5 mg,bid,口服给药,可以增量至7 mg,bid治疗,服药不良反应较小。

● 依维莫司:为mTOR通路靶向药物,用于接受TKI靶向治疗失败后二线靶向治疗,用法为10 mg,qd,口服给药。

靶向药物的剂量和选择均需要根据患者药物相关不良反应及疾病进展情况进行及时调整。

2）靶向治疗不良反应

● 手足皮肤反应：是靶向药物最常见的不良反应之一，多见于受体酪氨酸激酶抑制剂。可采用含有10%尿素组分的油膏或乳液；如果出现过度角化，则使用含有35%～40%尿素的油膏进行去角质治疗。若出现严重症状，建议请皮肤科会诊。

● 心血管不良相关事件：高血压是靶向药物治疗最常见的毒性反应之一，服用靶向药物期间，患者应告知医师高血压病史，同时告知其正在使用的其他药物，治疗期间将血压控制在140/90 mmHg以下，常用药物为钙离子拮抗剂（CCB）、ACEI及利尿剂。心脏毒性发生率较低，但需要引起重视。

● 血液学不良相关事件：骨髓抑制的表现通常发生在治疗的第2～4周，如中性粒细胞下降、血小板计数下降、贫血等。因此，接受靶向治疗期间需要密切监测血常规。对于各种血液学反应，可以采取相应对症治疗方案。

● 胃肠道不良反应：常见的胃肠道不良反应包括腹泻、恶心和呕吐。腹泻为胃肠道不良反应中发生率最高的。通常不需要减低剂量或中断治疗，给予合适的合并药物即可控制并减轻出现的不良反应。

● 肝功能不良相关事件：肝脏毒性的具体表现包括胆红素升高、转氨酶（ALT、AST）升高、肝炎等。在培唑帕尼治疗中的发生率较高。一般转氨酶在（3～8）×ULN可继续治疗，每周监测肝功能一次，直至转氨酶水平恢复至1级或基线；转氨酶＞3×ULN和总胆红素＞2×ULN应停止治疗，且对患者持续进行监测，直至氨基转移酶恢复至1级或基线；若转氨酶水平＞8×ULN应立即停止治疗，纠正肝功能后考虑其他靶向药物。

● 甲状腺功能减退：靶向治疗引起甲状腺功能减退的发生

机制目前仍不明确,需要定期复查甲状腺功能,建议每个周期治疗开始前和结束时行甲状腺功能,注意鉴别乏力等甲状腺功能减退早期可见的一般症状。出现甲状腺功能减退后的处理:采用甲状腺激素替代治疗。

● 其他不良事件:包括乏力,色素改变,间质性肺病,血糖、血脂代谢异常等。

(2) 免疫治疗

1) 针对肾细胞癌的抗肿瘤免疫治疗,如细胞因子治疗转移性肾细胞癌有一定的效果,曾经是转移性肾细胞癌的主要治疗,后被靶向药物取代。近年来,随着PD-1/PD-L1单抗、CTLA4抗体等的出现,转移性肾癌将进入免疫治疗新时代。

● 细胞因子:在靶向治疗及免疫检查点抑制剂出现之前,IL-2是唯一得到美国FDA批准用于转移性肾细胞癌治疗的药物。因效果远低于现靶向及免疫检查点抑制剂药物,已不推荐。

● PD-1抗体:国外已经上市的PD-1抗体有纳武单抗(nivolumab),用法为3 mg/kg,2周一次,静脉滴注;帕博利珠单抗(Pembrolizumab),用法为2 mg/kg,3周一次。国内虽然已有PD-1抗体上市,但均未获批肾细胞癌适应证。

● CTLA-4抗体:国外上市的CTLA-4抗体有伊匹木单抗(ipilimumab),联合PD1抗体纳武单抗被推荐为IMDC中高危患者的一线治疗,剂量为前4个疗程每3周静脉滴注纳武单抗(3 mg/kg),随后静脉滴注伊匹木单抗(1 mg/kg),4个疗程联合使用期过后,每2周240 mg纳武单抗静脉滴注或每4周480 mg纳武单抗静脉滴注。

2) 免疫治疗不良反应:免疫相关不良反应是免疫系统产生的非特异性反应,可影响几乎所有的组织器官。不同免疫抑制剂的不良反应发生谱及发生率有所区别。如纳武单抗的CheckMate 025研究中,最常见的不良反应分别为乏力、消化道反应、皮肤反应、呼吸系统反应、内分泌、血液、肌肉骨骼等。帕博利珠单抗的KEYNOTE-361研究中，最常见的毒性反应分别为乏力、皮肤反应、消化道反应、呼吸系统反应、发热、肝功能损害、血液、肌肉骨骼等其他反应。一般不良反应处理如下。

● 减量及停药：发生轻、中度免疫相关不良反应时，处理后降到Ⅰ级或治疗前基线之前，免疫治疗延迟使用。发生严重免疫相关不良反应时，停止免疫治疗。

● 激素治疗：CTCAE Ⅰ级通常采用对症治疗，Ⅱ级采用局部激素或全身激素治疗，口服0.5～1 mg/(kg·d)，Ⅲ级采用全身激素治疗，口服或静脉使用1～2 mg/(kg·d)，在激素治疗3～5天后症状未能缓解的患者可考虑在专科医师指导下使用。停用免疫治疗药物，基于患者的风险/获益比讨论是否恢复免疫治疗。Ⅳ级采用全身激素治疗，静脉注射甲泼尼龙1～2 mg/(kg·d)，连续3天，后逐渐减量至1 mg/(kg·d)，在激素治疗3～5天后症状未能缓解的患者可考虑在专科医师指导下使用。相应免疫治疗药物应永久停用。

目前研究指出，靶向联合免疫治疗机制互补，临床试验显示联合治疗显著提高肿瘤客观缓解率，延缓疾病进展，联合治疗具有良好的应用前景。2019年4月19日，美国FDA批准帕博利珠单抗（K药）与阿昔替尼构成的联合疗法（帕博利珠单抗200 mg，q3w+阿昔替尼5 mg，bid），用于晚期肾细胞癌患者的一线治疗，这也是首个PD-1抗体+靶向药物联合疗法获批肾细胞癌一线治疗，因此靶向联合免疫治疗有望成为未来治疗的方向。

七、其他

（一）复杂性肾囊肿与囊腺癌

1. 分类　肾脏囊性占位可分为单纯性囊肿和复杂性囊肿。

1986年，Bosniak提出了肾脏囊性肿物的分级系统，目前已被临床泌尿科及放射科医师所接受。其中Bosniak Ⅱ级及以上为复杂性囊肿。

2. 影像学检查　常规超声是筛选肾囊性占位的主要手段，其判断复杂性肾囊肿的重要特征包括：囊壁的厚度与形态、分隔的厚度与数量、是否存在钙化、囊液的密度，以及是否存在实性成分等。但是由于常规超声对肿瘤血管的血流信号显影不清，所以不能作为定性诊断。肾脏薄层CT平扫和增强利用肾实质肿瘤血供高度丰富和对比度增强的特征进行充分的评估。MR则可以进行多平面的重建，其软组织分辨率高，能较好地显示囊性肾脏占位的体征性改变。

3. 随访　Ⅰ级和Ⅱ级囊肿定期随访观察，Ⅲ级和Ⅳ级囊肿需要积极处理。对于ⅡF级囊肿，目前最安全的诊疗决策是随访观察。ⅡF级囊肿诊断后每半年复查一次，坚持1～2年。如果病变稳定，则每年复查一次，持续2年，之后则根据患者的具体情况每2年复查一次，持续至少5年。

4. 治疗方式　Ⅲ、Ⅳ级囊肿的恶性肿瘤的发生率分别是，Ⅲ级只有52.3%，Ⅳ级为89.2%。囊性肾癌的恶性程度低，局部复发和远处转移的概率小，根治性肾切除将使部分肾良性病变作为恶性肿瘤切除了肾脏。肾脏部分切除术是这类患者的最佳治疗方案。

（二）冯·希佩尔-林道（Von Hippel-Lindau）病肾癌

1. 概述　肾癌分为遗传性肾癌和散发性肾癌，遗传性肾癌约占全部肾癌的4%。与肾癌相关的遗传综合征主要包括Von Hippel-Lindau（VHL）病、遗传性乳头状肾细胞癌（HPRC）、遗传性平滑肌瘤合并肾细胞癌综合征（HLRCC）及Birt-Hogg-Dubé（BHD）综合征等，其中VHL病为最常见的一类遗传性肾癌。VHL病是一种常染色体显性遗传病，涉及多个系统病变。主要病变包括视网膜血管瘤、中枢神经系统血管网状细胞瘤、肾癌、肾囊肿、胰腺肿瘤囊肿、嗜铬细胞瘤和附睾肿瘤等。中枢神经系统血管网状细胞瘤破裂出血和肾癌是患者死亡的主要原因。*VHL*基因胚系突变的类型包括点突变、微小基因片段的丢失、大基因片段的丢失，甚至*VHL*基因的完全丢失。

2. 临床表现　VHL病肾癌中，肾脏损害表现为肾囊肿和肾肿瘤，约半数以上VHL患者伴有肾囊肿且常为双侧多发性囊肿。VHL肾癌与散发性肾癌相比：肿瘤发生年龄早；常为多灶性和双侧发生，可为同时发生双侧肾癌或异时发生双侧肾癌；多伴肾脏囊肿且为双侧多发性；病理为透明细胞癌且分级低，预后好。除了上述特点，VHL病肾癌常合并肾外表现，如中枢系统血管网状细胞瘤、视网膜血管瘤、胰腺肿瘤多发囊肿和肾上腺嗜铬细胞瘤等。

3. VHL病肾癌的治疗原则　在阻止肿瘤转移的基础上，尽可能最大限度保护患者的肾功能；减少干预次数，降低手术并发症的发生率。目前的治疗方法主要包括：观察密切随访、肾脏部分切除术、消融术、肾脏根治性切除术，以及靶向药物治疗。由于VHL病肾脏本身隐藏着大量的微小癌性病灶，PN术后肾癌再发是不可避免的；同时手术治疗的次数是有限度的，因此手术时机的选择是一个非常重要的问题。对于小的VHL肾癌，可以采取积极的观察随访策略。同时要把握时机，在肿瘤进展前，行肾切除术，进入规律性血液透析，延长患者生存时间。

4. 治疗方法　VHL病是由VHL基因突变引起涉及多个系统的常染色体显性遗传性肿瘤综合征，是一种单基因病。目前对VHL病缺乏有效的治疗方法，主要是对VHL病患者采取相应的对症处理方法。为避免VHL病患儿的出生给家庭与社会带来沉重的负担，可通过产前诊断技术加以解决。胚胎植入前遗传学诊断（preimplantation genetic diagnosis, PGD）是在体外受精胚胎移植术（in vitro fertilization and embryo transfer, IVF-ET）基础上发展起来的，是应用分子生物学技术对活检得到的卵母细胞的极体或胚胎的1～2个卵裂球进行遗传学分析，以去除携带严重遗传性疾病的胚胎，选择正常胚胎植入母体，彻底阻断VHL病在该家族中的传递（图4-4）。

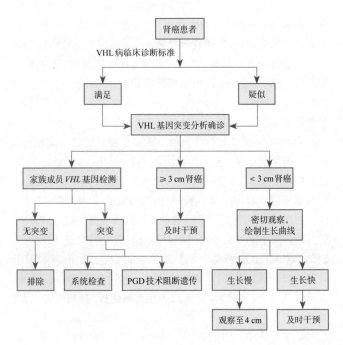

图4-4　VHL肾癌的治疗策略

（张进　黄吉炜　翟炜　黄翼然）

第三节 肾良性肿瘤

一、肾囊肿

1. 概述　肾是人体最容易发生囊肿的器官之一，可单侧或双侧发病，因此肾囊肿也是最为常见的肾占位性病变，在50岁以上的人群中约50%都有或大或小的良性单纯性肾囊肿。

单纯性肾囊肿绝大多数并无任何临床症状，不需处理。单纯性肾囊肿可分为肾皮质囊肿和肾盂旁囊肿，可发生在单侧，也可发生在双侧，可以是单发的，也可以是多发的。

2. 发病机制　肾皮质囊肿的发病机制并不清楚，但有证据显示其可能来源于肾小管结构。肾皮质囊肿可位于肾脏皮质、皮髓质交界或髓质。肾盂旁囊肿则位于肾门部，但并不与肾脏集合系统相连，其病理学来源可能为淋巴管或胚胎残留组织，囊肿中往往含有稻草色的囊液。多发的肾盂旁囊肿可与肾积水相混淆。

3. 临床症状　单纯性肾囊肿往往无任何临床症状，少数可能因为囊肿内出血或囊肿压迫尿路引起症状，其发生依赖于囊肿的大小和位置。单纯性肾囊肿也有可能引起发热和腰痛等感染症状，此时应与肾盂肾炎和肾脓肿相鉴别。

4. 影像学检查　单纯性肾囊肿在CT上往往表现为界限清楚、均一的圆形囊性占位，囊壁很薄，CT中不能看出，静脉注射造影剂后无强化。肾囊肿的密度一般在10～20 Hu，也就是水在CT成像中的密度。

5. 外科治疗指征　由于肾囊肿发病率较高，必须严格掌握外科治疗的指征，避免肾囊肿的无效治疗或过度治疗。原则上，出现下述情况可以考虑外科手术：① 肾囊肿体积大，张力高，影像学上有囊肿张力大的改变,并且囊内压力大引起部位明确的胀痛,且影响正常生活。② 肾囊肿,特别是肾盂旁囊肿压迫集合系统,继发肾结石、肾盂感染、肾积水,产生症状,或影响肾功能等。

6. 临床处理 单纯性肾囊肿的临床处理主要是超声引导下经皮肾囊肿抽吸术和腹腔镜下肾囊肿去顶术。单纯经皮肾囊肿抽吸术的疗效不佳,常在抽吸净囊液后,肾囊肿腔注入无水乙醇等硬化剂,烧灼囊壁,减少术后复发。单纯性肾囊肿手术相对比较简单,但是临床医师在处理肾囊肿时要注意以下几个问题,否则会酿成严重并发症,或延误治疗。

(1) 肾盏源性囊肿:在处理单纯性肾囊肿时,必须要与肾盏源性囊肿鉴别。肾盏源性囊肿是肾小盏的漏斗部狭窄引起肾小盏扩张积水,但是该囊肿具有分泌尿液功能,而且囊肿与肾集合系统相通。在影像学上单以超声影像难以鉴别,CT增强单纯性肾囊肿内无增强,而肾盏源性囊肿囊液有增强。临床上仅以超声影像诊断来处理肾囊肿有一定风险。如果是肾盏源性囊肿采取经皮肾囊肿抽吸术,吸净囊液后,囊肿腔注入无水乙醇等硬化剂,烧灼囊壁,无水乙醇等硬化剂将顺肾小盏的漏斗部流入肾盂输尿管,破坏集合系统,造成术后集合系统狭窄或闭锁,使患肾功能受损。如果采取腹腔镜下肾囊肿去顶术,术后囊壁分泌尿液,较长时间漏尿,或肾周积液,继发感染引起肾脏积脓。

(2) 重复肾:肾重复畸形为双肾盂畸形,是一种由胚胎期输尿管芽发育异常导致的一种先天性泌尿系统畸形,发病率在0.8%左右。肾重复畸形常伴有输尿管或肾脏的其他畸形,常见的有输尿管开口异位、输尿管开口囊肿、上半肾发育不良、膀胱输尿管反流和肾盂输尿管交界处狭窄等。肾重复畸形主要引起上半肾发育不良、肾积水、肾功能下降,容易与肾囊肿混淆。临床上，单以超声影像学诊断难以鉴别，CTU或MRU可以显示双肾盂畸形。如果将重复肾作为单纯性肾囊肿处理，会出现与肾盏源性囊肿处理一样的并发症。

（3）囊性肾癌：囊性肾癌的诊断与鉴别诊断详见相关章节，在处理肾囊肿时要有该囊肿可能是囊性肾癌的概念。在超声引导下经皮肾囊肿抽吸术中，抽吸出的囊液若为血性液体，需停止治疗，行CT和MRI检查排除囊性肾癌。在腹腔镜下行肾囊肿去顶术时，吸净囊液后镜头要伸到囊腔内，观察囊壁是否光整，如果囊壁有结节，要做活检送病理，排除囊性肾癌。对于临床上不能排除囊性肾癌的患者，不能只行囊肿去顶术，而应行囊肿完整切术。

二、肾血管平滑肌脂肪瘤

1. 概述　肾血管平滑肌脂肪瘤（AML）也称肾错构瘤，是最为常见的来自肾间质的良性肿瘤。肾血管平滑肌脂肪瘤由血管、平滑肌和脂肪组织构成。

肾错构瘤与结节性硬化症（tuberous sderosis, TSC）有很密切的关系，30%～50%的肾错构瘤患者都合并这种疾病。结节性硬化症是一种以智力迟钝、癫痫、皮脂腺腺瘤为特征的常染色体显性遗传性疾病，反之，80%的结节性硬化症患者会发生肾错构瘤。肾结石错构瘤按其合并结节性硬化症与否，临床表现也有所不同。合并结节性硬化症的患者多为30～40岁的年轻女性，往往没有特殊不适主诉，多为影像学检查偶然发现。而不合并结节性硬化症的患者年龄往往偏大，多为40～60岁，同样也是多发于女性。这类患者常有腰痛、血尿、肿块等症状出现，有约25%的风险发生肿块的破裂出血。

2. 临床表现　肾错构瘤的临床表现与瘤体构成成分的比

例和瘤体的大小同样关系密切。在一部分肾错构瘤病例中，其瘤体含有丰富的畸形血管成分，且这些血管的血管壁较脆，极易形成动脉瘤或引起出血。如果瘤体直径大于4 cm，或者合并直径大于5 mm的动脉瘤形成，则肿瘤发生出血的风险也会大大增加。

3. 影像学检查 由于瘤体中脂肪成分的存在，肾错构瘤的影像学表现十分具有特征性，肾错构瘤也是唯一通过影像学检查即可确诊的肾脏良性肿瘤。CT扫描是目前诊断肾错构瘤最有效和最可靠的手段，当CT在肾脏病变中扫到即使极微量的脂肪组织（CT值为−20 Hu或更低）时，可以排除肾癌的诊断而考虑肾错构瘤。而MRI则是通过脂肪抑制信号进行诊断，脂肪组织在MRI脂肪抑制信号扫描中表现为被抑制的信号，从而发现肾脏病变中的脂肪组织而诊断为肾错构瘤。

4. 治疗 对于肾错构瘤来说，RAML极少恶变。治疗需考虑到其自然病程和疾病本身的特点，如肿瘤的大小、是否存在症状和患者的状态，特别是出血的危险。

（1）AML最大的危害是肿瘤出血，特别当肿瘤大于8 cm。临床上无症状且小于4 cm的AML一般无须干预；介于4～8 cm的AML需要密切随访评估，如果肿瘤大小或症状有显著改变，应做好及时干预的准备；对于大于8 cm的AML，不论是否伴有临床症状，均应手术干预。

（2）单纯选择性肾动脉栓塞治疗RAML可以最大限度地保留正常肾实质，安全、简单且痛苦较小。栓塞被越来越广泛地应用于临床治疗肾错构瘤，并取得了良好的疗效，对破裂出血的患者，其栓塞成功率为83%～100%，且在长期随访中，肿瘤体积可缩小57%～80%。

（3）手术治疗方式多采取保留肾单位的方法，包括肿瘤剜除术和肾部分切除，但下列情况考虑肾切除：当整个肾脏完全被错构瘤所替代；孤立的肿瘤体积巨大或位于肾门行肾部分切除的风险太大；生长速度类似恶性肿瘤，且术中冷冻切片病理报告不能排除恶性肿瘤的肿瘤；少部分肾错构瘤患者并发自发性破裂出血（瘤体出血后，组织充血水肿，瘤体与肾组织界限模糊不清，只能行肾切除术），特别是行选择性动脉栓塞失败而需要行肾切除来控制出血的患者。

（4）药物靶向治疗适用于有TSC合并RAML的患者。对于无症状但肿瘤连续生长且大于3 cm的患者，新的诊疗指南推荐一线选择mTOR抑制剂治疗，选择性栓塞或肾部分切除术作为二线治疗。正常状态下，肿瘤抑制基因*TSC1/TSC2*编码的蛋白复合物可从上游抑制细胞生长调节因子为哺乳动物雷帕霉素靶蛋白（mTOR）的活性。结节性硬化症患者由于*TSC1/TSC2*突变，mTOR活性上调，促使细胞过度增殖，形成肿瘤样变。西罗莫司和依维莫司（西罗莫司的羟乙基衍生物）是mTOR抑制剂。除了免疫抑制作用，它们能持续抑制mTOR靶点，达到抑制肿瘤生长与增殖、抑制肿瘤营养代谢和抑制肿瘤新生血管形成等抗肿瘤作用。

三、肾嗜酸细胞瘤

1. 概述　肾嗜酸细胞瘤是肾脏上皮来源的肿瘤，占全部肾脏肿瘤的3%～7%，大部分为体检时偶然发现，并无临床症状，也有少部分患者会出现腰痛、肉眼或镜下血尿，以及体重减轻等情况。肾嗜酸细胞瘤在男性、老年人多发，男女发病比例为（2～3）：1，其发病高峰年龄为70岁。

2. 影像学检查　肾嗜酸性细胞瘤的影像学表现与肾透明细胞癌十分相像，单纯通过影像学检查很难鉴别这两种肾脏肿瘤。其典型的影像学特征包括轮辐状的滋养动脉（发生率为

17% ～ 80%)和肿瘤中央的纤维性坏死(发生率为6.7% ～ 50%),然而这些影像学特征在肾透明细胞癌中也会存在。

3. 治疗 鉴于这些术前诊断手段的不确定性,治疗的选择应考虑肿瘤的临床特征。如果怀疑是肾嗜酸性细胞瘤,瘤体的大小和位置影响不大,应选择保留肾单位的手术。

(张进 陈勇辉)

第四节 上尿路尿路上皮癌

一、流行病学特点及病因学

1. 概述 上尿路尿路上皮癌(UTUC)是指发生于肾盂及输尿管的尿路上皮恶性肿瘤,是一种较为少见但恶性程度较高的泌尿系统疾病,占全部尿路上皮癌的5% ～ 10%。UTUC好发于70 ～ 90岁的人群中,其中男性的发病率约为女性的3倍。

尿路上皮癌常具有多中心生长及高度复发的生物学特点,因此需要警惕。约有5%的患者同时发生双侧上尿路尿路上皮癌,另外约17%的UTUC患者在确诊时合并膀胱尿路上皮癌,22% ～ 47%的患者术后会出现膀胱内的肿瘤复发,而对侧上尿路复发的概率为2% ～ 6%。

2. 发病机制 UTUC的癌变机制在许多方面都与下尿路尿路上皮癌相似,但也存在一定的差异。遗传和环境因素等都可以促进UTUC的发生、发展。危险因素主要包括职业接触(从事化学、石油及塑料工业或长期接触煤炭、沥青及焦油),吸烟,滥用镇痛剂,慢性炎症、感染或使用化疗药,巴尔干肾病和马兜铃酸类中草药的使用。我国(包括台湾地区)常见的中成药中,龙胆泻肝丸、冠心苏合丸、分清五淋丸是相对比较常见的含有马兜铃酸的中成药；而常见的可能包含马兜铃酸的药材包括马兜铃、天仙藤、青木香、广防己、关木通、细辛、寻骨风等。原则上，所有UTUC患者均需要询问上述药物的服用史。

3. 遗传因素　家族性/遗传性UTUC与遗传性非息肉性结直肠癌（hereditary nonpolyposis colorectal cancer, HNPCC）有关，这种疾病也被称为林奇综合征，是一种由错配修复基因突变导致的常染色体显性遗传病。因此，如果患者年龄小于60岁，且（或）有个人HNPCC病史，且（或）有小于50岁HNPCC患者的一级亲属，且（或）有2个HNPCC患者的一级亲属，则需要被怀疑为遗传性UTUC，应该做DNA测序并进行家族遗传咨询。

二、临床表现与诊断

1. 临床表现　血尿是UTUC患者最常见的临床症状，发生于75%～82%的患者，可表现为无痛性肉眼血尿或镜下血尿。血尿通常为全程性，当肿瘤突出于输尿管下段膀胱入口时，可表现为终末血尿。体检发现肾积水是患者第二就诊原因，发生于45%～55%的患者。另外，约1/3的患者存在腰痛，多由肿瘤或血凝块造成输尿管进行性阻塞，从而引起肾盂积水，牵张肾脏被膜所致。

2. UTUC的诊断　主要借助尿液检查、影像学检查及内镜检查。

（1）尿液检查

1）尿细胞学：尿细胞学是基于尿液中脱落细胞的分析，是推荐每位患者都进行的诊断方法。尿液细胞可在膀胱镜下通过膀胱冲洗取样或输尿管镜下原位排尿后获得。尽管尿细胞学检查简单无创，且特异性高（>90%），但其敏感性相对较低

（35%～65%），无法准确地预测肿瘤的分级和分期，且在尿路上皮损伤或尿路感染时假阳性率会增加，因此常常需要结合影像学检查或内镜检查。如果尿细胞学阳性，影像学检查显示病灶不明显，建议先进行膀胱镜检查排除膀胱肿瘤后，通过分侧输尿管插管分别送尿细胞学检查明确病变侧别。

2）荧光原位杂交（fluorescence in situ hybridization, FISH）：FISH法使用荧光探针检测尿路上皮癌中4个典型的染色体异常（3号、7号、9号和17号染色体），用于UTUC的诊断。

3）肿瘤标志物：一些基于尿液的肿瘤标志物，包括NMP22、膀胱肿瘤抗原（BAT）及纤维蛋白/纤维蛋白原降解物（FDP），已经用于UTUC的诊断和随访，它们有较高的敏感性，但假阳性率也相对较高。

（2）影像学检查

1）超声：超声可以通过发现肾积水筛查UTUC，亦可对病灶进行初步评估，其具有无创、简便易行且费用较低的优点，因此已较多应用于各类体检项目中。临床中有大量的无症状性UTUC患者是常规体检中通过超声检查发现的。但其单独应用的临床价值有限。

2）CT扫描：泌尿系统CT成像（CTU）可以准确判断肿瘤的位置、形态和大小、浸润深度、区域淋巴结情况，以及与周围脏器的关系，为术前提供分期信息，是目前临床上首选的影像学检查方法。① 在CTU上，肾盂输尿管肿瘤大多表现为上尿路腔内的软组织密度的结节/充盈缺损，表面呈乳头或菜花样改变，注入对比剂后一般以轻度强化为主。少部分以浸润性生长为主的病灶或原位病变可表现为局限性的上尿路管壁增厚或无异常发现，在临床易漏诊。② CTU难以区分是否肌层浸润（T2期），但是对于是否T3期以上，则具有较好的鉴别度，Honda等学者报道称CTU对于诊断T3期及以上UTUC的敏感性及特异性分别为87.5%（14/16）和92.9%（13/14）。③ T2期及以上的UTUC较容易发生区域淋巴结转移，目前临床上认为影像上区域淋巴结径线超过1 cm则较有可能是转移性淋巴结，可建议患者可进一步行PET-CT或者PET-MRI检查。④ 临床上肉眼血尿，CTU没有发现明确病因，没有典型UTUC影像学表现，也需要进行密切随访，需要警惕扁平状浸润性生长的UTUC，一般建议至少3个月再次进行CTU检查。⑤ 伴有肾绞痛发作的肉眼血尿，需要鉴别是由输尿管结石引起或是由UTUC继发血块引起，有时难以鉴别，可以优先进行MRI扫描，如病灶呈T1WI高、T2WI低信号则可明确诊断，如MRI信号不典型，可过2周待血块溶解后再次行CTU鉴别。⑥ 其他在CTU上需要鉴别的病变包括：上尿路血块一般呈铸型的占位性病变，大多无强化，边界比较光整平直；上尿路局部炎症有时也需要与UTUC鉴别，炎症区域管壁一般可见均匀的中度延迟强化，管壁内缘可见内膜的环形强化，可予鉴别。⑦ 当肾盂癌与浸润肾盂的肾细胞癌发生的部位较为类似时，两者的鉴别较为困难。相较于肾细胞癌，肾盂癌在CT上有以下6个影像学特征：肿瘤在集合系统呈向心性生长；肾盂（盏）内可呈现病灶的充盈缺损；受累肾脏仍能维持肾脏的形状；坏死、囊变较为少见；肿瘤呈均匀强化；肿瘤可侵犯至肾盂输尿管连接处。⑧ 临床上，部分肾盂癌和浸润肾盂的肾癌在影像学上难以鉴别，可以先行输尿管镜活检或者采用术中先行根治性肾切除，取出标本后送术中冷冻进一步明确病理类型，从而决定是否术中继续切除输尿管全长。

3）磁共振扫描（MRI）：磁共振尿路造影（MRU）是对碘造影剂过敏或因肾功能不全而无法行CTU的患者的替代手段，可发现上尿路中以乳头状生长为主的病变，表现为局部的充盈缺损。但对于小于2 cm的肿瘤敏感性较低（检出率仅为75%）且因各种因素易受到假阳性结果的影响，临床使用价值有限。

DWI相较于常规影像学检查可提供更高的恶性肿瘤-正常组织对比度,UTUC一般表现为极高信号,故结合DWI技术可提高小肿瘤的检出率,同时更好的恶性肿瘤-正常组织对比度对于肿瘤边界的确定也更准确,可以更好地判断肿瘤的分期,并且评估信号高低还可以鉴别肿瘤的良恶性。

4)18F-FDG PET-CT:对于局部的UTUC病变,18F-FDG PET-CT相较于传统的检查手段在诊断及鉴别诊断中并没有非常明显的优势,不建议单独使用。延迟成像病变区域可见明显的示踪剂摄取,但对于较小的病灶敏感性及特异性均未优于CTU,目前认为,在有碘对比剂过敏或肾功能不全的患者中可作为CTU的补充手段。在怀疑有淋巴结及远处转移病灶的患者中,可使用18F-FDG PET-CT来提供疾病完整的影像学分期信息,但是需要注意的是,在评估淋巴结转移中,18F-FDG PET-CT的敏感性有争议。另外,在UTUC肿瘤复发的评估中,18F-FDG PET-CT具有较高的准确性。

5)核素检查:肾动态显像,包括肾血流灌注显像和肾动态显像,其最大意义是可以分别估测双侧肾小球滤过率,因此对于预估患者术后肾功能有较大意义。

(3)内镜检查

1)膀胱镜检查:由于尿路上皮癌具有多中心生长的特点,约17%的UTUC患者合并膀胱癌,因此,所有UTUC患者在实施手术前均须进行尿道膀胱镜检查,以排除膀胱肿瘤或前列腺尿道部肿瘤。

2)输尿管镜检查:技术的进步使得输尿管镜检查成为术前明确诊断和病理的重要手段。① 基于肿瘤播散学说,一些研究结果证实术前行输尿管镜检会增加患者术后膀胱内复发的风险,因此对于CTU影像学表现非常典型,如T3期的肾盂肿瘤,膀胱同时合并肿瘤患者,可以直接行根治性肾输尿管切除术。

② 对于解剖性或功能性独肾,低危的UTUC患者(单发,直径 < 2 cm,脱落细胞或活检提示低级别肿瘤,CTU显示非浸润性)考虑进行保肾治疗,则输尿管镜检查及活检是保肾治疗前必需的检查手段。③ 对于UTUC中呈乳头状生长的肿瘤,输尿管镜下活检阳性率很高,但诊断性活检的分级可能低于肿瘤本身的组织学分级,另外约45%的病例,根治术后病理表明为侵袭性,而其活检结果却显示为Ta期。对于UTUC中呈扁平状浸润性生长的肿瘤,活检钳可能比较难取到阳性组织,建议可使用活检刷以提高活检的阳性率。④ 对于肉眼血尿,考虑呈扁平状浸润性生长的输尿管肿瘤患者,如果活检仍然难以取到病理,可在与患者充分沟通后,先行输尿管节段性切除术,术中送快速冷冻病理明确病变性质后,决定后续手术方案。

三、病理学及分期、分级

1. 病理类型　UTUC的病理类型多为尿路上皮癌,少数为鳞状细胞癌及腺癌。后者常因上尿路黏膜长期受到慢性刺激(如结石或炎症)诱发恶变而形成。

2. 病理分期　根据肿瘤浸润的深度、淋巴结阳性率及远处转移情况,国际抗癌联盟对UTUC进行了相应的TNM分期,见表4-2。

3. 病理分级　目前国内外较多遵循2004年世界卫生组织的分级法,该分级标准将UTUC分为低度恶性潜能的乳头状尿路上皮肿瘤、低级别肿瘤和高级别肿瘤。

四、治疗

1. 根治性肾输尿管切除术(RNU)　根治性手术的范围包

表 4-2　UTUC 的 TNM 分期（2017 版）

T-原发肿瘤

TX　原发肿瘤无法评估

T0　未发现原发肿瘤的证据
　　Ta　非浸润性乳头状癌
　　Tis　原位癌
T1　肿瘤浸润至上皮下结缔组织
T2　肿瘤侵犯肌层
T3　(肾盂)肿瘤浸润超过肌层至肾盂旁脂肪或肾实质
　　(输尿管)肿瘤浸润超过肌层,侵及输尿管旁脂肪
T4　肿瘤浸润至邻近脏器,或突破肾脏浸润至肾周脂肪

N-局部淋巴结

NX　局部淋巴结无法评估
N0　无局部淋巴结转移
N1　单个淋巴结转移,最大径 ≤ 2 cm
N2　单个淋巴结转移,最大径 > 2 cm,或多个淋巴结转移

M-远处转移

M0　无远处转移
M1　有远处转移

括患侧肾脏、肾周脂肪、输尿管全长及膀胱袖状切除。目前认为切除肾上腺组织不是常规选择,术前或术中提示肾上腺受累需切除之。RNU 仍是目前治疗 UTUC 的金标准。

（1）手术的关键点在于无瘤原则,不可打开肾盂或输尿管,避免肿瘤外溢形成种植转移。对于肾盂肿瘤,可以在夹闭肾动脉以后第一时间夹闭输尿管;而对于输尿管肿瘤,则应该尽可能早地在肿瘤段以下夹闭输尿管,以避免在搬动肾脏或者操作输尿管时肿瘤细胞脱落引起膀胱内肿瘤细胞种植播散。

（2）手术方式包括开放式RNU（ONU）、腹腔镜RNU（LNU）及机器人辅助腹腔镜RNU（RANU），目前认为患者预后无显著差异。但是对于存在多发淋巴结转移、T4以上分期患者，目前认为ONU可能更有优势。

2. 淋巴结清扫 淋巴清扫对于UTUC的准确分期及预后改善都具有重要意义。

（1）目前已经证实在肌层浸润性（T2期及以上）的UTUC中存在较高的淋巴结转移率，因此目前EAU指南推荐对T2期及以上患者中开展淋巴结清扫（LND）。但是在临床实践过程中，CTU难以评判是否肌层浸润（T2期），只能对于是否为cT3期以上有较好的鉴别度。因此，我们强烈推荐对于所有临床上CTU考虑存在腹膜后淋巴结肿大或术中发现淋巴结肿大、cT3期以上患者做标准甚至扩大淋巴结清扫，推荐对于广基、多发病灶、输尿管肿瘤、肾盂肿瘤直径较大者更倾向于做淋巴结清扫；而对于肾盂肿瘤、单发、带蒂浅表性肿瘤可能性大者，可以不做淋巴结清扫。

（2）淋巴结清扫范围：目前淋巴结清扫的具体范围尚待明确。我们认为的清扫范围包括：肾盂肿瘤应考虑清扫同侧肾门、主动脉旁或腔静脉旁淋巴结及腹主动脉腔静脉间淋巴结；输尿管上、中段肿瘤考虑清扫同侧肾门淋巴结，主动脉旁或腔静脉旁淋巴结，腹主动脉腔静脉间淋巴结；输尿管下段肿瘤考虑清扫同侧髂血管淋巴结（图4-5～图4-7）。

3. 保留肾脏的手术（KSS） RNU可能会导致UTUC患者术后肾功能不全，因此，对于部分合理选择的UTUC患者行保留肾脏手术是一种可行的方法。

（1）对于所有低危的患者，都可以选择KSS手术。KSS的指征是：低分级（细胞学或活检病理）、非肌层浸润性疾病（影像学）、直径小于2 cm及单发肿瘤。而对于高危患者，如果存在肾

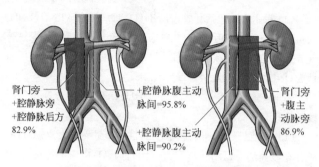

图 4-5 肾盂肿瘤及输尿管上段肿瘤清扫范围

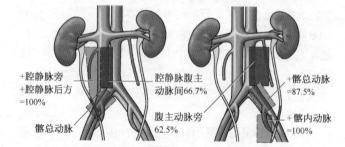

图 4-6 输尿管中段肿瘤清扫范围

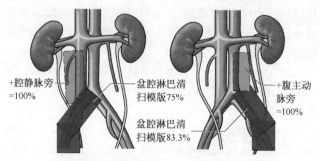

图 4-7 输尿管下段肿瘤清扫范围

功能不全、解剖性或功能性孤立肾、双侧上尿路肿瘤、无法耐受RNU的UTUC患者，在充分评估之后也可以考虑进行保留肾脏的手术，尤其是T3期以上患者，需要综合考虑患者生存情况后谨慎开展KSS。

（2）对于肾盂肾盏肿瘤，优先推荐采用输尿管软镜下的激光技术，如果肿瘤位于下盏，若输尿管软镜难以处理，则可推荐行经皮肾镜手术。经皮肾镜手术可能会有肿瘤种植转移的风险。一般不推荐肾脏部分切除或肾盂肿瘤开放切除术，有引起肿瘤种植播散的风险，但是对于某些保肾绝对适应证的浸润性肾盂肾盏肿瘤，病灶局限，也可以作为选择方案。

（3）对于低危输尿管肿瘤，同样优先推荐采用输尿管软镜下的激光技术。输尿管下段内镜下不能完全切除的低危肿瘤，或需要保留肾功能而行保留肾脏手术的高危肿瘤，可推荐行输尿管节段切除再吻合或输尿管末段切除膀胱再植术。原则上，术中应行冷冻病理检查，确保切缘阴性。对于多发输尿管非浸润性低危肿瘤，可行长段输尿管切除加肾造瘘术或输尿管皮肤造口术。

（4）对于行KSS手术的UTUC患者，术后常规留置输尿管支架管或肾造瘘管。所有患者需密切随访，并充分告知有根治性切除的可能。

4. 辅助治疗　UTUC恶性程度较高，有高度复发及进展的风险，因此术后可进行一些辅助治疗提升预后，包括辅助和新辅助化疗、放疗、膀胱灌注及免疫治疗。

（1）对于高危UTUC（T2～T4，N0或任意T分期，N＋），近期一项Ⅲ期前瞻性研究显示，术后辅助化疗能使其生存获益。目前，UTUC化疗优先推荐以铂类为基础的方案，即吉西他滨＋顺铂或MVAC方案（氨甲蝶呤＋长春碱＋多柔比星＋顺铂），前者耐受性更佳。笔者所在医院经验是对于亚洲人群，GC方案更合适，而对于肾功能不全患者，可以考虑紫杉醇或吉西他滨＋卡铂的化疗。

（2）新辅助化疗是指在实施局部治疗方法（如手术或放疗）前所做的全身化疗，目的是使瘤块缩小、及早杀灭看不见的转移细胞，以利于后续的手术等治疗。相较于术后辅助化疗，新辅助化疗能在肾功能更佳时进行，为更高剂量和更长周期的使用，以及器官保留手术提供了可能。国内外学者的研究证实，对于淋巴结阳性患者，病理为高级别或局部晚期患者，新辅助化疗能使其获益，包括明显降低病理分期，提高手术成功率，以及为无法行器官切除患者保留器官提供了可能。

（3）UTUC的放疗多为小样本回顾性研究，主要指征为术后病理T3/T4期或存在残存病灶的患者，目前尚未得到足够的证据。有研究提示，术后放疗可能对术后局部疾病的控制有效，但现有的研究结论不一致，尚需未来大规模的临床研究证实其有效性。放疗的不良反应主要表现在对局部放疗区域周围脏器的影响，对全身的影响较小。

（4）已有文献证实，在RNU术后进行膀胱灌注化疗可有效降低膀胱复发率，如无禁忌，推荐在RNU术后行单次膀胱灌注化疗，灌注药物优先选择吡柔比星或丝裂霉素等，药物用量和方法类似于原发性膀胱肿瘤的术后灌注，一般可在术后1周左右（尿管拔除之前）进行，对于腹膜外手术患者，可以提前至术后48～72 h进行。目前支持多次灌注的证据很少，有待进一步的研究探索。

（5）针对UTUC最常见的两种免疫治疗药物是PD-1和PD-L1。目前有5种不同的免疫治疗药物在此背景下获得批准，其中包括两种抗PD-1药物（帕博利珠单抗和纳武单抗）和3种抗PD-L1药物（阿佐利单抗、阿维单抗和度伐鲁单抗）。我国的免疫检查点抑制剂替雷利珠单抗（百泽安）正式获得国家药品监督管理局批准用于既往接受过治疗的局部晚期或转移性尿路上皮癌的治疗,成为我国首个用于尿路上皮癌治疗的免疫检查点抑制剂。该适应证的获批主要是基于BGB-A317-204这一单臂、多中心的Ⅱ期临床研究,在整体可评估的101例患者中,ORR(客观缓解率)达到24.8%,中位OS(总生存期)为9.8个月,且安全性较好,大多数治疗相关的不良事件(TRAEs)≤2级,无发生率大于5%的≥3级免疫治疗相关不良事件出现。随着尿路上皮癌适应证的获批,其将成为国内晚期尿路上皮癌患者的二线标准治疗。

五、预后及随访

1. 预后 主要与病理分期和分级有关。侵犯肌层的UTUC通常预后较差。pT2/T3期的患者5年生存率不足50%,pT4期的患者5年生存率则小于10%。其他影响预后的因素主要分为术前和术后两大类。术前因素包括肿瘤的大小(>3 cm)、数目、是否吸烟、手术等待时间等;术后因素则包括是否存在淋巴结转移、脉管淋巴侵犯、手术切缘是否为阳性、肿瘤有无坏死、是否伴有原位癌及有无膀胱癌病史等。

2. 随访 UTUC具有多中心生长的特点,22% ~ 47%的患者术后会出现膀胱内的肿瘤复发,而对侧上尿路复发的概率为2% ~ 6%,因此术后严格的随访极其重要,应定期随访其余尿路上皮发生肿瘤的可能,包括膀胱、同侧(保肾手术患者)或对侧泌尿道及泌尿系统外其他可能发生转移的器官。随访内容包括尿脱落细胞学检查、CT、输尿管镜检查、膀胱镜检查等。欧洲泌尿外科指南关于UTUC术后随访的建议如表4-3所示。

表 4-3　UTUC 术后随访方案

根治性肾输尿管切除术后,随访时间 ≥ 5 年

非浸润性肿瘤:
　　术后第 1 年:每 3 个月进行一次膀胱镜检查
　　术后 1 年后:每年进行一次膀胱镜 + CTU 检查

浸润性肿瘤:
　　术后第 1 年:每 3 个月进行一次膀胱镜 + 脱落细胞学检查
　　术后 1 年后:每年进行一次膀胱镜 + 脱落细胞学检查
　　术后 2 年内:每 6 个月进行一次 CTU 检查
　　术后 2 年后:每年进行一次 CTU 检查

保留肾脏手术,随访时间 ≥ 5 年
　　术后 3 个月和 6 个月进行 CTU + 脱落细胞学检查,之后每年一次
　　术后 3 个月和 6 个月进行膀胱镜 + 输尿管镜检查,之后每 6 个月一次,2
年后每年一次

远处转移风险评价(包括低分化及浸润性肿瘤患者)
　　体检、胸片、肝功能
　　　　术后第 1 年:每 3 个月一次
　　　　术后 3 年内:每 6 个月一次
　　　　术后 5 年内:每年一次
　　　　5 年后:仅检查泌尿系统
　　腹部和盆腔的 CT 或 MRI 检查
　　　　术后 2 年内:每 6 个月一次
　　　　术后 5 年内:每年一次
　　在碱性磷酸酶升高或有骨痛症状时行骨扫描,必要时可行 PET-CT

六、转移性上尿路尿路上皮癌

　　部分 UTUC 病例会出现转移的情况。一旦发生转移,即进展到肿瘤晚期,严重影响患者的生活质量及寿命。

　　UTUC 发生转移后,除非是孤立的转移灶,否则单纯的减瘤手术对患者生存获益不大。针对转移性 UTUC,目前常规推荐系统性治疗。相关的临床试验较少,有限的临床研究数据多为

单中心、小样本的研究,结果提示以铂类特别是顺铂为基础的联合化疗可能是有效的一线治疗措施。免疫检查点抑制剂如帕博利珠单抗和阿佐利单抗在最新的研究中被用在顺铂不耐受的转移性UTUC患者的治疗中,有限的数据提示其客观缓解率(ORR)在22%～39%。

二线治疗中,长春氟宁的疗效尚可,被临床研究证实接近其在二线膀胱癌治疗中的表现。有研究表明,帕博利珠单抗应用于接受过铂类化疗的UTUC患者中可降低接近50%的死亡风险,但这些研究的统计学差异有限。而阿佐利单抗因其在Ⅱ期临床中的结果被FDA批准为转移性尿路上皮癌的二线治疗,但其在随后的Ⅲ期临床中没有做出有统计学意义的临床疗效。替雷利珠单抗在国内对于转移性UTUC治疗适应证获批。

（袁易初　黄吉炜）

第五节 膀 胱 癌

一、流行病学与病因学

1. 流行病学

（1）膀胱癌（bladder cancer, BC）在全世界癌症发病率中位于第11位,在男性常见肿瘤中位于第7位。我国癌症中心2015年对恶性肿瘤的统计显示,男性年龄标准化发病率为8.3（每10万人/年）,位于我国常见肿瘤第7位,女性则位于第10位以后。男女发病率约为3.5：1。

（2）膀胱癌的主要发病年龄在40岁以后,并且其发病率随年龄增长而增加。年轻患者患膀胱癌通常是非侵袭性和分化良好的。

2. 病因学

(1) 目前较为明确的两大主要致病危险因素是吸烟和长期接触工业化学产品,后者主要包括经常接触染料、橡胶、纺织品、油漆、皮革和化学品等,这种职业暴露的平均潜伏期通常超过30年。此外,含马兜铃酸的植物制剂使用也是重要致病因素之一,需要关注。

(2) 慢性炎症刺激是危险因素之一,这种BC的病理类型通常是鳞状细胞癌。尿路感染、尿路结石和埃及血吸虫引起的慢性膀胱炎可能会导致膀胱上皮的慢性刺激,这可能增加膀胱癌癌变风险,主要见于鳞状细胞癌和腺癌。

(3) 遗传易感因素和家族相关性可能会影响BC的发病率。有家族史者发生膀胱癌的危险性明显增加,遗传性视网膜母细胞瘤患者的膀胱癌发生率也明显升高。

(4) 原癌基因的激活与抑癌基因的失活也与膀胱癌侵袭力及预后密切相关。

二、症状与体征

1. 血尿

(1) 无痛性间歇性全程肉眼血尿是膀胱癌最常见的症状,其发生率约为85%,浸润性膀胱癌的血尿多伴有尿痛。

(2) 间歇性血尿是膀胱癌血尿的另一特点,"不出血,病好了"是患者的思维误区,也是患者耽误治疗的常见原因。

(3) 需要注意的是,血尿症状的程度、时间与疾病严重程度无相关性。

(4) 如血块为条索状,需排除上尿路异常;如血块为团块状,多为膀胱内病变。

2. 尿路刺激症状

（1）除无痛性血尿外,膀胱癌的其他临床症状包括尿急、排尿困难、频率增加等尿路刺激症状。

（2）膀胱肿瘤较大的患者,因膀胱容积缩小,可导致尿频。

（3）如肿瘤位于膀胱三角区、颈部,则可能导致刺激症状,即排尿困难、尿频和尿急。在男性中容易与前列腺增生、前列腺癌混淆,在女性中容易与尿路感染混淆。

（4）原位癌(cis)或肌层浸润性膀胱癌(muscle-invasive bladder cancer, MIBC)患者也常伴有尿频、尿急、尿痛等尿路刺激症状,而在 Ta、T1 期肿瘤常无此类症状。

3. 梗阻症状 当患者出血量较大时,血块可填塞膀胱及尿道,造成尿潴留;当肿瘤浸润输尿管口时,可能导致肾积水,这往往预示有预后不良的可能;当肿瘤浸润脉管、淋巴管,易导致下肢水肿。

4. 体征 一般来说,膀胱癌患者查无明显体征。膀胱癌患者触及盆腔包块多是局部进展性肿瘤的证据,体检包括经直肠、经阴道指检和麻醉下腹部双合诊等,巨大肿瘤患者或晚期患者可触及肿块、质硬,可与周围脏器粘连无法活动,表浅淋巴结触诊可及质硬活动性差的淋巴结,常提示肿瘤进展。

三、组织病理学

1. 组织学特点 90%以上的膀胱癌是尿路上皮细胞癌,5%是鳞状细胞癌,不到2%是腺癌或其他类型肿瘤。

2. 膀胱癌的分期 是指肿瘤浸润深度及转移情况,是判断膀胱肿瘤预后的最有价值的参数。膀胱癌可分为非肌层浸润性膀胱癌(Tis,Ta,T1)和肌层浸润性膀胱癌(T2以上)。

3. 原位癌 虽然也属于非肌层浸润性膀胱癌,但一般分化差,属于高度恶性的肿瘤,向肌层浸润性进展的概率高。因此,应将原位癌与Ta、T1期膀胱癌加以区别。

(1)原发性原位癌:为高危膀胱肿瘤,建议BCG膀胱灌注治疗1～3年。

(2)T1G3/HG伴发原位癌:为高危膀胱肿瘤,且进展为MIBC风险高,必须考虑根治性膀胱切除术,拒绝或不适于接受根治性膀胱切除术者,推荐行BCG膀胱灌注治疗1～3年。

(3)原位癌随访:单纯原位癌及T1G3伴原位癌未接受根治术患者,需每3个月进行一次膀胱镜及尿液脱落细胞学检查,共2年;其后每6个月一次,至满5年。随访期间如尿脱落细胞学检查阳性而膀胱内未见肿瘤,建议重新检查上尿路、膀胱随机活检。

4. 膀胱尿路上皮癌恶性程度分级系统详见表4-4、图4-8。

表4-4　膀胱尿路上皮癌恶性程度分级系统

WHO 1973分级
乳头状瘤
尿路上皮癌1级,分化良好
尿路上皮癌2级,中度分化
尿路上皮癌3级,分化不良
WHO/ISUP 1998, WHO 2004分级
乳头状瘤
低度恶性倾向尿路上皮乳头状瘤
乳头状尿路上皮癌,低分级
乳头状尿路上皮癌,高分级

* WHO 1973, WHO 2004分级法是两个不同的分类系统,两者之间不能逐一对应。

5. 膀胱癌分子分型

(1)目前主要有4个研究中心提出了基于基因的综合性的膀胱癌分子分型方案,这4种方案分别是TCGA四分法、NCU二分法、MDA三分法和Lund五分法。这些综合分型方法中,基底

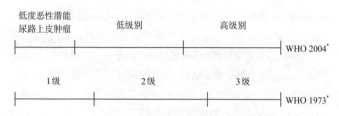

图 4-8　WHO 1973 和 WHO 2004 分级系统差异比较

* WHO 2004 分级系统将 WHO 1973 分级系统中的 G1 肿瘤纳入 PUNLMP 和 LG，G2 纳入 LG 和 HG，G3 全部纳入 HG 中。

* 最新版本为 WHO 2016 分级系统，目前临床最常用 WHO 2004 分级系统。

样细胞型膀胱癌患者对 NAC 的反应性较好，应用 NAC 能显著提高患者的 5 年生存率。相反，p53 样型膀胱癌患者有明显的化学治疗耐药性。

（2）仁济医院泌尿科建立了基于免疫组织化学染色的膀胱癌分型系统，根据 CK5/6、CK14、GATA-3 表达，可分为 CIT-Luminal 亚型及 CIT-Basal 亚型。其中，CIT-Luminal 亚型患者接受新辅助化疗后的病理缓解率显著高于 CIT-Basal 亚型，且 CIT-Luminal 亚型接受新辅助化疗后的 OS 显著高于仅接受根治手术。

（3）总体而言，目前膀胱癌分子分型系统还未统一，且多为基于基因测序的综合分型系统，临床应用受限。此外，目前缺乏优质的临床试验检验这些分型系统对化疗、靶向治疗、免疫治疗等综合治疗的指导功能。

四、影像学检查

1. *超声检查*　B 超是临床上最为常用的应用于膀胱疾

病筛查、诊断和鉴别诊断的影像学方法，憋尿或检查前饮水500～800 mL，保证膀胱充盈是获得良好的膀胱声像图像的先决条件。目前常用的探测方法主要为（耻骨上）经腹壁超声。同时注意以下鉴别诊断：结石、血块多呈高回声且随体位变动；膀胱癌与前列腺增生凸入膀胱的鉴别是超声检查的难点，前列腺中叶增生与前后叶相延续为整体回声，膀胱癌一般与前列腺组织无延续性，鉴别困难时应结合血供来源补充分析。

2. CT　CT是诊断膀胱癌的重要方法，不但可以发现2 mm以上的肿瘤，而且可明确肿瘤浸润肌层的深度，以及侵及膀胱周围毗邻器官和盆腔淋巴结转移的情况。检查时膀胱需要充分充盈，先常规进行平扫，而后静脉快速注射造影剂行增强扫描。增强扫描对膀胱肿瘤的CT诊断具有极其重要的意义，可判断肿物为多血管性还是少血管性的，以进行肿物良恶性的鉴别。膀胱癌的CT影像学表现有软组织样、结节样、斑片样、菜花样等，对于NMIBC一般呈现带蒂状，MIBC或呈宽基、地毯样，动脉相显著强化；膀胱原位癌的CT表现为黏膜早期强化，范围为3～5 mm，患者一般充盈程度不佳，且难以与炎症相鉴别；CT对于淋巴结具有独特的显像优势，一般来说，对于短径大于1 cm的淋巴结，应高度怀疑转移可能。对于膀胱癌患者，除动脉相和实质相外，应常规行分泌相扫描，通过充盈缺损可协助判断外生性小病灶，CTU作用在于明确是否合并上尿路病变或上尿路复发，肿瘤是否引起输尿管梗阻及肾盂积水情况，并协助判断肿瘤分期。但其不适用于严重梗阻、接受过化疗等肾功能较差的患者。

3. MRI

（1）膀胱充盈下行MRI检查，一般来说，行MRI检查前应嘱患者憋尿至出现轻度尿意，使膀胱黏膜平坦展开。DWI是一种在分子水平反映组织结构特征的基于MRI的检查技术，恶性肿瘤增殖活跃,细胞核增大,细胞质比升高,细胞数量多且排列紧密,导致细胞外间隙减小,使水分子扩散受限,从而在DWI上呈高信号,ADC值降低。ADC值是一种半定量指标,通过判定组织细胞的密度,进而评价新辅助/辅助治疗的疗效。

(2)T1加权上肿瘤呈等信号,在低信号的尿液的衬托下境界分明,但与周围正常膀胱壁界限不清,难以判断肿瘤向肌层的浸润深度。T1加权还可显示肿瘤侵及膀胱周围组织器官及淋巴结的情况,膀胱壁与周围脂肪的边界不清或在高信号的脂肪组织内出现较低信号的软组织影,常提示肿瘤已穿透膀胱壁及周围组织;T2加权肿瘤呈稍高信号,但低于此时呈高信号的尿液,小肿瘤有时会被尿液高信号掩盖而难以显示。膀胱壁在T2加权显示。膀胱壁在T2加权显示一线状或带状低信号带,结合肿瘤的高信号,因而易于鉴别肿瘤侵入膀胱壁的深度,若T2加权表观肿瘤附着处膀胱壁正常低信号带连续性中断,常提示肿瘤已侵犯深肌层。肿瘤仅及膀胱周围脂肪时,T2像上可见高信号的脂肪信号区有低信号区,并可见膀胱壁低信号带出现断裂。肿瘤进一步发展侵犯膀胱邻近器官如前列腺、精囊腺、直肠时,T1和T2像均可见相应受侵犯器官出现通过脂肪与肿瘤相延续的不规则低信号区域,其信号强度与原发肿瘤在各个成像序列上均类似。

(3)为进一步增加肿瘤组织与正常膀胱壁的对比,可静脉注射Gadolinium-DTPA做增强扫描。此时,肿瘤为高信号,位于肿瘤未被侵犯的膀胱壁,表现为介于高信号的肿瘤组织与膀胱周围高信号的脂肪之间的带状或线状低信号影。高信号的肿瘤组织与低信号的膀胱内尿液(T1加权)和正常膀胱壁形成对比,可较好地显示肿瘤浸润肌层的深度。

(4)膀胱肿瘤的DWI表现大致可分为:① 乳头状或平坦型肿瘤,表现为有蒂或无蒂的小结节,或者是附于膀胱壁表面生长的平坦型肿瘤,该类肿瘤体积较小,边缘光滑,信号均匀,多为浅表性膀胱癌或慢性黏膜炎性改变。② 广基底肿块型,表现为宽基底肿块,无明显蒂与膀胱壁相连,体积较大,边缘欠光整,内部信号多不均匀,可为浅表性或浸润至肌层的膀胱肿瘤。③ 沿膀胱壁浸润生长型,表现为膀胱壁不规则增厚,膀胱外壁僵硬;或突破膀胱壁,浸润至膀胱周围组织。④ 膀胱壁弥漫增厚型,表现为匍匐波浪状分布于膀胱壁的弥漫性病灶。具体分期如图4-9所示。

4. PET-CT 适用于在初诊膀胱镜见肿瘤累及颈部、CT、MRI影像提示肿瘤学分期可能达到Ⅳ期(N + M +)、特殊高危病理类型的患者。PET-CT检查包括充盈及排泄两相,对于肾功能较差、肌酐值 > 150 μmol/L的患者,应注意水化,即检查前

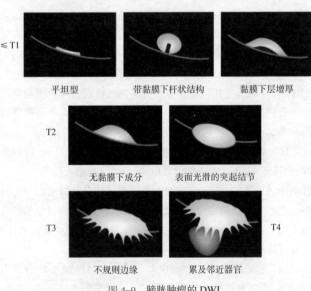

图 4-9 膀胱肿瘤的 DWI

静脉输液,在检查后及时服用呋塞米利尿剂排泄造影剂以保护肾功能。膀胱癌尤其是尿路上皮癌瘤体糖代谢异常活跃,能高度摄取18F-FDG,但由于18F-FDG主要由泌尿系统排泄,这会导致膀胱中有较高的显像剂积聚,从而影响对膀胱病灶的观察,这在一定程度上影响了18F-FDG PET-CT在膀胱癌中的应用。18F-FDG PET-CT检查可以较为灵敏、特异地探测到传统影像学方法无法识别的远处脏器转移的微小转移灶,也可以较早地发现淋巴结转移,包括直径小于1.0 cm的淋巴结,通常表现为盆腔、腹主动脉周围、腹股沟淋巴结呈结节状放射性浓聚,而这些小淋巴结在增强CT或MR中常会被漏诊。特别对于分期较高计划行根治术的患者,能够评定新辅助化疗的治疗效果,并且确定手术范围。目前认为,18F-FDG PET-CT可用于膀胱癌淋巴结及远处转移情况的评估,以及CT或MR见可疑转移灶的定性诊断,不推荐作为首选影像学检查,对pT3 + /N + 的患者来说,应作为每年常规的随访检查项目。

5. 其他检查 如膀胱镜、脱落细胞、尿液标志物。基于初步的门诊病史采集、B超检查,应进行尿脱落细胞学、尿液标志物检查及膀胱镜检查(包括活检)。考虑到尿脱落细胞和标志物检查的敏感性、特异性欠佳,两者不能替代膀胱镜的确诊作用。通过膀胱镜可以描述肿瘤的大小、形态、数量、质地及黏膜变化,对于可疑原位癌的改变应进行多点活检。

五、临床与病理分期(表4-5)

表4-5 TNM 分期

Ta: 乳头状癌局限于上皮内
Tis 原位癌

T1	肿瘤侵袭黏膜层
T2	肿瘤浸润肌层：T2a：浸润浅肌层；T2b：浸润深肌层
T3	肿瘤浸润膀胱周围组织：T3a：显微镜观察发现浸润；T3b：肉眼可见的膀胱外浸润
T4	肿瘤侵犯前列腺、精囊、阴道、盆壁、腹膜等：T4a：浸润前列腺、子宫、阴道、精囊；T4b：浸润盆壁、腹壁
N（区域淋巴结）	
N0	未出现组织学上的盆腔淋巴结转移
N1	盆腔髂总动脉下内单个（小于2 cm）淋巴结转移
N2	盆腔多个或单个淋巴结转移（2～5 cm）（下腹部、闭孔、髂外或骶前）
N3	髂总淋巴结转移（大于5 cm）
M（远处转移）	
M0	无远处转移
M1a	转移部位非区域淋巴结
M1b	出现远处转移

六、肌层浸润性膀胱癌的治疗

1. 根治性全膀胱切除术

（1）对于肌层浸润性膀胱癌的治疗，目前首选的治疗就是膀胱根治性切除术。目前国际上的主要指南（如EAU指南、

NCCN指南和国内指南等)均推荐对于局限性的肌层浸润性膀胱癌,需要行膀胱根治性切除。

(2)目前膀胱根治性切除的方式主要包括开放、腹腔镜和达·芬奇辅助膀胱根治性切除术。在男性中,标准的膀胱根治术包括膀胱、前列腺、精囊、输尿管远端和标准盆腔淋巴结清扫。在女性中,标准的膀胱根治术包括膀胱、部分阴道前壁、子宫和附件、远端输尿管和标准盆腔淋巴结清扫。对于一些仍有生育功能且希望保留生育功能的女性患者,可以在术中保留子宫和附件,以及阴道。

(3)在膀胱根治性切除时,推荐所有患者做输尿管残端冰冻。准备行尿流改道前做输尿管残端冰冻,尿路上皮癌尤其是原位癌,可以累及输尿管切缘,如果切缘阳性,建议再次取切缘冷冻,直至病理结果为阴性。如果是尿流改道为原位新膀胱的患者,需要同时取输尿管残端和尿道残端冷冻,冷冻阴性的患者适合做原位新膀胱术。如果尿道残端阳性,则需改行其他尿流改道方式同时行全尿道切除术。

(4)膀胱根治性切除术中淋巴结清扫的意义:盆腔淋巴结清扫可以了解肿瘤局部浸润情况。盆腔淋巴结转移的风险随着肿瘤的分期升高而升高。pT2期患者手术时,盆腔淋巴结转移的风险为10% ~ 30%,而高于pT3期的肿瘤患者,盆腔淋巴结转移的风险为30% ~ 65%。标准淋巴结清扫的范围:包括髂总动脉分叉(近端)、生殖股神经(外侧)、旋髂静脉、Cloquet淋巴结、髂内血管(后侧),包括闭孔和骶前淋巴结;常见扩大淋巴结清扫范围在标准盆腔淋巴结清扫基础上清扫至腹主动脉分叉水平,包括髂总血管、腹主动脉远端及下腔静脉周围淋巴结,也有报道清扫至肠系膜下动脉水平的超扩大淋巴结清扫。

(5)对于一些无法通过手术根治的局部晚期膀胱癌患者,往往伴有难治性出血、疼痛、尿路梗阻等症状,这些症状会导致患者全身状态进一步恶化。这些患者可以通过姑息性单纯膀胱切除＋尿流改道来改善症状。

（6）对于部分病灶较为局限的浸润性膀胱癌，如果患者拒绝行膀胱根治性切除或高龄、全身条件较差，无法耐受膀胱根治性切除术，可以考虑行膀胱部分切除术，术后可以进一步联合化疗、放疗和免疫治疗等综合治疗。

2. 尿流改道术

（1）膀胱切除后，尿流改道方式常见有输尿管皮肤造口、回肠膀胱术、原位新膀胱术。尿流改道是根治性膀胱切除术的重要组成部分，而且常常和术后并发症相关，因此，在为患者选择尿流改道方式时应该因人而异，从患者体力情况、肿瘤分期、尿道肠道健康情况、肾功能情况、伴随疾病、心肺与认知功能等具体情况出发，向患者及其家属详细讲解各种尿流改道方式的优缺点，着重从保护患者肾功能、减少术中术后并发症、提高生活质量、延长生存时间来进行尿流改道方式的选择。

（2）回肠膀胱术 Bricker 术是目前全膀胱切除术后最常采用的尿流改道手术方式。这种手术方式术后并发症相对于原位新膀胱术较少，同时造口护理也较为方便。

（3）原位新膀胱术术式众多，根据所采用消化道的节段不同可分为原位回肠新膀胱、原位回结肠新膀胱、原位乙状结肠新膀胱和原位胃新膀胱等。选择原位新膀胱手术需符合以下条件：① 尿道断端 2 cm 内无肿瘤，即男性膀胱颈以下无肿瘤，女性膀胱三角区以下无肿瘤；② 尿道外括约肌功能良好，无明显前尿道狭窄；③ 肾脏功能良好；④ 肠道无明显病变；⑤ 无膈肌裂孔疝、腹壁疝、腹壁肌松弛和盆底肌松弛等影响腹压的病变。值得注意的是，原位新膀胱术虽然对于远期的生活质量有明显改善，但是需要长期维护，自主控制排尿训练，对于术后的自主排尿管理极为重要，故不适用于认知能力较差的老年患者和一些依从性较差的患者；亦不推荐肿瘤学分期较高的患者选择原位新膀胱术。目前应用最广泛的还是采用回肠末段制作的原位回肠新膀胱，当回肠系膜较短不适合行Studer术时，可考虑乙状结肠作为替代，乙状结肠制作的新膀胱近似球形，能够保证容量，同时截取部分较短，不会引起肠道重建后张力过大。原位新膀胱术虽然手术难度大，但可以保留正常排尿习惯，避免了挂置尿袋对患者心理生理和社会活动的影响。近十来年，国际上许多较大的医学中心都将原位新膀胱术取代回肠通道术作为尿流改道的标准方式。原位新膀胱术的优势是解剖和功能方面最接近正常膀胱，不需要腹壁造口，保持良好的形象，提高生活质量。

（4）输尿管皮肤造口术是最早也是最简单的尿流改道术式，该术式有手术步骤简单、手术可在腹膜外完成、无肠道尿流改道的相关电解质吸收导致的相关并发症等优势。然而，由于正常输尿管直径小，末端游离后血运相对较差，易缺血坏死导致狭窄，其狭窄的概率要高于回肠通道术。因此，输尿管皮肤造口不常规作为尿流改道的首选术式。输尿管皮肤造口主要适用于：预期寿命较短、无法耐受复杂手术或消化道疾病无法利用消化道进行尿流改道者；晚期肿瘤侵犯、压迫输尿管引起上尿路积水、肾功能不全无法放置或不耐受引流管留置的患者；对于全膀胱手术风险高的老年患者。对于一些较为肥胖或输尿管条件较差，以及输尿管长度不够无法放置于同一侧的患者，建议行双侧输尿管皮肤造口，这有助于减少患者术后输尿管的张力，降低输尿管狭窄、梗阻和术后输尿管脱套等并发症发生的概率。

（5）原位新膀胱术的不同形式包括Hautmann、T Pouch、Studer新膀胱、去带乙状结肠新膀胱等。构建原位新膀胱时，应注意把握以下原则：① 低充盈压，去管折叠，接近球体；② 容量适中,回肠约40 cm,结肠约20 cm;③ 输尿管吻合避免狭窄,减少反流。其中折叠、去管化的作用的实现应做到新膀胱尽量接近球形,使储尿囊容量增加,充盈压从而降级,符合几何原理。

(6) 新膀胱功能恢复是循序渐进的过程,术后早期,应避免膀胱过度充盈,以利于吻合口愈合。术后2~3周,伤口愈合良好,可开始排尿功能锻炼。开始时白天每2 h,夜间每2~3 h排空一次新膀胱,夜间需使用闹钟或唤醒患者按时排空膀胱。随后在不发生尿失禁的前提下,适当延长排空间隔,平均每2~3 h排空一次膀胱。使新膀胱容量从术的100~200 mL缓慢增加到200~300 mL,同时开始盆底肌乃至腹肌的锻炼,进行收缩肛门训练及Kegel运动训练,保持3~5 s的收缩,呼气时收缩,吸气时放松,每天4~6次,每次10~15 min功能锻炼,控尿功能逐步改善。对于充分接受排尿训练,排尿方式正确,仍然无法充分排空膀胱的患者,需要进行间歇性自我导尿,以避免膀胱过度充盈及相关并发症。

(7) 腹壁造口的可控性尿流改道:这类手术主要解决尿流改道后挂置尿袋带来的一系列问题,手术由去管状化的肠段制作高容量、高顺应性、低压力的储尿囊,输尿管与新膀胱抗反流吻和可控性储尿囊输出道几部分组成。经过多年不断的手术改进,这类手术在抗反流和控尿两方面已经取得了巨大进步,变得更加持久有效和耐用。常用术式包括:可控回肠膀胱(Kock Pouch)、可控回结肠膀胱(Indiana Pouch)、可控回结肠膀胱(Mainz Pouch I 膀胱)、阑尾输出道的可控回结肠膀胱术(Penn Pouch)等。可控尿流改道患者需要经常导尿,因此增加了逆行感染的概率。此类手术技术较复杂、需要较长的肠管,且术后输出道脱套失去控尿功能等并发症也较多,因此现在比较少用。

(8) 经肛门排尿的可控性尿流改道:对肠道特殊患者,也是一种选择。但因逆行感染、高氯性酸中毒、肾功能受损等并发症,临床应用已很少。

3. 手术并发症处理

（1）下肢深静脉血栓：盆腔的肿瘤手术是下肢深静脉血栓发生的高危因素,尤其是全膀胱切除术这种长时间采取截石位的手术,术中、术后弹力袜的穿着,术后监测D-二聚体、查双下肢深静脉B超都是非常重要的。一旦发生深静脉血栓,需要及时采用低分子肝素进行治疗,卧床,制动,监测血氧饱和度和生命体征,必要时行肺部CTA排除肺栓塞。

（2）肠梗阻：肠梗阻是全膀胱切除 + bricker术,以及原位新膀胱术较为常见的手术并发症,往往发生在术后1周左右,在患者进食后出现停止排气排便、腹胀、恶心、呕吐等症状,肠梗阻的发生往往和吻合口狭窄、肠道粘连、肠麻痹等因素有关,一旦发生梗阻,需要及时明确肠梗阻原因进行对症处理,如果是非绞窄性肠梗阻往往可以通过保守治疗缓解,包括胃肠减压、生长抑素、深静脉肠外营养支持、灌肠、口服石蜡油、中医针灸等。如果考虑为绞窄性肠梗阻,需要尽早进行剖腹探查,解除梗阻。

（3）肾盂肾炎：术后肾盂肾炎也是全膀胱术后较为常见的并发症,全膀胱尿流改道后患者往往在造口处留有单J管,一旦术后发生单J管引流不畅出现梗阻,就会导致肾盂肾炎的发生。所以,在术后第三天可以常规留取单J管中尿液进行培养,明确是否有感染,同时术后定期打开造口袋观察尿液引流通畅情况,也可预防早期肾盂肾炎的发生。一旦发生肾盂肾炎,应尽早根据药敏试验结果使用敏感抗生素进行治疗。

（4）尿瘘：术后早期,尤其是拔出单J管后,部分患者会出现尿瘘,往往发生于输尿管吻合口愈合不佳时,所以在缝合时进行间断无张力缝合,同时术后需要监测白蛋白水平,加强患者术后的营养支持,有利于吻合口的愈合,可以有效避免尿瘘的发生。原位新膀胱术患者如果术中缝合不确切,可能会出现新膀胱瘘,一般较小的瘘口往往可以通过留置导尿管自行愈合,极少数患者如果尿瘘无法改善,可能需要再次手术进行修补。

(5) 吻合口狭窄:全膀胱术后部分患者输尿管先天性原因狭窄,或手术时缝合技术的原因,可能会导致吻合口狭窄,后期会出现肾积水及肾功能不全,如果无法改善,则需要考虑进一步行PCN穿刺或重新置管解除梗阻。

4. 保膀胱治疗 对于浸润性膀胱癌患者不愿意行根治性全膀胱切除术,可以采取MDT(多学科综合治疗模式),包括结合TURB、(局部 + 全身)化疗、放疗,以期实现膀胱及邻近淋巴结的局部肿瘤控制。

5. 新辅助化疗

(1) 尽管根治性膀胱切除术是肌层浸润性膀胱癌公认的治疗方法,但其5年生存率仅50%,新辅助化疗后,患者病死率可下降12% ~ 14%,5年生存率提高5% ~ 7%,远处转移率降低5%。常用的方案包括予MVAC新辅助化疗方案(甲氨喋呤 30 mg/m^2,第2天、15天、22天;长春花碱 3 mg/m^2,第2天、15天、22天;阿霉素 30 mg/m^2,第2天;顺铂 70 mg/m^2,第2天);GC新辅助化疗方案(吉西他滨 1 000 mg/m^2,第1天、8天;顺铂 70 mg/m^2,第2天)(表4-6)。

(2) 每3周为一个周期。至少应用2 ~ 4个周期基于顺铂

表 4-6 常用化疗方案

化疗方案	使用药物	剂量、时间
MVAC	甲氨喋呤、长春花碱、阿霉素、顺铂	(30 mg/m^2,第2天、15天、22天)、(3 mg/m^2,第2天、15天、22天)、(30 mg/m^2,第2天、15天、22天)、(70 mg/m^2,第2天)
GC	吉西他滨、顺铂	(1 000 mg/m^2,第1天、8天)(70 mg/m^2,第2天)

的联合化疗,每2个周期需要监测肿瘤变化。

(3)目前一般推荐新辅助化疗适用于术前身体条件较好、年纪较轻、肾功能血清肌酐清除率 > 50 mL/min的患者,对于肾功能不全的患者,可以考虑使用卡铂替代顺铂。

(4)化疗与组学研究:异质性是膀胱癌基因组测序特点,近年一些研究表明,ERCC2、DNA修复基因的突变可作为新辅助化疗敏感性的生物标志物。基于转录组及蛋白组层面分析结果,国际上分型方法有MD安德森、UNC、TCGA分型,主要将膀胱癌分为Basal型及Luminal型。Basal型的总体预后较差,但其对化疗更加敏感,接受化疗后的远期生存率高于Luminal型。我中心采用法国curie分型模式,通过IHC回顾性分析中国人群队列中不同分型接受新辅助化疗的获益情况,结果提示Luminal型接受新辅助化疗的预后显著优于Basal型。

(5)据SWOG研究报道,新辅助化疗后pT0期患者的5年生存率可达85%,而pT + 仅为57%;亦有研究支持新辅助化疗后TURBT确定cT0分期,可以较为准确地预测pT0;故对于cT0期患者,可以结合自身意愿,选择保留膀胱的综合治疗;对于新辅助化疗应答不佳的患者,考虑结合根治术后的病理/免疫组化乃至基因检测的结果,针对敏感的生物标志物,选择免疫、放射、靶向治疗等其他综合治疗手段;目前,相关的临床试验正在开展,进展、转移性膀胱癌的治疗详见转移及晚期膀胱癌章节。

6. 辅助化疗

(1)对器官局限性膀胱癌(T1 ~ T2期),没有证据表明辅助化疗可以改善生存率及膀胱切除后的局部病灶控制情况。相比新辅助化疗,辅助化疗在准确的病理分期后进行,避免了低转移风险患者的过度治疗,但可能会延误治疗。

(2)目前仍不明确即时辅助化疗或复发时化疗哪项更优,

或者两种方案在OS终点方面是否等同。以顺铂为基础的联合化疗可获得长期的无疾病生存期,甚至是转移性疾病(仅有LN转移的患者)。

(3)对于临床T2期或T3期患者,根治性膀胱切除术后病理若显示淋巴结阳性或为pT3-4,而术前未行新辅助化疗者,术后可采用辅助化疗;膀胱部分切除患者术后病理若显示淋巴结阳性或切缘阳性或pT3-4,术后亦可采用辅助化疗。以顺铂为基础的辅助联合化疗,在一般条件许可的情况下完成4~6个疗程。

7. 随访与预后

(1)基于膀胱癌的高复发率,长期监测是膀胱癌诊治的关键;膀胱癌的预后与肿瘤分级、分期、肿瘤大小、肿瘤复发时间和频率、肿瘤数目,以及是否存在原位癌等因素密切相关;结合近年报道,肌层浸润型膀胱癌的预后主要取决于肿瘤和淋巴结分期、组织学类型、脉管浸润、是否存在CIS、切缘阳性等;高龄、女性、高BMI指数、术前营养指标较低与造口旁疝发生率高相关。

(2)根治性膀胱切除术后随访主要关注肿瘤复发和尿路肠道吻合的相关并发症。

(3)根治性膀胱切除术后肿瘤复发和进展的危险主要与组织病理学分期相关,局部复发和进展,以及远处转移在手术后的前24个月内最高,24~36个月时逐渐降低,36个月后则相对较低。

(4)推荐pT1期肿瘤患者每年尿液、尿液肿瘤标志物、血液、电解质、生化检查(肝肾功能)、胸部CT检查和B超检查(包括肝、肾、腹膜后等)、盆腔影像检查;pT2期肿瘤患者每6个月进行一次上述检查,而pT3期肿瘤患者每3个月进行一次。此外,对于pT3期肿瘤患者,应该每半年进行一次盆腔CT检查。对于肿瘤学分期达到Ⅳ期(pN+)的患者,建议每年进行一次PET-CT检查。需要特别指出的是,上尿路影像学检查对于排除输尿管狭窄和上尿路肿瘤的存在是有价值的,上尿路肿瘤虽然并不常见,但是一旦发现,往往需要手术治疗。

(5)全膀胱切除后接受尿流改道的患者,可能会出现维生素B_{12}缺乏、代谢性酸中毒、肾功能恶化、尿路感染、结石症、输尿管吻合口狭窄、回肠膀胱术后造口并发症、新膀胱尿控问题/排空障碍;同时,全膀胱切除术后不同尿流改道术式者相互之间的比较,以及与正常人群之间的比较的焦点应充分考虑患者患病时间、年龄、性格、相处能力、文化背景、对手术方案及其术后可能面临处境的了解,以及患者完成问卷的方式、地点等各种因素的影响。

(6)术后患者出院后的早期随访极为重要,术后1个月内也是患者出现围手术期并发症的关键时期,所以建议专业团队对全膀胱切除患者出院后2周内进行电话随访,及时对每位患者的情况进行反馈,随访内容包括是否有发热、排气排便是否通畅、造口尿量情况、是否有腰酸腰涨等不适;术后1个月,建议患者进一步至门诊就诊,评估双肾B超、肾功能等指标,同时根据患者肿瘤病理情况制订下一步治疗方案。对于疑难病例,科室每周组织会诊,联合多学科讨论形式,全面评估,提出最佳的后续诊疗方案。

七、转移性及晚期膀胱癌的治疗

有近50%的肌层浸润性膀胱癌会进展为转移性膀胱癌,并最终死于肿瘤。膀胱癌最常见的转移途径为淋巴结转移,血行转移次之;最常见的转移器官依次为淋巴结(69%)、骨(47%)、肺(37%)、肝(37%)和腹膜(16%)。对于晚期患者,推荐以药物为主的综合治疗,尤其要重视多学科综合治疗模式。治疗目的除了延长患者生存时间,还包括尽量减少患者由于肿瘤转移出现的各种症状,改善患者生活质量。

1. *药物治疗* 目前化疗仍是晚期/转移性膀胱癌的首选治疗方案。对于转移性膀胱癌,如不经化疗,OS约为6个月。目前,国际上的主要指南(如EAU指南、NCCN指南和国内指南等)均推荐基于顺铂的全身化疗方案作为转移性膀胱癌的一线治疗方法。近年来,随着免疫治疗、靶向治疗与抗体偶联药物的不断发展,晚期患者预后得到了极大的改善。

(1)一线治疗方案

1)适宜顺铂患者:对于可耐受顺铂患者,一线推荐含顺铂方案化疗,包括MVAC方案或GC方案。

• MVAC方案:甲氨蝶呤(30 mg/m^2,第1天、15天、22天),长春新碱(3 mg/m^2,第2天、15天、22天),多柔比星(30 mg/m^2,第2天),顺铂(70 mg/m^2,第2天),28天为一个周期,最多进行6个周期。MVAC方案ORR约为39%,OS约为12.5个月。

• GC方案:吉西他滨($1\,000 \text{ mg/m}^2$,第1天、8天),顺铂(70 mg/m^2,第1天或第1天、2天分次给药),21天为一个周期,最多进行6个周期。GC方案OS约为13.8个月。

• 不良反应监测:含顺铂化疗应在用药后3～5天内复查血常规、肝肾功能,药物常见不良事件(AE)包括白细胞减少、血小板减少、肝功能损害与肾功能损害等,通过积极干预多数可以缓解,若出现CTC 3级及以上AE,应停药至AE恢复至1级或以下,并降低药物剂量梯度后恢复使用。

2)不适宜顺铂患者:目前认为不适宜使用顺铂的临床共识为至少存在下列一项:ECOG活动能力评分 > 1分;肾小球滤过率(GFR)≤ 60 mL/min;≥ 2级的听力下降和周围神经损伤;NYHA心功能评分心力衰竭Ⅲ级及以上。对于顺铂不耐受患者,应进行肿瘤组织PD-L1表达免疫组化染色(笔者推荐22C3/SP263及以上PD-L1抗体染色,不推荐SP142)。

• PD-L1表达阳性：推荐一线免疫检查点抑制剂（ICB）治疗，目前FDA批准阿替唑单抗（PD-L1，1 200 mg，q3w）与帕博利珠单抗（PD-1，200 mg，q3w）用于顺铂不耐受且PD-L1表达阳性的转移性膀胱尿路上皮癌一线治疗，NMPA尚无药物批准。免疫检查点抑制剂应根据不同药物剂型说明书选用剂量与周期，直至肿瘤进展或不可耐受的毒性，毒副反应见免疫检查点抑制剂监测与管理章节。可选用卡铂或其他铂类、紫杉醇/多西他赛类化疗。

• PD-L1表达阴性：推荐选用卡铂或其他铂类，卡铂应用Calvert公式{卡铂剂量（mg）=所设定的AUC（每分钟mg/mL）×[肌酐清除率（mL/min）+25]，以AUC=5计算，第1天}，21天为一个周期，最多进行6个周期。对于不能耐受任何铂类化疗的患者，无论PD-L1是否处于阳性状态，推荐免疫检查点抑制剂治疗。可选用紫杉醇/多西他赛类化疗。

3）一线联合治疗：目前有部分研究提示一线联合治疗（化疗联合免疫）相比单纯化疗具有优势，但尚缺乏高循证医学等级证据。IMVigor110研究提示，免疫检查点抑制剂联合GC化疗相比单纯GC化疗PFS显著改善。笔者中心推荐对于PD-L1表达阳性的患者，应考虑行联合治疗。

4）维持治疗：研究表明，对于一线化疗获得疾病控制（CR/PR/SD）的患者，接受免疫检查点抑制剂的维持治疗，可以显著降低死亡风险。笔者推荐在充分沟通知情后，对于上述患者应推荐免疫维持治疗。

5）靶向治疗：目前尚无靶向药物批准用于mUBC一线治疗。FGFR抑制剂厄达替尼对于携带FGFR2、FGFR3突变或转位的肿瘤具有较好的效果，一线治疗临床研究正在进行中。抗体偶联药物（ADC）Enfortumab Vedotin在临床试验中与帕博利珠单抗联合显示出良好的一线治疗效果，有望获批。

（2）二线治疗方案

1）免疫治疗

● 对于一线化疗失败的患者,推荐二线选择ICB治疗。目前FDA已批准阿替唑单抗、帕博利珠单抗、纳武单抗、度伐鲁单抗、阿维单抗用于二线治疗,国内特瑞普利单抗与替雷利珠单抗均已报NDA,其中替雷利珠单抗已获NMPA批准。

● ICB客观缓解率为20% ～ 25%。PD-L1免疫组化阳性的患者反应率较高,但二线免疫治疗无须PD-L1预筛选,对于PD-L1阴性的患者,仍有10% ～ 15%的客观缓解率。肿瘤突变负荷(tumor mutation burden, TMB)是一种较敏感的生物标志物,TMB高的肿瘤对于免疫治疗敏感。基底亚型的肿瘤对免疫治疗敏感。

● 对于合并活动性自身免疫性疾病、控制不佳的活动性感染、器官移植或需要长期免疫抑制的患者,不推荐行免疫治疗。

● ICB不良反应发生率为10% ～ 25%,严重不良反应发生率为3% ～ 8%。常见不良反应为疲劳、皮肤瘙痒、腹泻、肝功能异常等。临床需要关注的严重不良反应包括间质性肺炎、免疫性心肌炎、免疫性肠炎和垂体炎等。对于接受免疫治疗的患者,推荐严密监测肺部、心肌与内分泌检查。对于明确的免疫相关不良反应(irAE)应及早激素干预,并多学科会诊,多数及时干预的irAE预后良好。

2）化疗:二线化疗可选择紫杉醇类与长春氟宁,后者在国内尚未上市。紫杉醇类包括紫杉醇、多西他赛、白蛋白结合型紫杉醇等。目前研究认为,在ICB不可及或不耐受的患者中,推荐给予二线化疗。紫杉醇类药物单药客观缓解率为9% ～ 18%,不良反应为超敏反应、骨髓抑制、肝肾功能不全等。临床研究显示,白蛋白结合型紫杉醇联合ICB可以提高客观缓解率,可作为临床选择。

3）靶向治疗：对于携带 *FGFR2*、*FGFR3* 突变或转位的肿瘤，目前已有 FGFR 抑制剂厄达替尼获批，二线治疗客观缓解率为 40%，不良反应主要为指甲毒性、皮肤毒性、高磷血症和眼毒性等。

4）ADC 药物：Enfortumab Vedotin 是一种针对 Nectin4 靶点的抗体偶联药物，已获 FDA 批准用于化疗失败的 mUBC，二线治疗客观缓解率为 40% ～ 44%。

（3）三线治疗：目前无标准三线治疗，对于此类患者首选参加新药临床试验。可以考虑完善基因检测，寻找 Off-label 用药。目前 HER-2、PPARP 抑制剂、抗血管生成药物、ADC 药物展现出了一定潜力。

（4）骨转移治疗：建议除常规抗肿瘤治疗外，加用唑来膦酸或地舒单抗，可以有效减少骨转移相关骨折事件发生率。

（5）组织学变异、非尿路上皮癌及罕见病理类型：对于神经内分泌分化或神经内分泌癌，推荐含顺铂化疗联合依托泊苷方案。对于尿路上皮癌合并组织学变异的患者，目前推荐按照尿路上皮癌进行治疗，但预后较单纯尿路上皮癌较差。对于鳞癌、腺癌及其他罕见组织学类型，尚无推荐药物，常规治疗效果较差，推荐此类患者参加新药临床试验。

2. 手术治疗　姑息性手术主要是为了缓解晚期肿瘤症状。如反复肉眼血尿，或膀胱容量小、肿瘤浸润引起的严重尿频、尿急、尿痛，应及早做姑息性膀胱切除，或做输尿管腹壁造口或 PCN 尿流改道，改善症状。对于已出现梗阻性肾衰竭的患者，应急诊双侧 PCN，及时解除梗阻，为后续治疗创造条件。

3. 放疗　推荐对于局部不可切除的病灶进行根治性放疗，对于有临床症状的转移可以进行病灶姑息性放疗。研究提示，放疗后给予 ICB 药物可以提高治疗敏感性。目前推荐三维调强放疗。

八、非肌层浸润性膀胱癌的治疗(NMIBC)(Ta,T1 和 Tis)

1. 经尿道膀胱肿瘤切除术　经尿道膀胱肿瘤切除术(transurethral resection of bladder tumor, TURBT)既是非肌层浸润性膀胱癌的标准治疗方式,也是重要诊断方法,因其具有创伤小、出血少、术后恢复快的优点,是非肌层浸润性膀胱癌的首选治疗方式。

(1)手术过程:肿瘤切除方式包括分块切除(包括肿瘤、膀胱壁基底及切除区域边缘)或整块切除。如果肿瘤较小(＜1 cm),可将肿瘤与其基底的部分(包括肌层)整块切除;如果肿瘤较大,可先切除肿瘤的突起部分,然后整块切除肿瘤根部及其基底部分,分别送病理。除 Ta/LG 肿瘤外,标本中需包含肌层成分,避免烧灼。术中明确有无尿路梗阻(如尿道狭窄、前列腺增生等),根据笔者个人经验,梗阻解除后可降低复发率。不同部位的肿瘤切除后分别送病理。

膀胱肿瘤完全切除后,应仔细观察有无其他黏膜红肿或血管纠集处,如有怀疑处应取样活检,肿瘤切除创面基底部亦应取样活检。

手术结束后,应彻底止血并清除膀胱内的碎片组织。组织碎片较多时,可分次从镜鞘中放出,尽量避免利用 ELLic 等高压吸出肿瘤组织,因为高压冲洗可能增加膀胱穿孔、液体外渗及术中肿瘤细胞种植的风险。建议术后24 h生理盐水持续冲洗,可降低近期复发的概率。

(2)TURBT术后并发症:TURBT术后早期最常见的并发症是少量血尿和膀胱刺激症状,常能自行缓解,主要的并发症包括膀胱穿孔、持续性出血和尿道狭窄(详见《泌尿外科并发症预防与处理》）。

1）膀胱穿孔：首先确定穿孔属于腹膜内还是腹膜外。对于腹膜外穿孔，只需延长留置导尿时间，一般可以自愈。对于腹膜内穿孔，建议行开放性手术修补。因此在TURBT术中，避免膀胱过度充盈，处理侧壁肿瘤适当予以肌松药防止闭孔反射等预防穿孔。

2）术后出血：术后持续出血，保守治疗无效，建议即刻内镜下电凝止血，清除血块后，首先处理原电切的创面，然后检查其余的膀胱黏膜和膀胱颈。

3）尿道狭窄：TURBT前常规使用尿道扩张器探查尿道、及时更换不同内径的电切镜、操作时手法轻柔等都是避免尿道损伤，进而降低尿道狭窄发生率的常用方法。

（3）特殊部位膀胱肿瘤的电切

1）三角区肿瘤：膀胱三角区特殊的解剖情况，缺少肌层且固定，这部分膀胱壁不随膀胱的充盈度变化，且为排尿的必经之路，所以回缩性差，渗血常常无法自行停止。在电切过程中要控制电切的合适深度，避免三角区穿孔；术中止血需彻底；必要时增加保留导尿管时间。

2）邻近输尿管开口的肿瘤：电凝的热量对输尿管的黏膜容易造成损伤，影响输尿管的预后，术后可能造成输尿管狭窄的发生，术后早期肾绞痛的发生。笔者医院的经验：① 电切时，常规需要辨清输尿管开口，尽量避免损伤；② 如必须同时切除的，电切时需要保持膀胱充盈充分、电切要迅速、避免电凝开口，这样可以较多地保留输尿管黏膜，减少术后狭窄的发生；③ 常规不放置输尿管支架管，对黏膜情况不满意时，可以临时输尿管导管，术后第一天拔除，也有利于术中输尿管周围准确止血。

3）憩室内肿瘤：广口憩室内肿瘤切除同常规膀胱肿瘤电

切,但因为憩室肌层的缺乏,需要对切除的深度精确控制。一旦发现浸润性生长,即可放弃电切治疗,避免不必要的穿孔、肿瘤播散。窄口憩室,可以采取打开憩室颈部,增加操作空间,充分暴露肿瘤;可先切除外露的肿瘤,然后边缘黏膜电凝,利用黏膜的回缩,可以将肿瘤拉回膀胱腔内的方法,尤其对小憩室内的肿瘤。

4) 前壁肿瘤:前壁肿瘤往往与电切袢运行方向平行,正常膀胱壁经常造成干扰,且易造成腹膜型穿孔,对准确的电切造成困难。需要通过下腹壁的推压、膀胱充盈度的变化,改变膀胱壁、肿瘤与电切袢的相对角度;甚至通过电切袢的侧面去切除;不要强调动作的潇洒,以标准切除肿瘤为目标。

5) 合并巨大前列腺的顶壁肿瘤:增生的前列腺腺体,对顶壁尤其靠近颈部的肿瘤底部显露造成困难。减少膀胱的充盈度、腹部推压的配合、必要时增生前列腺腺体的切除,可以增加肿瘤的暴露;仁济泌尿的经验:可将镜体与操作手件180°整体旋转,有利于充分显露、观察,并精准切除肿瘤。

(4) 非肌层浸润性膀胱癌二次电切:二次电切可发现膀胱肿瘤残留病灶,获得更准确的病理分期,提高无复发生存率,改善患者预后,提高治疗效果。

1) 二次电切适应证:① 首次TURBT不充分;② 首次电切标本中没有肌层组织,低级别Ta肿瘤和单纯原位癌除外;③ T1期肿瘤;④ 高级别肿瘤,单纯原位癌除外。

2) 二次电切时机:首次TURBT术后间隔时间过长会影响后期灌注化疗;若间隔时间过短、因膀胱黏膜炎性水肿等,与残存的肿瘤病变区分困难而影响术中判断。因此,目前推荐首次术后2~6周行二次电切,原肿瘤部位需要再次进行切除。

3) 手术要点:依次切除原肿瘤基底部位、其他可疑肿瘤的部位,送检的标本中应该含有肌层,对于合并CIS患者,建议随机活检。

（5）经尿道膀胱肿瘤激光手术：应用于临床的激光包括 2 μm 连续激光、钬激光、绿激光及铥激光等。激光手术可以凝固、汽化切割组织，术中出血和发生闭孔神经反射的概率低。尤其适合高龄、无法耐受全身麻醉的患者，安全有效，可作为门诊手术。激光整块切除含有肌层组织，在初发患者中能提供精确的病理分期，可减少二次电切次数，进而降低医疗成本。激光的整块切除是否优于单极或双极目前仍需要进一步证实。但激光手术仅适用于低中危NMIBC患者，建议采用整块切除术。微小的病灶可以门诊局麻手术。

（6）光动力学治疗（photodynamic therapy, PDT）是利用膀胱镜将激光与光敏剂相结合的治疗方法。肿瘤细胞摄取光敏剂后，在激光作用下产生单态氧，使肿瘤细胞变性坏死。膀胱原位癌、反复复发、不能耐受手术、BCG灌注治疗失败患者可尝试选择光动力学治疗。常用膀胱内灌注的光敏剂包括5-氨基乙酰丙酸（5-HAL）、氨基酮戊酸已酯（HAL）。其确切疗效尚有待多中心大样本的临床研究证实。

（7）根治性膀胱切除术：若NMIBC患者存在以下高危情况：① 多发及反复复发高级别肿瘤、高级别T1期肿瘤；② 高级别肿瘤合伴有原位癌、血管淋巴浸润、微乳头肿瘤或BCG灌注失败的患者，推荐行根治性膀胱切除术。对不接受膀胱切除的患者可选择同步放化疗或TURBt + BCG膀胱灌注，需将不同治疗方案的优缺点告知患者，与患者沟通讨论后决定（详见"肌层浸润性膀胱肿瘤"章节）。

2. TURBT术后膀胱灌注治疗

（1）非肌层浸润性膀胱癌患者TURBT术后复发率高，复发与原发肿瘤切除不完全、肿瘤细胞种植或新发肿瘤有关；部分患者会进展为肌层浸润性膀胱癌。因此，根据危险度分级见表

4-7,推荐所有NMIBC患者进行术后辅助性膀胱灌注治疗,包括膀胱灌注化疗和膀胱灌注免疫治疗。

表 4-7　NMIBC 的危险度分级

低　危	中　危	高　危
原发、单发、低级别Ta,直径 < 3 cm、无cis	术后1年复发的低级别Ta期肿瘤	高级别T1期肿瘤
	单发直径 > 3 cm的低级别Ta期肿瘤	复发高级别Ta期肿瘤
	多发低级别Ta期肿瘤	直径 > 3 cm或多发的高级别Ta期肿瘤
	直径 < 3 cm的高级别Ta	原位癌
		BCG治疗失败的高级别肿瘤
	低级别T1期肿瘤	变异型膀胱癌
		肿瘤伴血管淋巴浸润
		高级别肿瘤累及前列腺部尿道

(2)膀胱灌注化疗:即刻灌注化疗能降低NMIBC患者的复发率(LE: 1A)。因此,低危、中危膀胱癌,术后24 h内给予单次膀胱内化疗。若术中出现膀胱穿孔、术中创面太大或输尿管开口的肿瘤不建议使用,BCG也不建议用于术后即刻灌注化疗。常用的灌注化疗药物包括:丝裂毒素、羟喜树碱、吉西他滨、蒽环类(多柔比星、表柔比星、吡柔比星)。

1)膀胱灌注方案包括早期灌注(诱导灌注):术后4 ～ 8

周,每周1次膀胱灌注;之后维持灌注:每月1次,维持6～12个月。对于中高危患者术后即刻单剂量膀胱灌注化疗后,应联合早期膀胱灌注化疗+维持膀胱灌注化疗(证据级别:1A)。

2)中危患者,术后应进行为期4～8周的膀胱内化疗或免疫治疗。如果对膀胱内诱导化疗反应良好,可以持续灌注1年。目前,没有证据显示不同药物的维持灌注化疗方案的疗效无显著差别,但均不推荐1年以上的灌注化疗。

3)灌注时机的选择:① 术后2周,没有肉眼血尿;② 创面大的可适当延长到3～4周;③ 可以在二次电切前行2～3次灌注化疗;④ 若选择BCG灌注治疗,要待二次电切后再予以治疗。

(3)卡介苗(BCG)膀胱灌注治疗:与单纯TURBT相比,TURBT术后联合BCG膀胱灌注能预防NMIBC术后复发,降低中危、高危肿瘤进展的风险(证据级别:1A)。BCG是高危NMIBC术后首选的辅助治疗药物。TURBT术后BCG膀胱灌注免疫治疗通常在术后2～4周后、没有肉眼血尿时进行。

1)BCG膀胱灌注尚无公认的最佳方案。目前BCG治疗一般采用:每周一次、连续6周的卡介苗诱导灌注,然后分别在第3个、6个、12个、18个、24个、30个和36个月,给予为期3周、每周1次的维持灌注。维持治疗方案1～3年不等。

2)中危患者如对于BCG诱导反应良好,在能耐受的情况下,应该维持BCG灌注1年。

3)高危患者并发cis、高级别T1、高危Ta肿瘤时,术后应进行为期6周的BCG诱导治疗。在能耐受的情况下,应该维持BCG灌注1～3年。BCG免疫治疗的具体方案参见图4-10。

4)BCG灌注治疗不良反应的处理:对于持续性发热、播种性BCG感染、败血症、前列腺肉芽肿出现症状、附睾BCG感染、

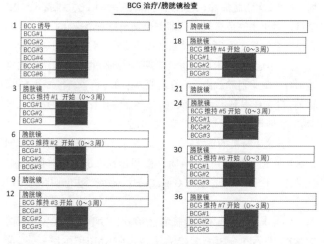

图 4-10　BCG 免疫治疗的具体方案

除了停用BCG，建议抗结核治疗3～6个月。对于出现关节痛、结膜炎、Reiter综合征等患者，也要停用BCG。

5）BCG灌注后失败的治疗：关于BCG治疗失败的分类及定义已被FDA认可用于临床（表4-8）。BCG失败包括BCG耐受和BCG无反应。对于所有BCG治疗无反应者推荐早期行根

表 4-8　BCG 治疗失败的分类

分　类	描　述
BCG 难治性	足量BCG（至少5次诱导和1次维持）治疗6个月后持续高级别，或者3个月后出现进展
BCG 复发	足量BCG治疗无病生存6个月后出现复发
BCG 不耐受	严重的不良反应使得BCG治疗必须中断
BCG 无应答	包括BCG难治性和BCG复发

治性全膀胱切除。中、高危NMIBC,进行2个周期的BCG诱导后,肿瘤持续存在或复发,如果患者不愿或不适合做膀胱根治性切除,可进行膀胱内灌注化疗。也可选择吉西他滨或丝裂霉素热灌注化疗。

3. 膀胱原位癌的治疗

(1)膀胱原位癌(carcinoma in situ, CIS)治疗方案是TURBT术,术后辅助BCG膀胱灌注治疗。BCG膀胱灌注治疗能明显降低肿瘤进展率。若患者无法耐受BCG灌注,也可选择灌注化疗,戊柔比星是目前FDA批注唯一用于BCG难治性CIS。

(2)BCG治疗期间,每3个月定期进行膀胱镜及尿脱落细胞学检查,若治疗9个月时未达到完全缓解或发生肿瘤复发、进展,推荐行根治性膀胱切除。

(3)当CIS合并Ta、T1期膀胱肿瘤,先行BCG治疗,若进展,推荐早期全膀胱切除。CIS合并有肌层浸润性膀胱癌时,推荐行根治性膀胱切除术。

4. 高级别T1期膀胱癌的治疗(HGT1)　目前HGT1膀胱癌标准的治疗手段仍是BCG免疫治疗和早期全膀胱切除。

(1)AUA和EAU推荐对所有HGT1患者行RE-TUR。

(2)BCG诱导和维持免疫治疗目前仍是主流治疗方式。目前很多研究已经证实BCG维持灌注治疗可以显著改善肿瘤特异性生存时间。AUA和NCCN推荐3年维持灌注,而EAU推荐1～3年。

(3)早期的根治性全膀胱切除优点包括:最大治愈的可能,术后肿瘤特异性生存率达80%～90%,根治性全膀胱切除可以切除淋巴结,5%～20%的患者术前已有淋巴结转移,达到治疗效果,可以省去膀胱灌注化疗。尽管早期全膀胱切除有以上优点,统计显示,对于T1HG患者,1年内行全膀胱切除的患者比例仅为4.7%。

（4）术后辅助化疗也是一种有效方法，仁济泌尿临床研究证实GC方案的辅助化疗也可以改善肿瘤特异性生存时间。

（5）HGT1伴有不同的病理亚型处理：① HGT1伴发微乳头样、浆细胞样、肉瘤样病理亚型或HGT1伴发CIS/LVI，建议早期行根治性全膀胱切除。② HGT1伴发鳞样、腺样、淋巴上皮瘤样或巢状病理亚型，可以行BCG的保膀胱治疗。③ HGT1伴小细胞或单纯小细胞癌病理亚型，建议行新辅助化疗＋根治性全膀胱切除或膀胱部分切除术。

（薄隽杰　杨国良）

九、膀胱非尿路上皮癌的治疗

1. 膀胱鳞状细胞癌（squamous cell carcinoma of the bladder, SCC）

（1）对于出现局部进展期的患者，主要治疗方法是根治膀胱切除术加淋巴结清扫术；术中严格遵循无瘤原则，完整切除膀胱。新辅助放疗联合或不联合化疗可以改善全膀胱术后的生存时间。

（2）对于进展期不能耐受手术或者转移的患者，可以行放疗、化疗或参与临床试验。

2. 腺癌

（1）对于非脐尿管腺癌，推荐行根治性全膀胱切除术。

（2）局限性的脐尿管腺癌的治疗包括扩大性膀胱部分切除术（包括脐、脐尿管、部分腹膜与腹直肌后鞘）或根治性膀胱切除术加淋巴结清扫术。

（3）手术遵循无瘤原则，完整切除病变，避免破损，引起肿瘤种植。

（4）对于淋巴结阳性的脐尿管癌患者，考虑采用GemFLP

(5-氟尿嘧啶、亚叶酸、吉西他滨和顺铂)进行化疗。对于化疗有效的患者,可考虑化疗后手术巩固治疗。

(5) 对于晚期肿瘤患者,首选参加临床试验。对于一些选择性患者,可考虑采用以5-氟尿嘧啶为基础的联合化疗方案(GemFLP)或TIP方案(紫杉醇、异环磷酰胺、顺铂联合化疗);或者可考虑采用紫杉醇联合铂类。

(6) 转移性腺癌的原发病灶包括直肠、胃、子宫内膜、乳腺、前列腺和卵巢。治疗上以处理原发病灶为主的综合治疗。

3. 膀胱神经内分泌癌 神经内分泌癌包括小细胞、大细胞和高分化内分泌癌。手术仍是主要的治疗手段。但对于膀胱小细胞癌,建议术前行基于顺铂的新辅助化疗,然后行根治性全膀胱切除或膀胱部分切除术。

4. 膀胱肉瘤 对于局部进展期,行根治性全膀胱切除术,转移性肉瘤建议多学科综合治疗模式(MDT)。

5. 膀胱副神经节瘤 膀胱部分切除或根治性全膀胱切除仍是主要治疗手段(证据级别C)。

6. 膀胱淋巴瘤 对于原发或继发的膀胱淋巴瘤仍以放疗联合化疗作为主要治疗手段。

(陈海戈 金迪 张瑞赟 薄隽杰 杨国良 张连华)

第六节 前列腺癌

一、概述

(一) 前列腺癌的流行病学特征

1. 概述 在美国,前列腺癌(prostate cancer, PCa)目前位列男性癌症死亡常见原因的第2位。在欧洲,前列腺癌发病率存在较大的区域差异。在我国,特别是沿海发达地区,随着生活方式的改变和前列腺特异性抗原(PSA)筛查的普及,PCa的发病率正呈快速上升的态势。

2. 危险因素　目前已知PCa存在三个较为明确的危险因素:年龄、种族与遗传倾向。外源性危险因素如饮食、性行为方式、饮酒、接触紫外线和职业暴露等可能在PCa发生、发展中起到一定的作用。

(二)前列腺癌的临床诊断要点与影像学表现

1. 临床表现　局限性前列腺癌多无症状;部分患者可有与良性前列腺增生相同的排尿症状;晚期前列腺癌可因血尿、梗阻性肾衰竭、骨痛、病理性骨折、贫血,甚至恶病质就诊。

2. 直肠指诊(DRE)　是前列腺癌首诊必须做的检查,便于前列腺癌分期和制订治疗方案。DRE可以了解前列腺癌结节大小、质地、表面是否光滑、活动度、有无压痛,与盆壁、膀胱颈、直肠的浸润状况。还应请患者收缩肛门括约肌,评估其肌力,借其间接判断盆底肌张力及尿道外括约肌肌力。考虑到DRE对血清PSA的影响,应该在抽血检查后再进行DRE。

3. 前列腺特异抗原(PSA)　PSA的引入对于早期局限性前列腺癌的诊治具有里程碑式的意义,但局限性前列腺癌的筛查与诊治仍需要综合考虑患者的年龄、生活质量、社会功能、健康状况及预期寿命,从而为患者提供个体化的诊疗策略,延长患者生命,改善患者生活质量。

4. 经直肠前列腺超声检查　该检查在诊断早期前列腺癌方面特异性较低,与良性前列腺增生结节难鉴别。经直肠前列腺超声检查发现的前列腺外周带低回声结节可能有30%的概率为前列腺恶性肿瘤。

5. 盆腔CT检查　前列腺组织癌变与前列腺增生相似,故对前列腺癌的诊断价值有限。但对前列腺癌的分期和鉴别前列腺癌局部浸润有临床价值,例如,膀胱精囊角如变钝或模糊,提示肿瘤累及精囊;前列腺癌侵及膀胱时,可见膀胱壁局部增厚而不规则;侵及膀胱、膀胱三角区及输尿管开口时,可见上尿路积水;盆腔检查CT可提示肿瘤侵及闭孔内肌及肛提肌。CT可以发现大于1.5～2cm转移性肿大淋巴结肿大。另外,盆腔CT检查还可发现骨盆转移灶。

6. 盆腔MRI MRI可以显示前列腺包膜的完整性,肿瘤是否侵犯前列腺周围组织或器官、盆腔淋巴结受侵犯的情况及骨转移的情况,在诊断和临床分期上有较重要的作用。正常的前列腺T2加权图像上可以显示出前列腺三部分即前肌纤维基质部、中央带(包括移行带)和外周带。前列腺癌的MRI检查主要选用T2加权序列,在T2加权序列上,前列腺癌表现为低信号,如高信号的前列腺外周带内出现低信号的缺损区,如前列腺带状结构破坏,外周带与中央带界限消失时应考虑前列腺癌的可能。但该T2加权表现缺乏特异性,且T2WI对前列腺移行带及中央带癌的检出比较困难。而T1加权像上肿瘤信号均匀,与正常前列腺部分的信号难以区别。弥散加权技术(DWI)是一种反映水分子扩散特性的磁共振功能成像技术,可以对活体组织中水分子的布朗运动情况进行成像和测量。在DWI序列上,正常的前列腺组织信号减低,而在前列腺肿瘤组织中,肿瘤细胞排列紧密、核浆比高,其间少有空隙,导致癌组织内水分子扩散明显受限,在DWI图像上表现为相对于正常组织的高信号。但由于组织的水扩散率并非影响DWI信号强度的唯一因素,因此引入了表观扩散系数(apparent diffusion coefficient, ADC)这一参数,更客观地反映水分子扩散受限情况,ADC值越低,则说明水分子扩散越受限,前列腺癌的可能性越大。

7. 同位素骨扫描(ECT) 前列腺癌骨转移灶多为血行播

散而来,容易转移到富含血管的承重骨上,病灶常为多发且随机分布,转移瘤破坏骨质,多伴有局部修复成骨过程,故表现为放射性浓集。ECT是检查前列腺癌骨转移敏感最常用的检查方式,可反映骨的代谢活性,一般可比X线早3~6个月发现骨转移病灶。骨扫描也是发现脊柱转移灶的最敏感的辅助方法。然而,ECT的特异性不足,显示单个浓聚灶的患者,也有可能是骨的良性病变。中老年患者因骨质疏松而引起的病理骨折,在骨扫描中的表现,往往和转移癌的表现相似。最新研究认为,ECT诊断骨转移假阳性率可能高达30%。MRI可较早确诊前列腺癌骨转移,可用于排除骨扫描的假阳性,有助于确定骨瘤转移癌的累及范围,并用于评估可疑的骨转移灶,帮助诊断骨扫描和X线均无阳性发现,但有持续症状的患者。

8. PET-CT检查 18-FDG标记的常规PET-CT,在前列腺癌淋巴结转移、骨转移和全身其他脏器是否转移的评估上,具有很好的优势。前列腺特异性膜抗原(PSMA)在前列腺癌细胞表面特异性高表达,使其在分子影像学及靶向治疗领域具有极为重要的研究价值。^{68}Ga-PSMA-PET-CT使用^{68}Ga和PSMA组成的螯合物作为示踪剂,用以发现前列腺癌的原发病灶及远处转移灶。^{68}Ga-PSMA在肿瘤分期和复发灶检测方面优于常规显像剂如^{18}F-FDG、^{11}C-胆碱,且^{68}Ga-PSMA PET-CT可以明显提高淋巴结转移的检测准确率,其敏感性为80%,特异性为97%,远高于传统影像学检查,包括MRI、CT,相比ECT也有明显优势。特别是对于前列腺癌接受局部根治性治疗的患者,PSMA PET-CT具有明显的优势,在极低的PSA水平下(0.5 ng/mL)即可发现复发病灶,为临床治疗策略的制订提供了重要的参考依据。有研究对248例前列腺癌根治术后生化复发患者进行^{68}Ga-PSMA PET-CT检测,其中222例检出了病灶(89.5%):PSA > 2 ng/mL检出率96.8%;1 ng/mL < PSA < 2 ng/mL

检出率为93.0%；0.5 ng/mL < PSA < 1 ng/mL检出率为72.7%；0.2 ng/mL < PSA < 0.5 ng/mL检出率为57.9%。

9. 膀胱镜检查 膀胱镜检查首先用以判断前列腺大小、突入膀胱程度等，对于根治性前列腺切除术中需注意的膀胱颈部处理有重要的提示作用。其次，在膀胱镜检查过程中，需要关注尿道外括约肌张力，以预判患者术后尿控恢复情况。此外，前列腺癌如果伴有肉眼血尿需做膀胱镜检查排除合并膀胱癌；如果有尿道外伤病史，膀胱镜检查用以排除尿道狭窄。膀胱镜下正常尿道球膜部呈星状且存在随意收缩表示尿道外括约肌功能正常，如果失去该形状或尿道黏膜色苍白，表示尿道外括约肌功能不正常，前列腺癌根治术后尿失禁发生率高。由于晚期前列腺癌侵犯膀胱三角区、输尿管口后，常常导致输尿管嵴解剖结构消失。需要注意的是，膀胱镜检查在前列腺癌中并非常规应用。

（三）PSA的解读与临床意义

（1）PSA由前列腺上皮细胞分泌产生，属激肽酶家族蛋白，存在于前列腺组织和精液中，正常人血清中含量极微。游离前列腺特异抗原（fPSA），占总前列腺特异抗原（tPSA）的10% ～ 30%。PSA是器官特异性抗原，而非肿瘤特异性抗原，因此在前列腺增生、前列腺炎等非肿瘤情况下PSA也可能会升高。前列腺增生伴慢性前列腺炎症患者血清PSA比单纯BPH患者更高。PSA与前列腺体积有显著的相关性，并受到患者年龄的影响。PSA作为一个独立指标，比DRE或经直肠超声能够更好地预测前列腺癌。

（2）PSA是一个连续参数，较高的水平往往表明有更大罹患前列腺癌的可能，血清PSA水平 > 4 μg/L通常被作为前列腺癌筛选的临界值。血清PSA水平介于4 ～ 10 ng/mL时，前列腺癌发生的可能性约为25%，而血清PSA > 10 ng/mL时，前列腺癌发生的可能性明显增高，但是一些血清PSA水平较低的男性也可能患有前列腺癌。

（3）游离/总(f/t)PSA需要谨慎使用，因为它可能会受到一些不利因素的干扰，如fPSA在4℃或室温下不稳定等，但是fPSA/tPSA在tPSA为4～10 ng/mL和DRE阴性的男性患者中具有前列腺癌危险分级的价值，fPSA/tPSA＜0.10的患者，其前列腺癌的检出率约为56%，而fPSA/tPSA＞0.25者约为8%。如果血清PSA水平＞10 ng/mL或已经在PCA随访期间，fPSA/tPSA无临床应用价值。

（4）PSA速率(PSAV)和PSA倍增时间(PSA-DT)可以体现PSA变化的速度。PSAV指的是血清PSA水平的年绝对增长率，正常值为＜0.75 ng/(mL·年)，当PSAV＞0.75 ng/(mL·年)时应怀疑前列腺癌。PSAV比较适用于血清PSA水平较低的年轻患者，需要在2年内至少检测3次PSA，PSAV计算公式为:[(PSA2-PSA1)+(PSA3-PSA2)]/2。PSA-DT指的是血清PSA水平增加1倍所需的时间。PSA-DT较短被认为与前列腺癌根治性治疗后局部复发和远处转移有关。在根治性前列腺切除术和放射治疗后，PSA-DT短于3个月提示远处转移可能，并与前列腺癌特异性病死率密切相关，而PSA-DT长于12个月则远处转移可能性较小。PSA密度(PSAD)是指血清PSA水平与经直肠超声确定的前列腺体积的比值，正常值＜0.15。PSAD有助于区分前列腺增生和前列腺癌造成的PSA增高，另外，PSAD越高，患者罹患前列腺癌越可能具有临床意义。

（5）PSA值升高与肿瘤负荷大小一般呈正相关，肿瘤细胞数量增多并分泌大量PSA；肿瘤细胞局部浸润与远处转移破坏正常组织的屏障作用，血PSA升高。前列腺癌局部浸润膀胱颈PSA升高明显。但是，部分特殊的前列腺癌如低分化前列腺癌或非前列腺细胞来源前列腺癌，包括神经内分泌癌或者间叶细胞来源肿瘤，血PSA值与肿瘤负荷无相关性。

（6）PSA的临床应用中主要是发现早期前列腺癌和随访临床治疗的疗效，有些患者群检测的临床价值不大，如高龄人群或全身情况差的患者，检测PSA诊断早期前列腺癌意义不大；PSA检测对疾病进展且治疗无效的晚期患者临床价值不大，检测PSA不是必需的。此外，对于高龄无排尿症状的患者不应再进行PSA筛查。

（7）前列腺急性炎症期或近期行前列腺操作处理的患者不宜检测PSA。

（8）应用5a还原酶抑制剂治疗前列腺增生12个月后，PSA大约降低50%，2型同工酶抑制剂和1、2型酶双效抑制剂降低PSA的程度相当。对于应用5a还原酶抑制剂6～12个月以上的患者，将其所测得PSA乘以2作为实际值。应用5a还原酶抑制剂对fPSA/tPSA无影响。

（四）前列腺穿刺活检的指征

1. 前列腺穿刺指征

（1）直肠指诊发现前列腺可疑结节，任何PSA值。

（2）经直肠前列腺超声或MRI发现可疑病灶，任何PSA值。

（3）PSA > 10 ng/mL；PSA在4～10 ng/mL，fPSA/tPSA可疑或PSAD值可疑。

说明：尽管PSA和DRE作为筛查手段时PSA的诊断效能更高，但两者应互为补充，联合应用PSA和DRE最敏感。部分患者存在PSA升高而DRE阴性的情况，据研究报道，在PSA为4～10 ng/mL的该类患者中，确诊前列腺癌的比例约为15%，而在PSA为10～20 ng/mL的患者中，确诊前列腺癌比例约为26%。前列腺健康指数（prostate health index, PHI）、前列腺特异性抗原同源异构体2（p2PSA）等指标有助于该类患者的检出。

2. 前列腺重复穿刺时机　当第一次前列腺穿刺结果为阴性，但DRE、复查PSA或其他衍生物水平提示可疑前列腺癌时，可考虑再次行前列腺穿刺。如有以下情况需要重复穿刺。

（1）首次穿刺病理发现非典型性增生或高级别PIN，尤其是多针病理结果如上。

（2）复查PSA 4～10 ng/mL，fPSA/tPSA、PSAD、DRE或影像学表现异常，如经直肠超声检查或MRI检查提示可疑癌灶。

（3）PSA 4～10 ng/mL，fPSA/tPSA、PSAD、DRE、影像学表现均正常的情况下，每3个月复查一次PSA。如PSA连续2次>10 ng/mL，或PSAV > 0.75 ng/（mL·年），需重复穿刺。

（4）关于重复穿刺的时机，两次穿刺间隔时间尚有争议，建议3个月或更长时间，待组织结构完全恢复。

需要注意的是：① 前列腺多参数磁共振成像在重复穿刺中具有较大价值，可以提高病灶的检出率。② 对于既往穿刺阴性，磁共振图像上的可疑病灶出现改变且PSA未明显下降时，可以进行重复穿刺。③ 当患者PSA水平较高且2次穿刺阴性，并存在前列腺增生导致的严重排尿症状，可行经尿道前列腺切除术，将标本送病理检查。④ 前列腺癌局部浸润膀胱颈PSA可明显升高。当患者PSA水平偏高且穿刺阴性，需要考虑病灶是否可能累及膀胱颈部。

（五）靶向融合穿刺的临床价值

在前列腺癌系统穿刺的基础上，靶向融合穿刺可提高前列腺癌的检出。前列腺靶向穿刺利用多参数MRI可避免系统性穿刺活检盲穿及穿点过多，精确定位可疑病灶区。MRI引导前列腺穿刺活检可提高重复穿刺时高级别前列腺癌的检出率。

1. 认知融合靶向穿刺　以MRI提示的前列腺可疑区域为目标行超声引导下经直肠穿刺活检，穿刺过程简单、快捷、不需特殊的设备和长时间培训，但是对操作者的记忆和空间定位能力有一定的考验，直径小于1 cm的可疑病灶漏检的可能性大。

2. 影像融合靶向穿刺 利用特定设备可将先前的MRI图像与即时超声图像叠加融合,行三维重建将原来的二维超声图像升级,使可疑目标更为直观明确,在显著提高穿刺阳性率的同时,能够增加发现有临床意义的前列腺癌的比例并避免发现无临床意义的前列腺癌,与MRI下的穿刺相比,操作更加便利。

3. 现有结论认知融合和影像融合等价 磁共振靶向穿刺可以通过认知融合或超声/mpMRI软件进行影像融合,目前认为认知融合和影像融合的临床价值相近。

（六）前列腺穿刺活检病理结果的解读

在阅读前列腺穿刺活检病理报告时,应重点关注下述指标:① 肿瘤的类型;② 肿瘤的范围和体积;③ 低分化肿瘤组织的百分比;④ 阳性针数和Gleason评分;⑤ 是否存在导管内癌、淋巴管浸润、精囊腺浸润、前列腺外浸润和周围神经浸润等情况。

Gleason评分系统以所有穿刺标本的肿瘤分化程度和生长方式及间质浸润状态为基础,考虑到同一前列腺癌标本中存在组织类型多样性的特点,采用5级10分制的分级标准,把前列腺癌组织分为主要分级区和次要分级区,每区的Gleason分值为1～5分,1分代表分化最好,5分代表分化最差,两者级数相加就是组织学评分所得分数,应为2～10分,评分为2～5分属高分化,6～7分为中分化,8～10分为低分化,评分越高,肿瘤恶性度越高,预后越差。ISUP在2014年根据不同Gleason分级肿瘤的预后建立了前列腺癌的病理分级分组系统,将Gleason ≤ 6分定义为第一组,Gleason 3 + 4=7分定义为第二组,Gleason 4 + 3=7分定义为第三组,Gleason=8分定义为第四组,而Gleason=9分或10分定义为第五组。

除Gleason评分外，一些其他指标对前列腺癌的综合评估也有重要意义。阳性穿刺针数百分比和穿刺标本中癌组织的百分比对预测前列腺根治标本的分期及切缘情况意义重大。同侧穿刺组织Gleason评分≥7分、同侧穿刺组织标本阳性率超过1/3且每一阳性标本中肿瘤病灶百分比平均超过20%，可能是神经血管束浸润的阳性预测因素。活检标本中膨胀性筛孔状结构和导管内癌可能是转移性前列腺癌和前列腺癌特异性生存率的独立预测因素。

（七）根治性前列腺切除术病理结果的解读

在阅读根治性前列腺切除术病理结果时，应重点关注下述指标：① 组织病理学类型：主要为前列腺腺癌，其他类型包括前列腺导管腺癌、前列腺小细胞癌、前列腺素黏液腺癌、泡沫样腺体前列腺癌和前列腺肉瘤等。② 肿瘤总体积，优势肿瘤病灶的部位和体积。③ Gleason分级系统。④ 病理分期和手术切缘情况：阳性手术切缘的部位和程度、前列腺外浸润的部位和程度、有无膀胱颈浸润和精囊腺浸润。⑤ 区域淋巴结浸润的部位和数量。⑥ 有无淋巴管或血管侵犯，有无导管内癌或筛孔状结构存在等。

根治性前列腺切除术后病理报告最重要的作用在于指导下一步的治疗和预测术后复发。Gleason评分是前列腺癌临床行为和治疗效果的最佳预测因素，除了常用的Gleason评分（主要分级区分值和次要分级区分值），第三成分Gleason评分≥4分，尤其是当该区域体积大于前列腺癌体积的5%时，是术后生化复发的危险因素。CAPRA-S评分系统是根据根治性前列腺切除术后病理标本判断患者预后的重要临床评分系统。

（八）前列腺癌的治疗

1. 影响治疗方案制订的因素　前列腺癌治疗方案的制订取决于患者的年龄、全身情况、前列腺癌所处状态（去势敏感/

去势抵抗)、肿瘤病理分型、TNM分期,以及患者对治疗方案的主观选择意愿。

2. 治疗方式

(1)对于生存预期大于10年的局限性去势敏感性前列腺癌患者,局部根治性治疗是首选方案,包括根治性前列腺切除术、外放疗、近距离放疗等;对于高危患者,应考虑联合术后辅助内分泌治疗。对于肿瘤恶性程度较低、病灶局限的年轻患者,可以选择局部消融治疗(射频消融、冷冻消融、HIFU等),术后严密监测疾病变化。预期寿命大于10年的极低危或低危患者亦可选择主动监测。

(2)对于生存预期大于10年的局部进展期去势敏感性前列腺癌患者,局部根治性治疗(外放疗/根治性前列腺切除术)联合术后辅助治疗可使患者获得生存获益。新辅助内分泌治疗仅能增加该类患者的手术切除率、降低切缘阳性率,但对肿瘤特异生存率及总生存率没有改善。

(3)新辅助化疗联合新辅助内分泌治疗可能使局部进展期肿瘤患者取得无生化复发获益,但患者是否可能取得生存获益仍不明确。

(4)对于高危或高负荷去势敏感性前列腺癌患者,早期联合使用基于多西他赛的化疗和去势治疗,或联合使用新型内分泌治疗和去势治疗可显著延长患者的生存期。

(5)对于非转移性CRPC,在去势治疗的基础上联合阿帕他胺可显著延长患者无转移生存期。

(6)对于转移性CRPC,联合使用基于多西他赛的化疗和去势治疗或联合使用新型内分泌治疗和去势治疗均是标准的治疗方案,较传统二线内分泌治疗显著延长患者总生存期。免疫检测点抑制剂对于大多数mCRPC患者无效,如PD-L1表达 > 1%,患者可能从中获益。

二、局限性及局部进展性前列腺癌的治疗

(一) 前列腺癌的等待观察与主动监测

1. 等待观察　是指前列腺癌病程监测,以期在症状出现、检查结果改变或PSA上升提示即将出现症状时能及早提供姑息治疗。因此,等待观察不同于主动监测。等待观察的目的是在前列腺癌不太可能导致死亡或显著并发症时,通过避免侵袭性治疗保持患者的生活质量。等待观察的主要优势是避免不必要的治疗或ADT可能引起的不良反应。等待观察适用于:① 晚期前列腺癌患者,个人强烈要求避免治疗伴随的不良反应,治疗伴随的危害大于获益;② 预期寿命 < 5年,充分告知但拒绝接受积极治疗;③ 预期寿命 < 10年的极低危或低危或中危前列腺癌患者。观察内容应包括不多于每6个月一次的PSA和DRE,但不包括活检。当出现或即将出现症状时,患者可以开始ADT治疗。

2. 主动监测　是指对疾病进程的动态监测,以期在发现癌症进展时能及时采取以根治为目的的干预措施。主动监测不同于等待观察,其目的是推迟根治性治疗和治疗可能引起的不良反应。由于这些患者有着更长的预期寿命,因此应当对他们进行密切随访,一旦癌症进展,应立即开始治疗,以免错过治愈机会。主动监测主要适用于:① 预期寿命 ≥ 10年的极低危或低危患者;② 谨慎考虑预期寿命 ≥ 10年的良好中危患者(只有 ≤ 1个中危因素、Gleason评分 ≤ 3 + 4=7分、活检阳性针数百分比 < 50%);③ 临床分期T1b-T2b, Gleason评分在2 ～ 6分,预期寿命 < 10年的无症状前列腺癌患者。主动监测转积极治疗的指征包括前列腺穿刺活检Gleason评分 > 7分、PSA-DT < 3/年、PSAV > 2.0 ng/(mL·年)、MRI检查阳性,以及患者自身

意愿等。

（二）局限性前列腺癌根治性手术、根治性放疗和质子重离子治疗的选择

1. 局限性及局部进展性前列腺癌治疗方案　包括根治手术与放射治疗，均有各自优缺点，很难定论对于局限性前列腺癌患者，根治性手术和根治性放疗的疗效孰优孰劣。随着手术技术的不断提高与器械的不断完善，前列腺癌根治术并发症发生率在不断降低。新辅助治疗使得高危、局部进展性前列腺癌的手术难度降低，但传统的新辅助内分泌治疗并不能使高危或局部进展期患者获得生存获益。尽管手术没有硬性的年龄界限，但应考虑生存获益和年龄增长导致手术并发症及病死率的增加。外放射治疗的特点是安全有效，毒副作用如性功能障碍、尿路狭窄、尿失禁的发生率较手术低；缺点是可能造成周边器官（如膀胱、直肠）的放射性损伤。近年来，随着调强适形放射治疗（intensity-modulated radiation therapy, IMRT）和图像引导放疗（image-guided radiation therapy, IGRT）的开展，放疗引起的毒副作用明显降低，治疗效果不断提高。与手术治疗相比，放疗很少会引起尿失禁、尿道狭窄，对性功能的影响也小于手术治疗。但放射线存在二次致癌的风险。前列腺癌近距离照射治疗是继前列腺癌根治术及外放疗外的又一种有望根治局限性前列腺癌的方法，疗效肯定、创伤小，尤其适用于不能耐受前列腺癌根治术的高龄前列腺癌患者。在选择治疗方式时，还应当综合考虑患者自身的治疗选择意愿、年龄、生活质量、社会功能、健康状况及预期寿命，从而为患者提供个体化的诊疗策略。

2. 局部低危前列腺癌治疗方案　如预期寿命≥10年，可行前列腺癌根治术，不推荐行盆腔淋巴结清扫术（盆腔淋巴结受累的预测可能性≤5%）；亦可考虑总剂量为74～80 Gy的

IMRT或低剂量近距离放射治疗（未行经尿道前列腺电切术、国际前列腺症状评分低和前列腺体积 ≤ 50 mL）。

3. **局部中危前列腺癌治疗方案** 如预期寿命 ≥ 10年，可行前列腺癌根治术 ± 扩大盆腔淋巴结清扫术（盆腔淋巴结受累的预测可能性 ≥ 2%）；亦可行总量为 76 ~ 78 Gy EBRT + 6个月的ADT。

4. **局部高危前列腺癌治疗方案** 患者局部治疗后进展率高，需要采用多学科综合治疗模式。如预期寿命 ≥ 10年，可行前列腺癌根治术 ± 扩大盆腔淋巴结清扫术（盆腔淋巴结受累的预测可能性 ≥ 2%），对于pT1-2N0R0的患者，术后没有必要使用辅助治疗，但R1患者早期辅助外放疗联合内分泌治疗可使患者获得生存获益；局部高危前列腺癌患者亦可行总量为76 ~ 78 Gy EBRT + 6个月的ADT。

5. **局部进展期前列腺癌治疗方案** 经严格筛选，如患者预期寿命 ≥ 10年，可行前列腺癌根治术联合扩大盆腔淋巴结清扫术，对于具有高危因素的患者，术后应联合辅助内分泌治疗或外放疗，术后3个月PSA是预测远期生化复发的重要参考，CAPRA-s对预测术后生化复发有益；局部进展期前列腺癌患者亦可行总量为76 ~ 78 Gy EBRT + 6个月的ADT。

6. **术后放疗** 术后辅助放疗适用于术后病理证实pT3、pT4期肿瘤或外科切缘阳性，或GS 8 ~ 10分患者。可在术后症状如尿失禁缓解后开始，原则上不超过1年。术后挽救性放疗：适用于术后PSA未降至测不出水平，或生化复发。原则上尽早开始，在PSA < 1 ng/mL且PSA倍增尚未很快使用时。

7. **扩大淋巴结清扫术** 扩大淋巴结清扫术对高危及局部进展期前列腺癌患者至关重要，根据Briganti Nomogram、MSKCC Nomogram或Partin table预测淋巴结转移概率 > 2%即应进行扩大淋巴结清扫术。建议术中获取淋巴结至少在13枚以上,对患者的远期生存预后有益。对于术后病理证实合并淋巴结转移的患者,特别是转移性淋巴结≥2个的患者,需进行辅助雄激素剥夺治疗(ADT)至少18个月。如转移性淋巴结数量超过4个,则应考虑在ADT治疗的基础上联合放疗。

8. 高危局限性前列腺癌或局部进展期前列腺癌治疗方案新辅助化疗联合内分泌治疗显示了病理完全缓解率(pT0)的优势,但是否能转化成真正的生存优势,仍有待于进一步的随访结果。基于新型内分泌治疗的新辅助治疗可能为患者提供更理想的预后。

9. 质子重离子技术治疗 前列腺癌是目前世界上用质子重离子技术治疗最多的病种之一。放射线主要分为光子线(X射线、γ射线)和粒子线(质子束、碳离子束)。X射线和γ射线在接近人体皮肤时释放的能量最大,而粒子线是在到达肿瘤时才会释放大剂量的能量,因此可以进行精准照射,减少对周边正常组织的损伤。粒子线中的重离子(主要是碳离子),是使用质量较大粒子,用大型加速器增加能量后,根据肿瘤的大小和形状进行照射。重离子由于粒子质量较大,射线较集中,比起质子束能更加精准地照射肿瘤,因此可以降低前列腺相邻的直肠和膀胱等正常组织的放射剂量。此外,质子重离子对肿瘤细胞杀伤程度较普通射线更高。目前,质子重离子治疗主要适用于低危前列腺癌,在中危、高危患者的治疗中,质子重离子治疗前需要进行内分泌治疗。

（三）近距离放疗和前列腺冷冻治疗的最佳适应证

1. 单一的前列腺癌近距离放疗适应证需同时满足的条件 ① 病理分期:T1a-T2;② Gleason评分:2 ～ 6分;③ PSA < 10 ng/mL。

2. 近距离放疗联合外放疗适应证需满足以下任一条件 ① 病理分期:T2b-T2c;② Gleason评分:8 ～ 10分;③ PSA > 20 ng/mL;④ 多点活检结果为阳性;⑤ 周围神经受侵犯;

⑥ MRI提示前列腺包膜受侵。

3. 近距离放疗联合内分泌治疗的适应证需同时满足的条件 ① 术前前列腺体积 > 60 mL；② 内分泌治疗使前列腺体积缩小。

4. 冷冻治疗　截至目前，前列腺癌的冷冻治疗的安全性及临床疗效有待于长期随访数据证实。适用于：PSA < 20 ng/mL、Gleason评分 < 7分、前列腺体积 ≤ 40 mL、不适合外科手术或预期寿命 < 10年的局限性前列腺癌。对于晚期或已发生转移的患者，也可考虑行姑息性前列腺冷冻治疗以消灭局部肿瘤组织，减少压迫，改善症状。

（四）根治性前列腺切除术可能出现的并发症

1. 根治性前列腺切除术　主要有三种方式，包括开放前列腺癌根治术、腹腔镜下前列腺癌根治术和机器人辅助前列腺癌根治术。根治性前列腺切除术的常见并发症包括尿失禁、勃起功能障碍、吻合口瘘、淋巴囊肿，其他并发症包括直肠损伤、膀胱损伤、输尿管损伤、闭孔神经损伤、尿道狭窄等，发生率一般较低，随着手术技术提高，并发症发生率进一步下降。

2. 尿失禁　是根治性前列腺切除术后常见而棘手的并发症，严重影响患者的生活质量和身心健康。尿失禁发生率在不同文献报道差异较大，主要和尿失禁标准不统一有关，根治性前列腺切除术后控尿良好定义包括：完全控制的不漏尿、有少量尿滴漏但不用尿垫，以及每天只用不超过1张尿垫三种。据报道，根治性前列腺切除术后6% ～ 20%的患者发生持续性尿失禁。根治性前列腺切除术后早期多表现为压力性尿失禁，大多数患者在术后3 ～ 12个月恢复尿控能力。前列腺癌根治术后尿失禁的原因是多方面的，包括尿道外括约肌损伤、盆底支持结构受损、逼尿肌不稳定及膀胱顺应性降低等。

（五）根治性治疗后肿瘤复发的治疗

首先应当区分根治性治疗后PSA上升是仅为生化复发，还是局部复发,抑或是远处转移。初始的病理结果、治疗后PSA复发的时间,以及PSA上升速度都可为区分局部复发与远处转移提供线索。肿瘤分化较差,早期PSA复发和PSA倍增时间较短均可提示远处转移可能大于局部复发。

不断改善的影像学技术提高了复发和转移病灶的早期检测。^{68}Ga-PSMA PET-CT对于前列腺癌接受局部根治性治疗后PSA上升的患者,在极低的PSA水平下(1 ng/mL)即有60%的概率可发现复发病灶,在PSA > 5 ng/mL时,寻及复发性病灶的概率上升为85%,为临床治疗策略的制订提供了重要的参考依据。

根治性前列腺切除术后,局部复发的患者可选择挽救性放疗。放疗剂量至少达到64 Gy,且最好在PSA低于0.5 ng/mL之前。前列腺外放疗后局部复发的部分患者可选择挽救性前列腺癌根治术,但术后尿失禁、勃起功能障碍等并发症发生率较高。对于肾动脉以下淋巴结复发考虑挽救性淋巴结清扫(sLND)。总体而言,挽救性淋巴结清扫术后1年临床复发率约为25%,术后10年肿瘤特异性生存和总体生存率分别为66%和64%。挽救性淋巴结清扫LND后联合清扫区域放疗可改善术后BCR率。

对于根治性治疗后出现远处转移的患者采用内分泌治疗,早期内分泌治疗与延迟治疗相比,可延缓疾病进展,延长生存期。远处转移病灶如有明显症状处,可以行对症处理或局部治疗,包括放疗或手术。

三、晚期前列腺癌的诊断和治疗

(一)寡转移性前列腺癌的诊治

1. 寡转移性前列腺癌定义 近年来对于寡转移的临床研究日益增加,寡转移可能是肿瘤生物侵袭的温和时期,存在于局部进展性和广泛转移之间的过渡阶段。以骨和(或)淋巴结转移的数量来界定寡转移,一般认为转移灶≤3个为临界值。

2. 寡转移性前列腺癌治疗 寡转移是肿瘤介于器官局限性疾病和广泛转移之间的一个特殊阶段。个性化系统治疗联合局部治疗。系统性全身治疗包括ADT、ADT联合阿比特龙或联合化疗等方式。诱导化疗联合内分泌治疗后,行原发灶减瘤手术,具有良好的临床疗效和安全性,短期内PSA缓解率高,显著提高了患者5年生存率。

(二)晚期转移性前列腺癌的诊治

1. 晚期转移性前列腺癌概述

(1)根据前列腺癌的临床TNM分期中的M分期,转移性前列腺癌主要分为3类。M1a为区域淋巴结以外的淋巴结转移。M1b为骨转移,也是前列腺癌中最好发的转移方式。M1c为其他器官组织转移。

(2)由于前列腺癌容易转移至骨组织,一旦前列腺癌诊断确立,应进行全身核素骨显像检查。如果核素骨显像发现可疑病灶又不能明确诊断者,可选择MRI等检查明确诊断。^{68}Ga-PSMA、13C胆碱等PET-CT是比核素骨显像及MRI更灵敏的影像新技术,可检出微小转移及内脏脏器转移病灶。

(3)转移性前列腺癌主要分为转移性激素敏感性前列腺癌(metastatic hormone sensitive prostate cancer, mHSPC)和转移性去势抵抗性前列腺癌(metastatic castration-resistant prostate cancer, mCRPC)。mHSPC是指对雄激素剥夺治疗有疗效应答或未接受过ADT治疗的转移性前列腺癌。mCRPC是指持续ADT治疗后仍然进展的转移性前列腺癌(mCRPC处理见相关章节)。

2. 转移性激素敏感性前列腺癌(mHSPC)治疗

(1)随着越来越多医学证据的发现,对于临床诊断为mHSPC的患者推荐在ADT治疗的同时,联合新型内分泌治疗及化疗药物如阿比特龙或多西他赛作为一线治疗方案,可显著改善患者的远期生存。

(2) 在阿比特龙和多西他赛两者的选择上,目前没有直接比较的证据,需要结合安全性、患者身体状态及经济承受能力具体判断。但基于多西他赛的化疗更适合高负荷转移性 HSPC 患者,对于低负荷患者改善生存预后疗效有限。

(3) 阿比特龙是一种口服的细胞色素 P450 c17 酶抑制剂,细胞色素 P450 c17 酶是雄激素合成的关键酶,阿比特龙通过抑制该酶以抑制雄激素生成。近年研究〔LATITUDE 和 STAMPEDE(5003)两项研究〕表明,去势治疗联合阿比特龙治疗,可以显著延长 mHSPC 患者的总生存期。对于高危 mHSPC 患者(即满足 Gleason 评分≥8分,全身核素骨显像发现≥3个病灶,或存在腹部器官转移灶),阿比特龙可使死亡风险降低,推迟无进展生存时间,延长总生存时间,并能减缓疼痛的进展,推迟症状性骨相关事件发生和化疗类药物的应用。

(4) 多西他赛又名多烯紫杉醇,是一种紫杉烷类抗肿瘤药物,通过加强微管蛋白聚合作用和抑制微管解聚作用,形成稳定的非功能性微管束,从而破坏肿瘤细胞的有丝分裂,达到抗肿瘤作用。对于能耐受化疗的高转移负荷(存在腹部器官转移,或者存在4处以上转移,其中至少1处在脊柱或骨盆以外)的 mHSPC 患者,推荐 ADT 联合多西他赛 75 mg/m^2(每3周1次)治疗6个周期,其效果要优于仅接受内分泌治疗,可推迟进展至 CRPC 的时间,延长临床无进展生存时间,使高转移负荷组死亡风险降低 39%,且能显著延长患者总生存期达 13.6 个月。

(三)骨相关事件治疗

1. 双膦酸盐(bisphosphonates, BP) BP 是一类用于各类骨疾患及钙代谢性疾病的新药物,能特异地与骨质中的羟膦灰石结合,抑制破骨细胞活性,从而抑制骨质吸收,用于治疗骨质疏松症、变形性骨炎或恶性肿瘤骨转移引起的高钙血症和骨痛症等。其中,唑来膦酸是一种具有较强抑制骨吸收和潜在促进骨形成作用的双膦酸盐类药物,相较于其他双膦酸盐,不良反应更小,给药方便,广泛应用于临床。发热是唑来膦酸在使用过程中最常见的不良反应,一般经对症治疗可缓解;此外,胃肠道反应、一过性肌酐升高亦是常见的不良反应,大多数情况下无须特殊处理,会在24 ~ 48 h内自动消退。

2. 镭223 放射性核素药物治疗是一种重要的骨转移治疗手段,有助于缓解骨痛和提高生活质量,是一种有效的骨肿瘤的内照射治疗剂。其中镭223发射α粒子,是目前唯一证实能够延长晚期前列腺癌患者生存的核素药物。

3. 锶-89 对于广泛转移的患者,采用发射β射线的放射性药物治疗也是临床在用的治疗方案。⁸⁹Sr是一个发射纯β射线的能量为1.46 MeV,半衰期为50.5天。注射后很快由骨摄取,在正常骨内的生物半衰期为14天,在转移灶内的生物半衰期大于50天。放射性β粒子治疗并无生存优势,只能用作姑息治疗。

4. 治疗方案 如怀疑患者存在脊髓压迫,需立即诊断治疗。治疗方案有外科瘤体减灭术 + 放疗、内固定术 + 放疗或放疗 + 类固醇治疗。这类患者接受内分泌治疗时,应联合抗雄激素类药物以避免发生睾酮急剧上升导致的疾病急速恶化,如截瘫等。如使用促性腺激素释放激素激动剂,建议联合抗雄激素类药物以防止闪烁现象;如使用促性腺激素释放激素抑制剂,则无须联合抗雄激素类药物。

四、去势抵抗性前列腺癌的治疗

1. CRPC定义
(1) CRPC是指血清睾酮达到去势水平后(< 50 ng/dL 或

1.7 nmol/L），至少出现下列情况中的一种：① PSA复发：间隔1周以上连续3次PSA上升，2次升高均在PSA低点50%以上，并且PSA > 2 ng/mL；② 影像学进展：出现新发病灶，包括骨扫描提示2处或以上的新发骨转移病灶，或者是应用RECIST标准评价的新发软组织病灶。

（2）单纯症状上进展不能够诊断为CRPC，需要进一步的评估。

2. CRPC的诊断

（1）血清睾酮达到去势水平（< 50 ng/dL或1.7 nmol/L）；PSA间隔1周以上连续3次上升，2次升高均在PSA低点50%以上，并且PSA > 2 ng/mL可诊断为CRPC。

（2）CRPC的诊断需要明确患者的原发灶和转移灶状态，转移性CRPC（mCRPC）和非转移性CRPC（nmCRPC）的治疗策略存在显著差异。CRPC的进一步评估，还需要明确患者原发灶治疗和初始内分泌治疗疗效，原发灶的病理特征，转移灶的部位和病灶数，特别是淋巴结转移情况和内脏转移情况，患者的体质状态。建议行肿瘤组织或ctDNA多基因靶向测序以明确特殊耐药基因或基因通路（胚系和体细胞基因变异），更好地指导后续系统治疗。

（3）影像学检查：盆腔MRI和CT是评价CRPC局部病灶和盆腔淋巴结转移情况的常用方法，可判断病灶局部侵袭情况决定CRPC的局部病灶处理方式和淋巴结处理方式。CRPC的患者中多数合并存在骨转移，对于骨转移情况的评估尤为重要。骨扫描检查常用于CRPC骨转移的评估。

（4）相比于骨扫描，PET-CT检查具有更好的诊断效能，尤其是PSMA PET-CT，有助于检测CRPC患者的早期转移。前列腺原发灶的再次穿刺或针对前列腺癌转移灶穿刺活检的临床意义在CRPC患者中尚无明确定论。部分患者在经过前期内分泌治疗后，原发灶呈治疗后改变，重复穿刺无法取得阳性结果。转移灶的活检包括手术切除活检或穿刺活检,其中影像学定位下转移灶穿刺活检对于软组织肿块阳性率较高。前列腺癌以成骨转移为主,因此骨穿刺存在一定的失败可能,其中穿刺失败原因主要是定位不准,取材不足。

(5) CRPC,特别是 mCRPC 患者,存在多种常见耐药基因作用通路,包括雄激素受体(AR)通路(预测新型内分泌治疗阿比特龙或恩杂鲁胺的治疗效果),神经内分泌分化通路(预测铂类药物化疗或 PARP 抑制剂靶向药物治疗),DNA 修复基因缺陷通路(预测铂类药物化疗或 PARP 抑制剂靶向药物治疗)。CRPC患者接受基因检测,对于家族遗传咨询和更好评估个体治疗预后具有重要意义。随着基因检测技术的进步,基于外周血循环肿瘤 DNA(ctDNA)多基因靶向测序为代表的液态活检,可以实现无创分子分型诊断,易于临床开展。

(6) 完善患者的体质状态评分和血常规、肝肾功能等临床生化检查,完善患者的排尿症状评分、疼痛症状评分和生活质量量表,为患者治疗选择的综合考虑提供更多参考信息。

3. CRPC 的治疗

(1) CRPC 患者需要维持去势治疗,保持血清睾酮处于去势水平(< 50 ng/dL 或 1.7 nmol/L)。临床上常见 CRPC 患者选择新型内分泌治疗或多西他赛化疗后停用雄激素剥夺治疗,导致PSA 和临床症状控制不佳。因此,CRPC 的治疗过程中,需要全程监测血清睾酮,维持去势水平,同时选择针对 CRPC 的治疗方式,以更好地治疗 CRPC。

(2) 非转移性 CRPC(nmCRPC)的治疗

1) 随着新型内分泌治疗药物阿帕鲁胺、恩杂鲁胺治疗nmCRPC 的获批,nmCRPC 的治疗获得了临床的重视。针对前列腺原发病灶的局灶治疗,包括冷冻消融或高能聚焦超声治疗,也取得了较好的临床治疗效果。因此,CRPC 患者明确转移状态,对于后续治疗选择具有非常重要的参考价值。

2)nmCRPC的患者针对前列腺原发病灶采用局灶治疗尚存在争议。尚未知患者能否从根治性前列腺切除术、前列腺冷冻治疗及外放疗中获益。

3)需要指出的是,评估转移的常规影像学方式一般采用CT、MRI、骨扫描,但这些检查不一定能够发现微小的转移病灶,而 ^{68}Ga-PSMA PET-CT却能更敏感地发现转移病灶,因此部分nmCRPC患者事实上是转移性CRPC(mCRPC),需要更积极的综合治疗,因此,nmCRPC原发病灶治疗后需要密切随诊,及时发现原发病灶进展或新发转移病灶,以选用针对mCRPC的系统治疗。

4)阿帕鲁胺是一种新的非甾体雄激素受体阻滞剂,与雄激素受体的结合力是比卡鲁胺的7~10倍。一项多中心、双盲、安慰剂对照的Ⅲ期临床SPARTAN研究显示,阿帕鲁胺治疗nmCRPC组无转移生存时间为40.5个月,安慰剂组为16.2个月(HR 0.28,$P < 0.001$)。阿帕鲁胺常见不良反应为乏力、高血压、皮疹等,特别需要关注甲状腺功能减退,临床使用阿帕鲁胺时需加强甲状腺功能监测。

5)恩杂鲁胺是选择性雄激素受体拮抗剂,其通过与AR结合,抑制AR向细胞核转运及其与DNA结合,降低肿瘤细胞内雄激素水平。恩杂鲁胺已经被批准用于初治的mCRPC和化疗后的mCRPC。

6)对nmCRPC患者还可以选择使用一代抗雄药物治疗,虽然部分患者取得了PSA的下降,但并没有生存获益的依据。在ADT治疗的基础上联合阿帕鲁胺或恩杂鲁胺治疗nmCRPC的OS尚没有显著差异,因此对无症状的nmCRPC采用积极观察也是一种可行方案。不建议在临床试验之外使用化疗或免疫治疗。

(3) 转移性CRPC(mCRPC)的治疗

1) 转移性CRPC(mCRPC)一线治疗。① 阿比特龙新型内分泌治疗:阿比特龙是一种口服的细胞色素 P450 c17 酶抑制剂,细胞色素 P450 c17 酶是雄激素合成的关键酶,阿比特龙通过抑制该酶以抑制雄激素生成。阿比特龙联合泼尼松治疗相比安慰剂联合泼尼松治疗,影像学无进展生存期(rPFS)显著延长,患者死亡风险下降19%,常见不良反应包括尿潴留、高血压、低血钾和水肿等,但患者耐受性良好。在阿比特龙治疗期间,需监测肝功能、血钾和血磷水平,以及血压,也需对心脏疾病进行评估。② 多西他赛联合泼尼松化疗(DP方案):多西他赛又名多烯紫杉醇,是一种紫杉烷类抗肿瘤药物,通过加强微管蛋白聚合作用和抑制微管解聚作用,形成稳定的非功能性微管束,从而破坏肿瘤细胞的有丝分裂,达到抗肿瘤作用。DP方案是第一个可以改善mCRPC患者OS的药物,于2004年被批准用于临床。③ 恩杂鲁胺一线治疗mCRPC具有明显生存期获益,与安慰剂组相比,恩杂鲁胺中位无进展生存期显著延长(20.0个月 *vs.* 5.4个月),总生存期(35.3个月 *vs.* 31.3个月)明显改善。

2) mCRPC的二线治疗。① 阿比特龙新型内分泌治疗:2011年4月,FDA批准阿比特龙联合泼尼松用于治疗多西他赛化疗后的mCRPC 的患者。在既往接受过化疗的mCRPC患者中,阿比特龙治疗组相较于安慰剂组存在OS的明显获益,两组患者中位生存期分别为15.8个月和11.2个月(HR 0.74;$P < 0.0001$)。阿比特龙治疗组在影像学无进展生存时间、PSA应答率和疼痛缓解方面也都有改善。② 恩杂鲁胺新型内分泌治疗:2012年8月,FDA批准恩杂鲁胺用于治疗多西他赛化疗后的mCRPC患者。mCRPC患者二线治疗选择恩杂鲁胺的中位OS相较于安慰剂从13.6个月增加至18.4个月(HR

0.63；$P < 0.001$），在PSA缓解率、影像学无进展生存期、生活质量上也显著改善；同时，不良事件较少，尤其是两组间心脏疾病发生率没有差异。③ 多西他赛化疗：多西他赛联合泼尼松治疗是第一个可以改善mCRPC患者OS的药物，接受了新型内分泌治疗（包括阿比特龙或恩杂鲁胺）后的mCRPC患者，多西他赛为基础的化疗仍然能改善患者的生存。④ mCRPC二线治疗的精准治疗选择：对于mCRPC的二线治疗选择需慎重，该三种治疗药物均存在交叉耐药现象，或者经历了一线内分泌治疗或一线多西他赛化疗后，mCRPC会出现AR受体的基因变异，特别是AR-V7等剪切体的产生，可能导致二线新型内分泌治疗耐药。神经内分泌分化的产生和（或）DNA修复基因的缺陷，以多西他赛为基础的化疗，可能疗效欠佳，而更适合铂类药物为基础的化疗方案。建议一线治疗后的mCRPC患者，先行多基因靶向测序，明确AR基因通路、神经内分泌分化或DNA修复基因通路变异情况，以指导后续系统治疗方案选择。

3）mCRPC三线或其他治疗。① 卡巴他赛：卡巴他赛也是一种半合成的紫杉烷衍生物。2010年6月，FDA批准卡巴他赛用于多西他赛化疗失败的mCRPC患者。卡巴他赛化疗需要警惕、治疗或预防发热性中性粒细胞减少。② Sipuleucel-T及其他免疫治疗：Sipuleucel-T是一种自体细胞免疫制剂，于2010年首先被FDA批准用于治疗mCRPC，但最适用于轻微症状或者无症状的mCRPC患者。Sipuleucel-T较为复杂的制备过程限制了其在临床的应用。③ ProstVac-VF是另一种新型的免疫治疗，在预实验中显示出良好的治疗效果。最新研究发现，DNA修复基因缺陷、CDK12基因变异或错配修复基因缺陷的mCRPC患者可能从PD-1或PD-L1抑制剂的免疫治疗中获益。④ 二氯化镭（镭-223）等核素治疗：镭-223是一种新型药剂，能直接靶向作用于骨转移肿瘤病灶并释放高能量的α粒子。2014年,FDA批准了镭-223用于有骨转移症状的mCRPC的治疗。镭-223治疗mCRPC组较安慰剂组明显延长中位OS,第一次骨相关事件发生时间明显延长;骨髓抑制及其他不良反应发生较少且总体生存质量优于对照组。⑤ PARP抑制剂通过抑制肿瘤细胞DNA损伤修复、促进肿瘤细胞发生凋亡,达到治疗肿瘤的目的。奥拉帕尼是一种PARP抑制剂,它在BRCA1和BRCA2基因突变的CRPC患者中具有很好的治疗效果,反应率高达88%,可能成为具有DNA修复基因缺陷的mCRPC患者治疗的有效选择。mCRPC患者应用PARP抑制剂之前需先行DNA修复基因通路检测,以避免治疗不敏感。⑥ 铂类为基础的化疗不是mCRPC的标准治疗选择。神经内分泌分化的前列腺癌或存在DNA修复基因缺陷的mCRPC,新型内分泌治疗或以多西他赛为基础的化疗后,可选择铂类为基础的化疗,治疗有效率高,有效时间长,是前列腺癌精准医学研究的最新成果。mCRPC患者新型内分泌药物治疗或多西他赛化疗后,先行分子诊断明确神经内分泌分化或DNA修复基因变异状态,可能从铂类为基础的化疗中临床获益。⑦ 双膦酸盐常用于治疗mCRPC骨转移引起的高钙血症和骨痛症等。唑来膦酸是一种具有较强抑制骨吸收和潜在促进骨形成作用的双膦酸盐类药物,相较于其他双膦酸盐,不良反应更小,给药方便,广泛应用于临床。地诺单抗与唑来膦酸组相比,首次SRE的中位时间显著延长,治疗相关性毒性类似,主要包括低钙血症、关节痛和颌骨坏死。颌骨坏死发生率低,但严重影响患者生活质量。大部分出现颌骨坏死的患者都伴牙齿疾病病史,因此应用此类药物时需明确牙齿患病情况,避免颌骨坏死等严重不良反应的发生。

4. CRPC治疗疗效评估标准

(1) CRPC治疗疗效评估遵循两个目标：① 控制/减轻/治愈现有临床症状；② 预防/延缓疾病进展。生活质量改善、无进展生存期可反映CRPC的治疗效果，而总生存期仍然是评价CRPC治疗疗效的金标准。

(2) CRPC疗效评估标准：① RECIST标准：具有影像学可测量病灶的CRPC，参照RECIST标准评估疗效。② PSA反应率：PSA有效指PSA下降≥50%，维持4周以上，且无临床和影像学进展的证据；PSA进展指PSA升高超过基线或化疗期间谷值的25%，且绝对值≥5 ng/mL。③ 骨痛缓解率：骨痛是转移性前列腺癌患者最常见和严重影响生活质量的症状，骨痛缓解率是重要的临床疗效观察指标。④ 生活质量改变：根据生活质量量表（FACT-P）评定。

(3) 综合目前循证医学证据，对于CRPC治疗疗效评估中疾病进展的标准推荐：在PSA进展、影像学进展、临床症状进展三个标准中至少满足2个，才确定为疾病进展，考虑选择后续治疗。

（薛蔚　潘家骅　沙建军　董柏君）

第七节　阴茎癌

一、流行病学及病因

1. 流行病学　阴茎癌是一种比较少见的恶性肿瘤，主要发生于老年男性，由于国家、民族、宗教信仰和卫生习惯的不同，阴茎癌的发病率有明显的差异。

2. 病因　目前仍不明确，多数发生于包茎或包皮过长的患者,新生儿行包皮环切术能有效防止此病。人乳头瘤病毒(HPV)感染与阴茎癌发病密切相关。除此之外,吸烟、外生殖器疣、阴茎皮疹、阴茎裂伤与阴茎癌的发病可能也有一定的关系。

二、病理

(1)阴茎癌多从阴茎头、冠状沟、和包皮内板发生,从肿瘤形态上可分为原位癌、乳头状癌和浸润癌3种。原位癌常位于阴茎头和冠状沟,罕见发生于阴茎体,病变呈边界清楚的红色斑块状突起,有脱屑糜烂,生长缓慢或数年不变。乳头状癌好发于包皮内板、冠状沟和阴茎头,呈乳头状或菜花状突起,伴有脓性分泌物和恶臭,质脆易出血,一般较局限,淋巴结转移较少。浸润癌以冠状沟多见,呈湿疹样,有硬块状基底,中央有溃疡,伴脓性或血性渗出液。

(2)阴茎恶性肿瘤多数为鳞状细胞癌,占95%,其他如基底细胞癌、腺癌、恶性黑色素瘤、肉瘤等相对少见。阴茎鳞状细胞癌包括Broders和Maiche两种分级系统,Broders分级简单常用,Maiche分级更为准确。

三、分期

1. 分期标准　阴茎癌的准确分期与治疗决策和判断预后有直接关系。目前存在多种分期系统,广泛采用美国癌症联合会(American Association for Cancer Research, AJCC)和国际抗癌联盟(Union for International Cancer Control, UICC)的TNM分期标准,2009年发布的第7版TNM分期系统的改变总结:① 根据是否有脉管侵犯或是否为低分化肿瘤将T1期分为T1a和T1b两个亚期;② T3期仅限于侵犯尿道的病变,累及前列腺现在认为是T4期；③ 淋巴结分期分为临床和病理两个类别；④ 不再区分表浅和深部腹股沟淋巴结。

2. 病理分期 相对于临床分期，病理分期需要依据手术切除标本的病理检查来确定，完成病理分期后可以添加前缀"p"，如pT2N0M0。依据TNM分期的不同组合，将阴茎癌分为5组，便于指导临床实践。

（1）0期：原位癌或疣状癌（Tis～a、N0）。

（2）Ⅰ期：肿瘤侵犯皮下结缔组织且没有脉管癌栓和低分化成分（T1a、N0）。

（3）Ⅱ期：肿瘤侵犯皮下结缔组织直至海绵体或尿道，无腹股沟淋巴结转移（T1b～T2-3、N0）。

（4）Ⅲa期：肿瘤侵犯皮下结缔组织直至海绵体或尿道，仅有一个腹股沟淋巴结转移（Tis～T1-3、N1）。

（5）Ⅲb期：肿瘤侵犯皮下结缔组织直至海绵体或尿道，且有多个腹股沟淋巴结转移（Tis～T1-3、N2）。

（6）Ⅳ期：肿瘤侵犯阴茎旁组织或固定的腹股沟淋巴结或盆腔淋巴结转移或肿瘤转移至任何其他远处器官（T4、N3、M1）。

四、诊断

1. 早期检测与症状体征

（1）阴茎癌多见于40～60岁有包茎或包皮过长者。阴茎癌可发生于阴茎的任何部位，但常见于阴茎头（48%）、包皮（21%）或两者均侵犯（9%）、冠状沟（6%）、阴茎体（少于2%）。临床表现多为阴茎头部丘疹、溃疡、疣状物或菜花样肿块。继而糜烂、出血、有恶臭分泌物等。

（2）包茎的存在经常掩盖阴茎癌的发生、发展。隔包皮触诊时，可有肿块及结节感。

（3）晚期患者原发灶及腹股沟淋巴结转移灶可出现溃疡、化脓、出血等，出现远处转移时可出现相应部位的症状及消瘦、贫血、恶病质等全身表现。

（4）临床上大部分阴茎癌局限在阴茎。查体时应记录肿瘤大小、位置、活动度、是否侵犯海绵体，同时应注意阴茎根部及阴囊有无肿瘤侵犯。直肠指诊和双合诊能帮助提供会阴体侵犯和盆腔肿块的信息。双侧腹股沟淋巴结触诊十分重要。

2. 活体组织检查　在采取初始治疗之前，需要对原发肿瘤及可触及的淋巴结进行活检，除获取病理诊断外，尚可明确肿瘤浸润深度、有无侵犯血管、组织学分级等信息。活检可单独进行，目前没有由活检引起肿瘤播散的报道。

3. 影像学检查

（1）超声在评估原发肿瘤方面有一定价值，能够判断有无阴茎海绵体侵犯，但常低估肿瘤的浸润深度，对阴茎头部肿瘤侵犯皮下结缔组织或尿道海绵体难以鉴别。阴茎超声检查有时对显微浸润难以判定。

（2）超声检查不能明确时，可选用MRI检查。特别是在肿瘤侵犯阴茎海绵体时，可以判别浸润深度，有助于肿瘤分期。对临床T1期肿瘤，MRI价值不大。应用增强剂或人工勃起后行MRI检查可能更有利于肿瘤的局部分期。对于阴茎头部较小的肿瘤，影像学检查在评估原发肿瘤方面意义不大，但疑有海绵体侵犯时，超声或MRI有相当价值，特别是考虑行保留阴茎手术时。

（3）CT由于其软组织分辨率低，在评估原发肿瘤方面价值不大。主要应用于扫描腹股沟区、盆腔及鉴别有无远处器官转移。

（4）阴茎癌最常见的转移部位为肺、肝、骨。疑有远处转移时，可相应选择腹盆部CT、放射性核素骨扫描、胸片检查。

（5）诊断：阴茎癌诊断起始及随访阶段均应从原发灶、区域淋巴结和远处转移三方面考虑（图4-11）。

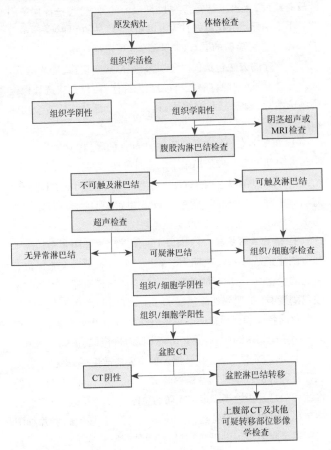

图 4-11　阴茎癌诊断流程

五、治疗

1. 保留阴茎的治疗 原发灶为局限于包皮早期小肿瘤,深部没有浸润,无淋巴结转移的 T1 期以前的肿瘤,可选择保留阴茎的手术治疗。分化良好且无淋巴血管侵犯的 T1 期肿瘤、患者能够做到密切随访的 T1G3 期肿瘤,也可选择保留阴茎的手术治疗。治疗的方法包括包皮环切术、局部病变切除、激光治疗、放疗等。复发的肿瘤如果没有侵犯海绵体,可以再次选择保留阴茎的治疗;如果侵犯海绵体,则需行阴茎部分切除或全切除治疗。

2. 阴茎部分切除术 分化差的 T1 期肿瘤、T2 期肿瘤,推荐阴茎部分切除术。病灶局限于龟头时可切除部分和全部龟头。切缘距肿瘤 1 cm 以上(G1、G2 级肿瘤切缘距肿瘤 1 cm,G3 级肿瘤切缘距肿瘤 1.5 cm)。阴茎癌局部切除术后肿瘤局部复发率为 0 ~ 8%,5 年生存率在 90% 以上。

3. 治疗策略选择 T2 期以上的阴茎癌推荐阴茎全切除术和会阴尿道造口术。T2 期阴茎癌行部分切除术后不能保留有功能的残端时,也应行阴茎全切除和会阴尿道重建。当病灶未侵犯阴囊时,不建议切除阴囊和睾丸,保留阴囊和睾丸对维持男性化的特征和以后行阴茎重建有帮助。当阴囊受累及时(T4 期),阴茎全切术和阴囊、睾丸切除术同时进行(表 4-9)。

4. 淋巴道转移 是阴茎鳞癌的主要播散途径,淋巴结有无转移及转移的程度是阴茎鳞癌的重要预后指标,淋巴结转移的诊断和治疗是否恰当决定了疾病的总体疗效。阴茎鳞癌的淋巴结转移具有以下几个特点:① 渐进式的淋巴结转移,肿瘤细胞先转移至腹股沟区淋巴结,其后经由位于股管的淋巴管道累及盆腔淋巴结;② 阴茎的淋巴引流至双侧腹股沟区淋巴结,并且

表 4-9　不同阴茎病灶范围的治疗策略

病灶特点	术式
病变局限于包皮	包皮环切
原位癌/阴茎头弥漫性病变	阴茎头重塑
阴茎头浅表病变	广泛局部切除
阴茎头远段小灶浸润性病变	部分阴茎头切除+一期闭合
浸润性病变累及大部分阴茎头	全阴茎头切除+皮片移植
侵犯深部海绵体	部分/全部阴茎切除+阴茎头重建

腹股沟区的淋巴管间存在着丰富的交通支;③ 有限的淋巴结转移并不意味着全身性疾病,只有进展为局部晚期病变才容易出现血行播散(图4-12)。

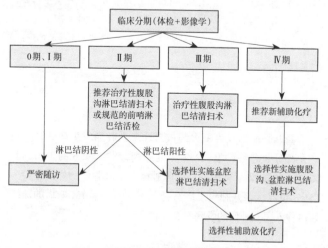

图 4-12　阴茎癌区域淋巴结的诊疗流程

六、随访

1. 肿瘤原发灶

（1）保守治疗患者：随访每2个月一次至2年，第3年每3个月一次，推荐长程随访每6个月一次。随访方法应当采用身体检查/自我检查。

（2）阴茎部分/全部切除患者：随访每4个月一次至2年，第3年随访2次，继而每年1次。

2. 区域淋巴结及远处转移

（1）腹股沟检查：每2个月一次至2年，第3年每3个月一次，第4～5年每6个月一次。

（2）腹股沟淋巴结清扫术（pN0）：推荐治疗后前2年每4个月一次，第3年每6个月一次，此后，视具体情况而定。

（3）腹股沟淋巴结清扫术（pN+）：推荐治疗后前2年每2个月一次，第3年每4个月一次，3年后每6～12个月一次。

（刘毅东）

第八节 睾丸肿瘤

睾丸肿瘤的发生率大约占男性恶性肿瘤发生率的1%，但绝大部分是恶性肿瘤。95%睾丸肿瘤起源于睾丸的生殖细胞（GCT），少数为睾丸的间质细胞肿瘤。睾丸肿瘤的好发年龄为15～40岁。睾丸肿瘤发病有种族和区域性差异，斯堪的那维亚白种人睾丸肿瘤的发病率高。

一、病因

睾丸肿瘤的病因尚不确定,但隐睾者发生睾丸肿瘤的机会是正常者的4～6倍,而且隐睾患者正常侧睾丸的肿瘤发生率也略高于正常人群。对于一侧隐睾的睾丸肿瘤患者应告诫患者每个月要检查正常侧睾丸,早期发现,早期治疗。

二、病理类型

生殖细胞来源的睾丸肿瘤分为精原细胞瘤和非精原细胞瘤(NSGCT)。

1. 精原细胞瘤 是最常见的GCT,精原细胞瘤大体观黄棕褐色,典型的精原细胞瘤占精原细胞瘤的85%,另15%的精原细胞瘤中含有和包体滋养层,分泌b-HCG。所以睾丸肿瘤血液b-HCG升高可以是精原细胞瘤。但是,精原细胞瘤不分泌α-FP,后者升高应该是NSGCT。精原细胞瘤发病年龄比NSGCT晚10年。精母细胞性精原细胞瘤常见年龄大的患者(50%以上在50岁以上),转移发生率低,预后好。

2. NSGCT 包括胚胎癌、畸胎瘤、绒毛膜上皮癌和卵黄瘤。

(1)胚胎癌是NSGCT中分化程度最差的肿瘤,肿瘤进展和转移率很高。纯胚胎癌较少见,约占生殖细胞肿瘤的3%,而在混合性生殖细胞肿瘤中占25%,而且混合性肿瘤中胚胎癌比例高,预后差。

(2)畸胎瘤是由内胚层、中胚层或外胚层的成分组成,常见于儿童,根据组织分化程度分为成熟型、未成熟型和恶性转化型。该肿瘤对化疗和放疗不敏感,转移性病灶只能进行手术治疗。

(3)绒毛膜上皮癌只占NSGCT 1%以下,血液转移为主,常以转移性症状就诊,如肺、脑的转移,血HCG升高。绒毛膜上皮癌血供丰富,脑转移行化疗时,颅内出血风险4%～10%。

(4) 卵黄瘤是儿童最常见的睾丸肿瘤,多为混合性NSGCT,分泌AFP。

3. 间质细胞瘤 包括Leydig细胞瘤、支持细胞瘤和性腺母细胞瘤。

三、分期

1. Ⅰ期 肿瘤局限于睾丸,无腹膜后LN转移征象。
2. Ⅱ期 有腹膜后LN转移。
3. Ⅱa期 转移LN直径 < 2 cm。
4. Ⅱb期 转移LN直径2～5 cm。
5. Ⅱc期 转移LN直径 > 5 cm。
6. Ⅲ期 有膈上LN转移或结外转移。

四、临床诊断

1. 睾丸肿瘤的症状 最常见的症状是无痛性睾丸肿块,对疾病认识不足,平均延误半年就诊。10%～20%表现为转移症状,如咳嗽、腹部和锁骨上肿块、背痛等。年轻患者腹膜后肿块,一定要检查阴囊内容物。睾丸呈不同程度肿大,质地坚硬,正常的弹性消失,秤砣样沉重感。若为隐睾发生肿瘤多于腹部、腹股沟等处扪及肿块,而同侧阴囊是空虚的,部分睾丸肿瘤患者同时伴有鞘膜积液。睾丸肿瘤要与睾丸炎症、睾丸鞘膜积液相鉴别。

2. 睾丸肿瘤的常规检查 睾丸肿瘤患者常规行B超、胸部X线、腹部/盆腔CT检查,怀疑有转移者进行相应部位的CT、MRI和PET检查。

3. 肿瘤标志物　HCG、a-FP、LDH。

（1）NSGCT患者中，90%的人血HCG、α-FP可升高，随着治疗肿瘤标志物根据其半衰期呈对数形式衰减，在行根治性睾丸切除或腹膜后淋巴结清扫后，肿瘤标志物不下降或缓慢下降，表示患者残留转移灶。

（2）绒毛膜上皮癌血HCG升高，胚胎癌40% ～ 60%升高，精原细胞瘤5% ～ 10%升高。HCG的半衰期为24 h。

（3）AFP由卵黄瘤组织分泌，绒毛膜上皮癌和精原细胞瘤不产生AFP，半衰期为5 ～ 7天。

（4）LDH不是睾丸肿瘤的特异性标志物，只是与睾丸肿瘤的负荷相关。

（5）Ts表示睾丸肿瘤治疗后，影像学检查未发现残留肿瘤组织，但血液肿瘤标志物升高。

（6）临床怀疑睾丸肿瘤禁忌做睾丸穿刺活检，以防局部种植。

（7）临床获得病理诊断是睾丸根治性切除术，腹股沟上切口，先在内环处阻断精索血管，切除睾丸和精索。经阴囊睾丸切除术不可取，挤压促进肿瘤细胞转移。

五、治疗原则

1. 精原细胞瘤

（1）精原细胞瘤对放疗和铂类为基础的化疗敏感，是可以治愈的肿瘤。

（2）约80%就诊的睾丸肿瘤患者是T1期的精原细胞瘤，睾丸根治性切除后可以临床密切监测或辅助放疗或单剂的卡铂，100%治愈。但是T1期精原细胞瘤是临床严密观察还是积极治疗没有明确的标准。有人提出肿瘤体积 > 4 cm，肿瘤侵及正常睾丸网格组织可以采取积极治疗。

1）密切监测：3～6个月复查肿瘤标志物、胸片、腹部和盆部CT,如果发现转移灶,补救性放化疗治愈率也可达到100%。

2）辅助放疗："狗腿"样范围,包括腹部和同侧盆腔,放疗计量25 G。

3）辅助化疗：1～2个疗程的卡铂单剂化疗,不良反应小,可以达到辅助放疗的相似效果。

（3）进展期精原细胞瘤：放疗与博来霉素、VP16、顺铂联合治疗方案（BEP）,可以获得较好治疗效果。

2. NSGCT

（1）治疗包括腹膜后淋巴结清扫术（RPLND）、BEP化疗。

（2）T1期NSGCT临床处理包括：密切监测、腹膜后淋巴结清扫术（RPLND）、辅助化疗（BEP两疗程）。T1期NSGCT也可以获得近100%的治愈率,而且只做根治性睾丸切除70%～80%患者可治愈。易发生转移的危险因素：睾丸切除标本中发现淋巴管血管肿瘤细胞,肿瘤组织中胚胎癌成分为主（40%～45%以上）。有病理的危险因素,可以选择RPLND和辅助化疗。T1期NSGCT需要较完整的影像学随访治疗,为减少放射损伤,可以采用MRI检查。

（3）T1期NSGCT畸胎瘤腹膜后隐匿淋巴结转移率15%～25%,而且畸胎瘤对放化疗不敏感,原则要做RPLND。

（4）进展期NSGCT行BEP方案3～4个疗程和RPLND,可以先化疗,后RPLND切除残存的淋巴转移灶,也可以先RPLND减少肿瘤负荷,后做化疗。

3. 随访　原则上包括临床体格检查、血清肿瘤标志物和影像学检查。胸部随访首先推荐胸X线片,而腹部、盆腔随访推荐CT检查。由于大多数肿瘤在治疗后2年内复发,应密切监测。

4. 存精　对于睾丸肿瘤的患者治疗可能引起生育障碍,有条件治疗前做精液分析,保存精液。

（翟炜　周立新）

第五章

泌尿系统结石

第一节　泌尿系统结石概述

泌尿系统结石是泌尿科的常见病,患病率为1%～15%,复发率高,5年复发率约为40%,10年复发率约为50%。好发年龄为30～50岁;男女患病率约为3：1。女性易患感染性结石;儿童常与感染、畸形、营养不良有关;老年男性的下尿路结石,常与良性前列腺增生有关。

一、分类与病因

1. **分类**　按晶体成分可分为:含钙结石(多为不透光结石)、非含钙结石(透光或半透光结石,多为代谢性或感染性结石)。

其中草酸钙最为常见,约占70%,分为一水草酸钙和二水草酸钙,两者CT值均＞1 100 Hu,影像学上较难区分。感染性结石为半透光结石,CT值为800～1 000 Hu,局部CT值更低,可能是蛋白基质成分。结石核心多为絮状感染物质,充填在部分或整个集合系统内,再由解脲酶细菌分解尿素,形成氨,与磷酸盐、镁结合,包裹在絮状核心外,因此结石常呈铸形或鹿角形。尿酸性结石为尿中尿酸过饱和结晶形成,为透光结石,CT值为

$350 \sim 500$ Hu,可通过碱化尿液被溶解。如果溶石药物过量,尿液碱化过度,结石表面会形成磷酸盐"保护膜",从而影响溶石效果,则需行外科治疗。

2. 病因 结石成分过饱和是第一驱动力。如合并感染、尿路梗阻或尿路异物,结石更易形成。高温高日照;饮水少、高动物蛋白质、高热量、高钠;特殊药物等外在因素也会增加结石发病率。

二、临床表现

1. 疼痛 初发多表现为腰背疼痛,为泌尿科急症的主要病症之一。慢性梗阻者或肾内结石者可为腰背酸胀,甚至被忽略,反而会引起患肾的长期积水,影像肾功能,甚至出现肾脏失功。因此,急性肾绞痛缓解后,后续的复查应予以足够重视。

2. 血尿 血尿的严重程度与结石本身的严重程度并不成正比,但严重的血尿是外科干预的指征之一。

3. 尿路刺激症状 输尿管下段结石或膀胱结石会刺激膀胱三角区的感觉神经,造成尿频、尿急、尿痛等下尿路刺激症状,易与尿路感染混淆,需予以鉴别。

4. 发热 结石既可能包含细菌,又容易造成梗阻,导致肾内压增高,细菌毒素极易吸收,病情可能进展迅速,接诊医师应高度重视病情的进展,及时予以抗感染治疗,内科治疗效果欠佳时,应尽早置管或行PCN引流。

三、实验室检查

1. 一般评估的基础检查 尿常规、中段尿培养+药敏试验、感染指标(血常规、C反应蛋白、降钙素原等)、肾功能、电解质是结石患者。

2. 特殊代谢评估 对于双侧结石、反复复发的病例,需做代谢评估,包括甲状旁腺激素、24 h尿液成分分析(钠、氯、钙、磷、硫、铵、镁、磷酸、尿酸、枸橼酸、胱氨酸、尿量、pH、肌酐)。

3. 结石成分分析 被称为"结石的病理",是判断结石成因,制订治疗、预防复发方案的重要依据。所有患者都应至少行一次结石成分分析;对于药物干预后仍复发、结石完全清除后快速复发、长期无石状态下复发的病例,需再次行结石成分分析。分析方法首选红外光谱法及X线衍射法,湿化学法已被淘汰。

四、影像学检查

1. 超声 经济、灵活、无放射,既是结石的首选筛查随访手段,同时也是特殊人群(如孕妇、婴幼儿等)的重要诊断依据,其中孕妇因孕激素、增大的子宫压迫等因素,常常会出现肾积水及输尿管中上段扩张,干扰超声诊断。可通过多普勒超声,分别测量两侧肾动脉的阻力指数及输尿管开口喷尿时的多普勒频谱,经双侧比较,可帮助作出诊断。

2. 螺旋CT平扫 是结石诊断的"金标准",能发现除茚地那韦结石之外的所有成分结石;能评估结石的CT值,对结石成分做出预判,大部分结石的核心CT值高,边缘CT值低,但感染性结石恰恰相反,要做好充分的抗感染治疗后才能外科干预;能初步显示集合系统、输尿管形态及其中尿液的性状;能准确评估肾周脏器的位置,对于经皮肾镜(PNL)手术尤为重要。

3. CTU 对于结石形态复杂,或考虑有解剖畸形的病例,建议行CTU检查。长期结石刺激,有诱发癌变的可能(多为鳞癌),对于肾盂黏膜增厚,甚至出现实质性占位的病例,需行CTU检查。

4. GFR 对于分肾功能会明显影响治疗决策的患者,需行同位素肾图及GFR检查。

五、治疗

治疗目的:清除结石,保护肾功能;去除病因,预防复发。

1. 饮食治疗

(1)保证饮水量,以每日尿量 > 2 000 mL 为标准(胱氨酸结石患者 > 3 500 mL)。

(2)适量钙、蛋白质、低草酸、低钠、增加柑橘类水果(含枸橼酸,为成石抑制因子)。

(3)尿酸性结石者:低嘌呤饮食。

(4)胱氨酸结石者:限制蛋氨酸摄入。

2. 药物治疗

(1)溶石:尿酸性结石,碳酸氢钠、枸橼酸盐;胱氨酸结石,枸橼酸盐、硫普罗宁;感染性结石,L-蛋氨酸或氯化铵。

(2)排石:中药、α受体阻滞剂。

3. 外科治疗(上尿路结石) 指征:顽固性肾绞痛、反复的严重血尿、合并复杂性感染、持续性尿路梗阻、快速增大的结石。

(1)体外冲击波碎石术(extracorporeal shock-wave lithotripsy, ESWL):适合直径 < 20 mm、结石CT值 < 1 000 Hu 的结石,儿童结石的效果尤佳(儿童的体壁薄,冲击波能量衰减少;结石形成时间短,硬度低;输尿管顺应性好,排石能力强)。对于输尿管中段结石,因前方的肠道及后方的骨盆遮挡,超声定位较困难,需行X线定位;冲击波能量通过上述组织的衰减明显,效果欠佳。

(2)输尿管镜/输尿管软镜碎石术(URS/RIRS):适合输尿管结石及 < 20 mm 的肾结石。如术中发现输尿管狭窄,内镜无

法入镜,不可暴力操作,以免引起输尿管损伤,可留置DJ管后,二期再处理。

(3)经皮肾镜取石术(PNL):适合 > 20 mm 的肾结石及输尿管上段结石,结石的取净率高。主要并发症包括出血、感染和肾周脏器损伤。

(4)超微通道经皮肾镜取石术(UMP):是一种特殊类型的PNL,适合直径 < 2 cm 的肾结石及输尿管上段结石,尤其是下盏结石,术后即刻结石清除率明显高于输尿管软镜手术。因工作通道小(11 Fr 或 13 Fr),肾组织损伤小,术中、术后出血量少,可行日间手术,降低住院时间及医疗费用。

(5)切开取石(开放或腹腔镜下):适合大负荷结石,希望完整取出的病例,尤其是伴发感染无法充分控制的,因术中肾内压力快速降低,发生重症感染的概率低,但可重复性差。

4. 外科治疗(下尿路结石)

(1)膀胱结石:可行膀胱镜下钬激光碎石术,如合并前列腺增生,可一并处理。如结石负荷大、患者无法耐受长时间的手术,也可行耻骨上膀胱切开取石术。

(2)尿道结石:前尿道结石,可于尿道内注入润滑剂及麻醉剂,向尿道口慢慢挤出或用钳子钳出结石,如结石无法取出,可行尿道镜下钬激光碎石术;后尿道结石,可用尿道探子或导尿管将结石顶入膀胱,继而按膀胱结石处理。

(夏磊)

第二节　输尿管镜下处理上尿路结石

上尿路结石包括肾结石和输尿管结石,输尿管镜分为输尿管硬镜和输尿管软镜。目前,输尿管镜下联合钬激光是处理上尿路结石应用最广泛的微创手术方式。虽然是泌尿科的一种常规手术,随着大规模开展,有一定并发症发生率,严重的甚至导致患者死亡。因此,每一位医师在做每一台输尿管镜手术时必须要有非常严谨的态度和合理的技术去规避那些不可预计的风险。

在仁济医院,输尿管镜下钬激光碎石术是标准的日间手术,也是我院最早开展的日间手术。虽然是一种微创手术,但一定要把握好手术指征,以患者为中心,让患者的利益最大化。

一、输尿管硬镜下钬激光碎石术

1. 概述

(1)输尿管硬镜下钬激光碎石术的一般适应证有:无法自行或药物排石的输尿管中下段结石、一部分较小的输尿管上段结石(<1 cm); ESWL治疗失败后的输尿管结石或"石街"。

(2)避免感染和输尿管的损伤是做结石手术最重要的两大原则。

(3)对于术前存在难以控制的尿路感染、梗阻性肾盂肾炎、明确性质是感染性结石等情况下,除积极抗感染治疗外,采取一期置管或者肾造瘘穿刺,待感染控制,二期行碎石手术的程序。需要指出的是:在置管时,应避免输尿管镜进入输尿管,从而提高肾盂内压,加重感染。置管应尽量在配备具有摄片能力的手术室,术后立刻判断DJ管的位置。若是结石引起梗阻性肾盂肾炎,留置DJ管后,应留置导尿管。若置管失败,则应立刻行肾穿刺造瘘。

2. 仁济医院输尿管硬镜下钬激光碎石术经验小结

(1)微创手术要求术者操作要轻柔,动作幅度要小,连贯,平顺,避免猛进猛退,暴力操作。在仁济医院,输尿管硬镜下钬激光碎石术是在助手的适时灌注之下进行的,不建议采取持续性灌注进水的方式。可在术中间歇性排空肾盂尿,控制肾盂内压永远是输尿管镜术中重中之重。

(2)无论输尿管开口大小、位置的差别,在导丝引导下旋转输尿管镜180°的方法直视下进入输尿管是标准方式,能够最大限度保护输尿管开口及壁间段不受损伤(图5-1)。理想的导丝是头端亲水,体部坚硬的混合导丝,在保证刚性的前提下,越细的导丝对输尿管镜操作通道影响越小。

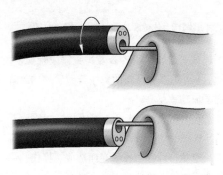

图5-1　输尿管镜和输尿管开口位置关系

(3)对于输尿管上段结石(＜1 cm),采取头低脚高位,胸部抬高的改良后头低脚高体位(图5-2),避免术中结石进入下盏,增加后续软镜手术的难度。使用镜子规格首选F6/7.5细输尿管镜;术中建议使用结石封堵器,提高一期结石清除率。

(4)如果存在输尿管开口的狭小、输尿管狭窄的情况,则行DJ管的置入。待扩张后,二期进行处理。应避免暴力进入输尿管的方式。对于狭窄的输尿管,DJ管选用F5或F4.7大小,较粗的DJ管往往置管困难;若是感染性结石置管,DJ管应选用较粗的型号,以便更好地通畅引流。对于有经验的医师,可以尝试用

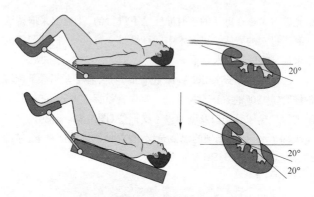

图 5-2　体位改动和肾盏倾斜角度变化

F4/6的超细输尿管镜直视下探查及扩张输尿管狭窄段,但一切以安全为重,不可勉强。最新的输尿管镜腔道内球囊导丝可以大大提高进境成功率。

（5）激光碎石时,激光光纤头端维持在视野直径的1/3处。能量设置在1.0 ～ 1.5 J,频率10 ～ 20 Hz。激光碎石应尽量远离输尿管壁。避免持续性触发激光而造成热损伤。

（6）上段较大的嵌顿性结石是高难度手术。结石远端输尿管常有严重扭曲,导丝无法通过结石,镜子也很难抵达碎石的良好位置,可以利用导丝尽量拉直输尿管的同时进行激光碎石。务必在视野清晰的情况下,沿输尿管长轴方向碎石,避免输尿管穿孔及结石外渗,造成输尿管狭窄。可以边打边取,逐步减少结石负荷;或者中心开花让导丝通过裂缝进入近端输尿管,放置完安全导丝后继续清除结石。务必完全剥离输尿管上的附壁结石。多数情况下,经皮肾镜是更好的替代方案。

（7）术中应根据输尿管条件和患者情况,使用输尿管镜异物钳将结石移至膀胱,除了提高结石清除率,可以获得结石标本,并常规进行结石成分分析。若存在结石形态、颜色显著差异,则分别取样,分别进行结石成分分析。

(8)术后留置DJ管大小、长度和留置时间的长短应根据患者的身高、术中输尿管的条件及创伤、结石嵌顿的程度等来决定。① 如果无黏膜损伤及感染,术后无明显残石及出血,可不留置DJ管;② 如果是黏膜擦伤或存在感染、出血、残石,可留置1～2周;③ 如果损伤突破黏膜暴露肌层或息肉增生明显,需留置4周;④ 如果暴露管壁外脂肪组织,则需留置6周。

二、输尿管软镜下钬激光碎石术

1. 概述

(1)适应证 输尿管上段结石(1～2 cm);肾结石(＜2 cm);伴有输尿管扭曲、硬镜不能到达结石的输尿管结石;后位结肠等不能够通过经皮肾镜处理的方式处理的输尿管上段及肾结石。

(2)随着软镜技术的进步,下盏肾结石、肾盂与下盏夹角(IPA)大小已不再是使用输尿管软镜处理结石的绝对禁忌证。在仁济医院,对于拟行输尿管软镜下碎石的患者,大部分采取一期置管、二期碎石的方法,以减少输尿管损伤和术后严重感染的发生。需要注意的是,对于输尿管上段结石,置管时,应采取改良后头低足高体位。

2. 仁济医院输尿管软镜下钬激光碎石术经验小结

(1)采用改良后的Trendelenburg体位(头低足高30°、胸部抬高15°):有利于拉直输尿管,便于进鞘;更为重要的是,术中碎石时,碎石颗粒在此体位下,能够聚集在中上盏。

(2)输尿管镜镜鞘的内径范围10～14 Fr;外径范围12～16 Fr。镜鞘长度男性患者多选择45 cm,女性为35 cm。若患者术前未留置DJ管扩张,建议使用12/14 Fr或10/12 Fr输尿管镜鞘。对于置鞘困难的病例,如果结石不复杂,也可以在裸镜下进行碎石。

(3)引导导丝应优先选择头端亲水体部坚硬的混合斑马导丝,保证输尿管镜镜鞘置入时的同轴性。输尿管镜镜鞘的原则应该是"宁浅勿深",由于输尿管内芯突出于输尿管外鞘大约3 cm,置管时,应避免内芯顶进肾盂或肾盏黏膜,造成出血。如果鞘置入困难,可先置入内芯予以扩张。随着材料学的进步,一部分输尿管镜鞘的内芯也设计成亲水性。

(4)软镜进入后,先做肾盂及各肾盏的检查,明确结石分布后,制订碎石取石策略,然后开始清除结石。对于下盏结石或需要大幅度弯曲软镜的结石,应尽量使用套石篮,将结石放入中上盏的位置,便于提高碎石效率。对于符合较大的结石可以先击碎,然后分别调整至几个肾盏内,避免碎块堆积于大量碎砂内而被遗漏,提高结石清除率。在可能的情况下,尽量取尽结石。

(5)术者应注意到,激光光纤与结石之间的距离,会随着呼吸机潮气量的大小而变化。术者应根据这种情况,适时停止激光,避免损伤肾盂黏膜。一些情况下,为提高碎石效率,术者需要与麻醉师沟通,甚至一段时间内,暂停呼吸机打气。

(6)200 μm或365 μm的激光光纤均可以在软镜下使用:200 μm的光纤弯曲度较好,但碎石过程中晃动较大,碎石效率低于365 μm的光纤。光纤在碎石过程中会有自然消耗,术者需要密切关注光纤与镜头的距离(1/3视野为宜)。常规需将指示灯打开,避免在各种原因引起的激光光纤在输尿管镜内折断时,触发激光,造成输尿管镜的损坏(尤其是在处理下盏结石时)。

(7)手术结束前,在软镜直视下退鞘,观察输尿管可能存在的创伤,然后最终决定留置DJ管的周期。

三、留置双J管的指征

（1）输尿管损伤或穿孔。

（2）输尿管黏膜明显水肿或有出血。

（3）较大的嵌顿性结石（> 1 cm）。

（4）伴有息肉形成。

（5）伴有输尿管狭窄，有（无）同时行输尿管狭窄内切开术或扩张术。

（6）较大结石碎石后碎块负荷明显，需待术后排石。

（7）碎石不完全或碎石失败，术后需行SWL治疗。

（8）伴有明显的上尿路感染。

（9）孤立肾。

（10）由于输尿管管口细小入镜失败，留置双J管扩张，2周后再行输尿管镜治疗。一般放置双J管1～2周，如同时行输尿管狭窄内切开术，则需放置6～8周。

四、并发症及处理

1. 输尿管撕脱　这是最严重术中并发症。切忌术中暴力操作，猛进猛退，适时更换细输尿管镜。尤其是在处理输尿管上段结石时，因为输尿管硬镜的镜体是渐粗的，在上镜过程中，镜体与输尿管壁间段的间隙会越来越小，甚至出现"抱镜"现象，此时镜头前方输尿管会形成明显褶皱，如果继续暴力进镜，整个输尿管下段会套叠于镜体上，并且离断。之后硬镜又可以继续前行，但视野中的输尿管不出现变化，尝试退镜也有阻力，暴力退镜时便将近端输尿管再次拉断，取出硬镜时会发现一长段输尿管被拽出。一旦发生"抱镜"现象，应该中转腹腔镜或开放手术,离断输尿管下段,取出输尿管硬镜,然后做输尿管膀胱再植。如果已经发生输尿管撕脱,可以一期做膀胱肌瓣或肠代输尿管;或一期PCN,二期手术治疗。这种严重并发症是完全可以避免的,术者一定要有充分的警惕性和敬畏心。

2. 尿脓毒血症 这是术后早期最严重的并发症。特别是对于糖尿病患者、免疫功能异常者、绝经后妇女、肥胖患者,其发生率较高。对于每一位做结石手术的医师而言,避免感染,特别是严重感染的发生一直要贯穿整个诊疗过程。除了常规的术前严谨准备和术后早期预警,术中根据手术情况,适时停止尤为重要。

3. 输尿管狭窄 这是术后远期最严重的并发症,往往造成结石的反复发作和患侧肾功能的严重损伤。每位术者在处理结石的过程中,都应保护好输尿管,避免机械性损伤和热损伤。必要时,延长留置DJ管的时间,减少术后狭窄的概率。在拔管后2周,务必进行第一次门诊随访,如果发现肾积水无改善或加重,立即进行干预。这样可以避免失访造成的无可挽回的患肾功能丢失。

4. 术后输尿管狭窄的处理 球囊扩张可以作为一线治疗。但如果有狭窄段长度超过2 cm、完全闭锁性狭窄、梗阻时间长、患肾功能差等情况,远期疗效差。这种情况下可以采取各种整形手术来解决。如果患者接受,长期留置并定期更换DJ管也可以作为一种选择。总之,避免发生并早期发现,是重中之重。

(曹炀 陈奇)

第三节 经皮肾镜取石术处理上尿路结石

经皮肾镜取石术(percutaneous nephrolithotomy, PCNL)是处理输尿管上段结石及肾结石的主要微创手术方法之一,尤其对于肾鹿角形结石,经皮肾镜取石术是目前首选的外科治疗方法。临床常在超声或X线引导下建立通道,一些特殊病例也可在CT或MRI下行一期肾穿刺造瘘,二期行碎石取石术,有条件的中心,可在杂交手术室一期完成。

一、适应证

（1）大于20 mm的结石,尤其是肾鹿角形结石。

（2）10～20 mm或输尿管软镜处理困难的结石,或体外冲击波碎石术无法粉碎的结石。超微通道经皮肾镜因创伤小、即刻结石清除率高,可作为这一类负荷较小结石的优先选择。

（3）远端有梗阻的结石,SWL或RIRS后结石碎片无法顺利排出的,如UPJ狭窄、肾盏憩室内结石等。

二、禁忌证

1. 全身因素　严重出血倾向,经治疗凝血功能未予纠正;严重心肺功能障碍,无法耐受手术。

2. 肾周因素　穿刺路径上有明确的脏器遮挡。

3. 肾内因素　未经有效控制的感染。

三、操作前准备

1. 影像学检查　泌尿系统CT平扫是必需的,如果结石形状复杂或怀疑存在解剖变异,建议进一步行CTU。对于患肾功能明显受损的病例,可行同位素GFR检查,以明确取石手术的合理性（失功肾可考虑行患肾切除）及手术后的随访对照。

2. 尿液细菌学检查　必须常规行中段尿培养及药敏试验

（如为肾盂尿或结石标本则更理想），指导抗生素使用。如感染控制不理想，可先行输尿管置管或PCN引流，待感染控制后再行二期碎石。

四、操作方法步骤及要点

1. 逆行留置输尿管导管　导管内径尽可能粗、前端开口，有利于制造人工肾积水及碎石的辅助逆行冲出。碎石结束后，如因工作通道角度问题或输尿管扭曲，导丝无法顺利置入输尿管，进而留置DJ管，可经输尿管管腔顺行或逆行置入导丝。

2. 定位及穿刺　皮肤穿刺点多在肩胛下线与腋后线之间的区域，此为肾脏无血管平面的体表投影区，左肾集合系统以Hodson型为多，后组肾盏的投影点偏脊柱侧，右肾以Brödel型为多，投影点偏腹侧；穿刺高度多为第12肋下或第11肋间，偶尔可取到第10肋间，但需在超声引导下避开胸膜。引流出肾盂液为穿刺成功的标志，人工肾积水可扩张目标肾盏、提高肾盂内压，可降低穿刺难度、明确穿刺深度；如果穿刺难度大，也可在退出针芯后，经针鞘（16G以上）置入UMP的超细镜体，直视下确认针鞘的深度并将其调整至合适的位置，从而保证后续置入的导丝在理想的位置，避免因导丝位置不佳，造成通道建立失败。

3. 建立工作通道　沿导丝由小到大依次置入同轴扩张器进行扩张，遵循宁浅勿深的原则：可避免肾盂黏膜的对穿伤，减少手术出血，为手术提供清晰的视野。人工肾积水不仅可以指示扩张深度，还能保持集合系统张力，使扩张器更易置入。也可以使用球囊扩张导管建立工作通道，一般为24 Fr或30 Fr，因扩张次数少、径向扩张，较同口径的筋膜扩张器造成损伤、出血的机会更小。

4. **碎石及取石** 在保证视野的前提下,应尽可能降低灌注压力,从而减少因压力骤变造成肾盂黏膜渗血影响视野;同时可减少细菌毒素的吸收,降低术后重症感染的发生率。钬激光碎石模式以碎块化为主,可提高碎石效率;如集合系统复杂,担心碎石被冲入无法探及的肾盏,可采取粉末化的模式,或使用超声碎石清石系统。取石结束,应利用超声或X线判断有无残石。如有残石,需考虑利用软性肾镜或再建通道取石,也可留置DJ管,行二期软镜取石。

5. **留置引流管** 取石完毕,留置DJ管及合适尺寸的肾造瘘管进行引流及穿刺通道的压迫止血。如术前无感染、术中无明显出血、术后无残石,可考虑不留置肾造瘘管(tubeless PNL)。如输尿管无明显狭窄、息肉,同时不考虑二期软镜处理,亦可不留置DJ管(totally tubeless PNL)。

五、主要并发症预防及处理

1. **出血** 术前CT可预判预设穿刺路径上有无粗大的分支静脉(常紧贴肾盂黏膜下进入肾实质),以利于术中规避。

术中选择合适的目标肾盏,尽量做到沿着肾盏的长轴、经肾乳头穿刺,避免镜体过度摆动,减少肾实质或盏颈撕裂,如单通道无法彻底清除结石,可考虑软性肾镜或建立多个微通道/UMP取石。

术中出血一旦发生,先要判断可能原因。术中如无明显肾实质撕裂,出血大多数为静脉性,如出血不严重,可用鞘芯堵塞可撕开鞘5～10 min,压迫止血后继续手术;若出血仍然严重,影响视野,则应停止手术,留置球囊导管,球囊注水2～3 mL,轻轻牵拉以压迫经皮肾通道,起到止血作用。

如采取上述措施仍有活动性出血,则应及时行肾动脉造影,发现出血点时,行高选择性动脉栓塞止血。

PNL术后迟发性出血(术后3～7天),常表现为肾造瘘管突发大量血性尿液,可快速凝集成块,如出血快速进入输尿管,可引起肾绞痛,甚至膀胱填塞,此为DSA探查的强烈指征。迟发性出血的常见原因是假性动脉瘤或动静脉瘘,通常难以通过保守治疗控制。大都需要行DSA高选择性肾动脉栓塞止血。

DSA检查能明确动脉性出血,并行超选栓塞。如果检查时出现肾动脉痉挛,可能无法找到出血点,可经造影导管加压注入造影剂,有助于发现隐匿的出血点。因出血点与集合系统相通,远端压力低,容易造成栓塞物随血流冲入集合系统,造成再次出血,所以,栓塞时应选择出血点的上级动脉分支经行栓塞,首选弹簧圈作为栓塞剂。

栓塞后如出现再通,可再次行DSA栓塞,并扩大栓塞范围。如栓塞失败,则需行手术探查,甚至肾切除术。

2. 发热 糖尿病、免疫力低下、老年女性或铸形患者是术后重症感染的高危人群,术前尤其需要充分准备。

所有手术患者均应在术前30 min静脉滴注抗生素,以使手术时组织中的药物浓度达到最高。对于术前存在尿路感染的患者,术前应常规行中段尿的培养和药敏试验,并于术前1周开始使用抗生素治疗。对于结石造成完全梗阻的病例,尿常规及中段尿培养可能都为阴性,因此术前需要检查C反应蛋白、降钙素原,判断有无炎症反应。如感染未能控制,则应首先置入双J管或行经皮肾造瘘,对脓肾引流10～14天周后再行手术。在穿刺扩张和碎石过程中,尽量避免肾盂黏膜损伤,减少尿外渗。若术中发现穿刺通道出现脓尿应停止手术操作,充分引流抗炎后行二期手术治疗。术中需要术者尽可能降低集合系统灌注压力(如采用管径更大的可撕开鞘或降低冲洗压力)并缩短手术时间(＜90 min);并在手术结束时运用呋塞米,减少细菌及毒素经肾小管吸收的机会;术后即开始运用敏感、足量的抗生素;术后2h急查血常规,如血白细胞低于$2.8×10^9$/L,提示重症感染的发生,应即刻改用强力的抗生素,首选碳青霉烯类,并监测生命体征的变化。偶尔也会出现肝酶急剧升高的情况,也是重症感染的先兆,应尽快加强抗感染治疗。

一旦发生尿源性脓毒血症,治疗措施包括在保证良好的引流的前提下加强严密监护,积极抗感染、抗休克治疗。

3. 肠道损伤 多发生在X线引导,后位结肠、下盏穿刺、偏腹侧穿刺等病例中。超声引导时,可发现肠道气体、肠道损伤的可能性较小。肠道穿孔如局限在后腹腔,可将造瘘管退至肠腔内,并在患侧肾脏留置DJ管及导尿管,做到粪尿分流,待窦道成熟后,可拔除造瘘管;如穿孔进入腹腔,则需行结肠造瘘,待穿孔愈合后,再回纳造瘘口。

六、特殊类型结石的PNL治疗

1. 马蹄肾结石 马蹄肾的肾脏呈内八字分布,峡部相连,故扳动幅度小。下盏常常被肠道遮挡,故穿刺多选择上盏作为目标盏,同时也有利于由上而下处理结石;峡部结石往往角度较大,如扳动困难,可结合顺行的软性肾镜或输尿管软镜探寻结石。

2. 移植肾术后结石 因输尿管膀胱吻合口的宽度和角度问题,逆行碎石取石往往较为困难,此时可采用经皮肾镜取石。移植肾相对表浅,超声下显示清晰,同时可结合彩色多普勒,避开粗大血管进行穿刺。因肾周术后瘢痕,扩张阻力较大,要严格控制扩张器的握持深度,避免突破瘢痕后,扩张器突进,造成肾脏对穿伤。肾脏相对固定,可扳动角度小,易造成实质撕裂及包膜下血肿,必要时需使用软镜经工作通道碎石取石。

3. 尿流改道患者的结石 结石往往是改道后尿流不畅继发感染，形成的感染性结石，相对疏松。如结石大小、位置合适，可首选 SWL 治疗，如 SWL 效果不佳或结石不适合行 SWL 治疗，可考虑 PNL 结合顺行输尿管软镜进行碎石。碎石结束后，可顺行留置导丝，对狭窄的吻合口进行球囊扩张，并留置较粗的引流支架。

4. DJ 管残留继发成壳结石 DJ 管遗忘形成的结石一旦在肾盂腔内融合成环，很难通过逆行输尿管镜松解，可通过经皮肾镜处理。考虑到顺逆同时处理的可能性，可选择斜仰卧截石位，并选择中上盏穿刺，以利于顺行处理输尿管上段的成壳结石。

（夏磊）

第四节 腹膜后纤维化

腹膜后纤维化（RPF）是一种以腹膜后异常增生的炎性纤维包块包绕腹主动脉和髂动脉及其相邻结构如输尿管、下腔静脉等为特征的少见疾病，输尿管周围纤维组织包绕或纤维包块压迫一侧或双侧输尿管可引起肾积水和肾功能不全。腹膜后纤维化人群患病率为 $(0.1 \sim 1.3)/10$ 万人，男性发病率是女性的 $2 \sim 3$ 倍，好发于 $40 \sim 60$ 岁。

RPF 中 2/3 为特发性腹膜后纤维化（iRPF），1/3 为继发性腹膜后纤维化，常继发于原发性或转移性肿瘤（类癌、霍奇金淋巴瘤和非霍奇金淋巴瘤、肉瘤）、创伤、放疗、手术等因素。

一、iRPF 与自身免疫性疾病

iRPF 可能是一类纤维炎症性自身免疫性疾病，病理学特征表现为纤维组织增生和慢性炎症反应。常与炎症性腹主动脉瘤（IAAA）和动脉瘤周围腹膜后纤维化（PARF）有共同的临床和病理过程，也称慢性主动脉周围炎（CP）。

iRPF可以独立存在，也可以是系统性免疫性疾病的表现之一。有研究者提出，iRPF可能是IgG4相关性疾病（IgG4-RD）的表现之一，IgG4-RD可累及多个不同器官，并且组织学上以大量IgG4和浆细胞浸润为主，以席纹状纤维化和闭塞性静脉炎为特征，且绝大多数患者血清IgG4浓度升高。近年来有文献报道，IgG4-RPF占iRPF患者比例为30%～60%。

二、临床表现和实验室检查

1. 临床表现　RPF起病常见症状为疼痛（腰腹部、下肢等）、低热、乏力、厌食、体重下降等亚急性炎症表现。后期常以输尿管梗阻所致肾积水、肾功能不全就诊。

2. 实验室检查　多数iRPF患者就诊时存在正常细胞正色素性贫血、红细胞沉降率升高、C反应蛋白升高、ANA阳性。iRPF还可有其他自身免疫性抗体存在，如抗甲状腺抗体、抗平滑肌抗体、RF、ANCA。而IgG4-RD患者中，仅70%血清IgG4浓度升高，贫血并不常见，炎症指标多无明显升高。IgG4-RD还可累及肾间质、肾小球，尿蛋白可增多。IgG4-RD外周血嗜酸性粒细胞可升高，而iRPF少见。

三、影像学检查

1. 静脉肾盂造影　是最具诊断价值的影像学检查方法，典型的三联征表现为：① 肾积水伴有上部输尿管扩张迂曲；② 输尿管向中线移位；③ 输尿管受外部压迫的征象。

2. 腹部CT和MRI（图5-3） 腹膜后纤维化肿块一般多发生在L4～L5水平远端大动脉附近，极少向上超越肾动脉水平或向下超越髂血管分叉水平。CT检查中，主要表现为与肌肉等密度的均匀软组织肿块，围绕在腹主动脉下段及髂动脉周围，边界清楚，形态不规则，并经常包绕相邻结构，如输尿管常偏移至内侧。MRI能更好地显示RPF与周围组织之间的结构关系。iRPF在MRI中T1加权像为低信号，T2加权像特点取决于炎症的活动程度。在病变静止期，低信号、无强化，提示纤维化病变；在活动期，高信号、早期强化，提示广泛组织水肿和细胞浸润。在病变活动期应行增强CT或MRI检查。

3. 放射性核素检查 可提供全身显像，是对RPF影像学检查的一个重要补充。正电子发射断层显像/计算机断层扫描

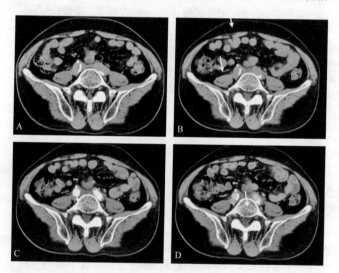

图5-3 右肾积水，置入DJ管后CT平扫＋增强检查。A. 平扫CT显示髂血管周围低密度软组织肿块，累及右输尿管（箭头所示）；B～D. 增强CT显示髂血管周围肿块轻度强化

(PET-CT)可用来评估疾病活动性,有助于明确诊断并监测病情变化。PET检查发现,疾病活动期,腹膜后包块摄取FDG增多,而在晚期阶段,可能显示为阴性。PET还可显示受累区域血管活动性血管炎病变,并可显示其他受累区域,如IgG4-RD其他受累器官,或发现可能导致RPF的肿瘤性病变或感染性病变。

4. CT/MRI检查 CT/MRI显示的RPF形态学特点可有助于鉴别特发性RPF和恶性RPF。iRPF往往以斑块状密度影伴周围浸润,多远离肾门,位于主动脉前或主动脉旁,输尿管被推向内侧,可存在毗邻组织的淋巴结肿大;而恶性RPF则多表现为结节状、分叶状增生,纤维化包块侵及腰大肌或浸润骨骼,而且围绕大血管周围的淋巴结融合、固定。

5. 其他检查 影像学检查无法鉴别的iRPF时,以及常规类固醇激素治疗无效者,均需要行组织病理学检查,可借助CT/MRI引导下穿刺活检或腹腔镜、开放手术取活检明确病理性质。

四、评估和治疗

1. 临床就诊时评估

(1) 首先要判断总肾功能与分肾功能状况,采取双J管内引流或经皮肾造瘘术保护肾功能,为进一步治疗创造条件。

(2) 要排除腹膜后原发或转移性肿瘤,如输尿管癌腹膜后淋巴结转移、大B细胞淋巴瘤,由相关专科处理。

(3) 要确定iRPF是活动期还是静止期,活动期采用药物治疗,部分患者腹膜后的纤维化炎症会消失,如果iRPF完全进入静止期,泌尿科医师根据腹膜后纤维化的程度制订治疗方案,长期随访。

2. 药物治疗 有症状的患者应尽早开始药物治疗,本病治疗药物主要为类固醇激素和免疫抑制剂。

（1）类固醇激素是诱导缓解的一线药物，通常推荐使用中等剂量泼尼松30～40 mg/d［0.5～0.6 mg/(kg·d)］，病情严重者可适当增加用量至泼尼松0.8～1 mg/(kg·d)。治疗4周后，需重新评估疾病活动性，包括症状、ESR、CRP等炎症指标及肿块形态改变。如发现缓解，泼尼松可逐渐减量，3～4个月内逐渐减至5～10 mg/d，并再维持6～9个月。老年患者使用类固醇激素可能导致严重并发症，可选用他莫昔芬。因他莫昔芬有抗血管生存的作用，并可下调与成纤维细胞增生和胶原生成有关的生长因子水平，被认为在治疗纤维化疾病中有效。多项研究亦证实他莫昔芬治疗iRPF有效，且患者耐受性良好。

（2）联合使用免疫抑制剂，如环磷酰胺、霉酚酸酯、硫唑嘌呤、甲氨蝶呤、环孢霉素、环磷酰胺等，可能增加疗效，有助于糖皮质激素减量和减少复发。也有使用利妥昔单抗、英夫利昔（抗TNF-α单克隆抗体）、托珠单抗（抗IL-6受体抗体）等生物制剂治疗复发性iRPF的报道，但因数据过少，尚未形成明确结论。

3. 临床监测　密切监测患者对治疗的反应，应在开始治疗后1个月内进行临床评估，以确定疼痛的缓解和尿路梗阻的缓解。之后，每3个月监测ESR、CRP、肾功能。开始治疗1个月后应进行CT扫描，然后每3个月进行一次CT扫描，以追踪纤维化肿块的大小。iRPF复发率较高，在治疗终止后，iRPF患者应终生随访。停药后，建议每3～6个月进行泌尿系统超声、ESR、CRP、肾功能检查，每6个月CT检查一次，每6～12个月进行一次实验室检查，每1～2年进行一次CT检查。随访期间，若患者出现无法解释的体重下降、反复疼痛时应立即就诊。

4. 外科干预　多数RPF输尿管被增生的纤维结缔组织包绕，手术分离非常困难，临床只能长期行双J管内引流术保护肾功能，定期更换双J管。对于双J管引流不通畅或反复尿路感染者行经皮肾造瘘术。少数患者可以做输尿管松解术，游离松解受到包裹的输尿管,将其内置于腹腔中,松解的范围需达远、近段输尿管的正常部位,受累输尿管可以使用大网膜包裹,以提供良好的血供。

（宣寒青）

第五节 输尿管瘘

一、病因

1. 盆腔、后腹膜手术 如直结肠手术、子宫及附件切除术等,术中切断输尿管没有发现或损伤输尿管壁术后漏尿;大血管手术,由于解剖较复杂,盲目止血,大块钳夹、结扎、电凝或超声刀等手术器械操作不当致误伤输尿管;腹盆腔肿瘤将输尿管推移或粘连、包裹,后腹膜纤维化等因素增加手术难度,术中更容易误伤输尿管。术中不一定能及时发现损伤,当术后发生漏尿或无尿才察觉。

2. 腔内手术操作损伤 如经膀胱镜逆行输尿管插管、扩张,输尿管肾镜检查,取(碎)石等操作,输尿管软镜镜鞘的置入等均可发生输尿管损伤。

3. 泌尿科手术后并发症 常发生在输尿管修复重建手术,如肾盂输尿管连接处狭窄成形术、输尿管端端吻合术、输尿管膀胱吻合术,输尿管肠道吻合术等,多与吻合口张力过高,黏膜与黏膜对合不齐,输尿管血供受损有关。

4. 放射性损伤 见于消化道肿瘤、宫颈癌、前列腺癌等放疗后,输尿管管壁水肿、出血、坏死、形成尿漏或纤维瘢痕组织形成,造成输尿管梗阻。

5. 其他 外伤、外界暴力引起输尿管损伤。

二、临床表现

1. **尿外渗** 可于损伤后即刻出现,也可于术后 4～5 天因血供障碍(嵌夹、缝扎或外膜剥离后缺血)使输尿管壁坏死而发生迟发性尿外渗。尿液由损伤处外渗到后腹膜间隙,引起局部肿胀和疼痛、患侧肌肉痉挛和明显压痛。如腹膜破裂,则尿液可漏入腹腔引起腹膜刺激症状。一旦继发感染,可出现脓毒血症。

2. **尿瘘** 如尿液与腹壁创口或与阴道、肠道相通,形成尿瘘,经久不愈。输尿管阴道瘘可同时合并膀胱阴道瘘。

3. **梗阻** 输尿管被缝扎、结扎后可引起完全性梗阻,因肾盂压力增高,可有患侧腰部胀痛、腰肌紧张、肾区叩痛及发热等。如孤立肾或双侧输尿管被结扎,则可发生无尿,导致急性肾功能衰竭。故凡盆腔或腹部手术后 12 h 仍无尿者,均应警惕输尿管损伤可能。输尿管狭窄者可致不完全性梗阻,也会产生腰部胀痛及发热等症状,患侧肾积水如未及时发现、处理,患肾功能将逐渐恶化甚至丧失。

三、诊断

1. **静脉肾盂造影** 是确诊输尿管瘘的重要影像学检查,影像学表现为造影剂外渗,可伴有病变上方肾盂、输尿管扩张。

2. **逆行或顺行肾盂造影** 当静脉肾盂造影不适合或不能明确诊断时,可逆行输尿管插管行肾盂输尿管造影以明确诊断。如已行肾造瘘术,可顺行造影明确输尿管瘘的部位。两者联合可以明确输尿管损伤的部位、严重程度和病变长度。

3. **CTU** 可于排泄相显示造影剂外渗,当显影延迟或不显影时,无法明确诊断,但可借助输尿管扩张、肾积水间接判断。

4. 经皮肾细针穿刺亚甲蓝试验 当影像学检查无法明确诊断时,可在超声或X线引导下细针穿刺可疑病变侧肾脏集合系统,低压注入亚甲蓝溶液,如体表瘘口或伤口引流管有蓝色液体流出,即可明确诊断。

5. 靛胭脂静脉注射试验 术中怀疑输尿管有损伤时,由静脉注射靛胭脂,蓝色尿液就会从输尿管破口流出。

6. 膀胱镜检查 用以排除膀胱壁损伤引起的漏尿。

四、治疗

1. 术中输尿管损伤的处理 要根据输尿管破损的部位、损伤的程度、输尿管血供情况综合考虑制订修复方案。

(1) 输尿管局部破损输尿管黏膜连续性存在,可以放置双J管内引流,6～8周后拔除双J管,评估输尿管瘘及狭窄情况,再决定下一步诊疗方案。

(2) 输尿管中上段完全离断可以行输尿管断端吻合术,输尿管下段离断行输尿管膀胱移植更安全。

(3) 输尿管全程撕脱可以行肠代输尿管术或PCN尿流改道,二期行肠代输尿管术或自体肾移植术。

(4) 结构不清输尿管损伤、感染伤口输尿管损伤可先做PCN尿流改道,二期处理输尿管的损伤。

2. 输尿管瘘的处理 术后输尿管瘘病程一般不超过3天,可立即行修复手术。但需认真评估输尿管损伤程度和局部积液状况,一旦修复失败,二期手术难度会很大。输尿管瘘病程若超过3天,行PCN引流尿液,3～6个月后行二期修复手术。

3. 晚期恶性肿瘤手术输尿管损伤处理 可以行输尿管皮肤永久造口或永久经皮肾造瘘术等尿流改道手术。

(宣寒青)

第六章

排尿功能障碍

第一节　前列腺增生

良性前列腺增生(benign prostatic hyperplasia, BPH)是中老男性的常见生理病理变化,包括组织学前列腺增生和临床前列腺增生。男性60岁中50%,70岁中65%,80岁中80%,90岁中90%有不同程度的前列腺组织增生。这些人群中的40%～50%发展成临床前列腺增生,出现下尿路症状(lower urinary tract symptoms, LUTS)。临床前列腺增生的患者中,约10%需进行外科手术治疗。

一、临床表现

1. 储尿期症状　尿频、尿急、夜尿增多、急迫性尿失禁。
2. 排尿期症状　排尿踌躇、尿线变细、间断排尿、腹压排尿、终末滴沥、排尿困难,严重者出现尿潴留。
3. 排尿相随症状　排尿疼痛、尿后滴沥、尿不尽感,以及伴随症状如发热、血尿(镜下或肉眼血尿)、脓尿等。

二、诊断

BPH的诊断主要根据病史采集、体格检查和辅助检查。

（1）由于患者为中老年男性，且高龄患者居多，如何从专业角度通过患者的叙述获取患者的重要主诉尤为关键。尽量以具体数值来替代抽象性的描述（如多或少）。

（2）症状评分量表是比患者主观描述更可靠的评估手段，可使用国际前列腺症状评分量表（IPSS）（常用）或 AUA 症状评分量表（AUA-SI）。

（3）关注老年患者的生活习惯，如睡眠、饮食和饮水习惯，可能会对排尿情况产生较大影响。

（4）由于老年居多，其伴随疾病及用药情况，如高血压（利尿剂使用）、糖尿病（多饮、多食、多尿）、肾功能不全（少尿）等，都有可能是相关症状产生的影响因素。

（5）询问是否存在神经系统病变、泌尿系统结石、泌尿系统肿瘤、下尿路外伤、手术及反复泌尿生殖道感染病史等，对鉴别非 BPH 产生的下尿路症状会有帮助。

（6）直肠指诊（DRE）：了解前列腺质地、大小、中央沟情况、边界是否清楚、表面是否光滑、是否有结节等。典型良性前列腺增生患者 DRE 检查可发现前列腺腺体增大，边缘清楚，表面光滑，中央沟变浅或消失，质地柔韧而有弹性。同时直肠指诊过程中还可了解括约肌张力情况及肛周神经反射情况，对于某些神经源性病变的鉴别诊断提供参考。

（7）前列腺大小分度方法：Rous 提出直肠指诊前列腺大小分度及估重法。

1）一度增大：腺体大小为正常的 2 倍，中央沟变浅，估计重量为 20 ～ 25 g。

2）二度增大：腺体为正常的 2 ～ 3 倍，中央沟近乎消失，估计重量为 25 ～ 50 g。

3）三度增大：腺体为正常的 3 倍，手指刚能触及前列腺底部，中央沟消失，估计重量为 50 ～ 75 g。

4）四度增大：腺体超过正常4倍，手指已不能触及前列腺底部，一侧或两侧的侧沟因腺体增大而消失，估重为75 g以上。

（8）膀胱区触诊：尿潴留患者下腹部耻骨上区可触及胀大的膀胱，除部分神经源性膀胱外，压之有疼痛及尿意感。

（9）生殖器检查：观察患者是否存在包茎、尿道外口狭窄等情况。

（10）相关辅助检查：① 尿常规（必需）；② 前列腺特异性抗原（PSA）＋游离前列腺特异性抗原（fPSA）（必需）；③ 经直肠前列腺超声及残余尿超声（建议，不能耐受或肛门封闭者除外）；④ 尿流率检查（建议）；排尿量必须＞150 mL，尿流率结果才有意义；尿潴留无价值。

可选择性进行下列检查项目：① 泌尿系统超声检查（双侧上尿路是否积水，是否存在膀胱结石或占位）；② 尿细胞学检查；③ 排尿日记（夜间多尿的患者可进行）；④ 前列腺磁共振检查；⑤ 尿流动力学；⑥ 尿道膀胱镜检查；⑦ 上尿路的影像学检查；⑧ 前列腺穿刺活检。

三、BPH的治疗和管理

应根据LUTS/BPH者症状严重程度、生活质量影响程度和患者意愿制订个性化治疗方案，告知患者各项治疗方法的风险和获益程度，依此制订治疗方案。对于症状轻微（如IPSS＜7分）的患者，应建议观察等待/行为治疗。对于中（如IPSS 8～18分）、重度（如IPSS 19～35分）症状的LUTS/BPH患者，治疗方式主要包括观察等待/行为治疗、药物治疗和外科治疗（包括微创和手术治疗）。

1. 观察等待/行为治疗 包括控制液体摄入，尤其是睡前；避免进食含咖啡因的饮料、酒精和辛辣食物；避免使用某些药物(如利尿药、充血缓解剂、抗组胺药、抗抑郁药等);定时排尿,膀胱再训练;盆底肌训练;保持大便通畅。

2. 药物治疗

(1)症状困扰或生活质量受到影响的LUTS/BPH患者,α受体阻滞剂为基础的治疗用药。

(2)对于前列腺增大(体积 > 30 mL)的LUTS患者,可使用α受体阻滞剂联合5α还原酶抑制剂(5ARI)治疗。

(3)对于前列腺增大导致血尿的患者,建议5ARI治疗。

(4)α受体阻滞剂联合5ARI治疗有效的LUTS/BPH患者,治疗6~9个月后可考虑停用α受体阻滞剂。

(5)对于储尿期症状(如尿频、尿急、夜尿增多等)明显的LUTS/BPH患者,可在使用α受体阻滞剂为基础的前提下,给予抗胆碱能药物(托特罗定、索利那新)或β_3受体激动剂(米拉贝隆)治疗,但抗胆碱能药物对存在残余尿阳性的患者慎用。

3. 外科治疗(包括微创和手术治疗)的手术指征

(1)对于中(如IPSS 8~18分)、重度(如IPSS 19~35分)症状的LUTS/BPH患者,以排尿期症状为主,并影响正常生活。

(2)反复尿潴留。

(3)反复血尿,药物治疗无效。

(4)反复泌尿系统感染。

(5)膀胱结石;继发性上尿路积水(伴或不伴肾功能损害)。

(6)合并巨大膀胱憩室。

(7)合并腹股沟疝、严重的痔疮或脱肛,临床判断不解除下尿路梗阻难以达到治疗效果者。

(8)药物治疗效果不佳、不愿意接受药物,或无法耐受药物治疗的患者。

4. 外科治疗方式选择(包括微创和手术治疗) BPH外科

治疗的方法包括临床常用的方法和最新国际临床使用的方法。

外科治疗方式选择的基本原则如下。

（1）对于前列腺体积 < 30 mL，伴前列腺中叶增生行单极/双极经尿道前列腺电切术，不伴中叶增生的患者，推荐经尿道前列腺切开术（TUIP）或 TURP 术或者经尿道柱状水囊扩开术（TUCBDP）。

（2）前列腺体积为 30 ～ 80 mL，可行绿激光前列腺气化术（PVP）、绿激光前列腺剜除术（GLEP）、钬激光前列腺剜除术（HoLEP）、单极/双极经尿道前列腺电切术、其他激光前列腺手术或者经尿道柱状水囊扩开术。

（3）前列腺体积 > 80 mL，建议行钬激光前列腺剜除术，或者开放前列腺切除术（OSP）。

（4）对于正在抗凝治疗或具有高危心血管风险和中、重度 LUTS 的 BPH 患者，建议行绿激光前列腺气化术、绿激光前列腺剜除术、钬激光前列腺剜除术、其他激光前列腺手术或者前列腺支架术（Stents）。不建议单极/双极经尿道前列腺电切术。

（5）对于希望保留射精功能、不伴有明显中叶增生的患者，可考虑行经尿道柱状水囊扩开术、前列腺支架术或者前列腺尿道悬吊术（Urolift）治疗。如伴有明显中叶增生，可在上述术式的基础上使用钬激光前列腺剜除术剜除增生的中叶或单极/双极经尿道前列腺电切术。

（6）对于不能耐受麻醉或不愿意接受手术的患者，可考虑行前列腺支架术。

（7）对于伴有膀胱颈部挛缩的患者，建议行经尿道前列腺切开术或经尿道柱状水囊扩开术。

5. 前列腺增生诊断治疗常见问题预防及处理

（1）慢性尿潴留、双肾盂输尿管积水、慢性肾功能不全是 BPH 最严重合并症，经留置导尿或耻骨上膀胱造瘘，如果肾功能中重度损伤只能持续留置导尿或耻骨上膀胱造瘘,肾内科处理。如果肾功能轻度损伤,可以行前列腺外科手术,原则上尽量切除前列腺(如 HoLEP 术)保证完全解除膀胱颈、后尿道的梗阻;同时术后要长期监控膀胱残余尿、双肾盂输尿管积水和肾功能。

(2) BPH 患者膀胱排尿功能的预测对于临床处理非常重要,常用的预测方法有膀胱残余尿、影像学上膀胱壁"毛糙"或憩室、膀胱镜下膀胱壁小梁小室明显,尿动力学检查可以比较准确地检测膀胱逼尿肌收缩功能。对于膀胱功能逐渐失代偿的患者可以放弃药物治疗,采取外科手术方法解除梗阻。对于膀胱已经失代偿的患者,即使解除梗阻,排尿仍然不畅,靠腹压排尿。

(3) 对于排尿不畅而前列腺不大,也没有前列腺中叶增生的患者,可能是膀胱颈挛缩,这类患者的处理要慎重,外科治疗可能无法解除梗阻,术后膀胱颈瘢痕形成,加重后尿道梗阻。治疗上可采取经尿道前列腺切开术或经尿道柱状水囊扩开术。

(4) 正常膀胱逼尿肌收缩时尿道括约肌松弛尿液排出,如果膀胱逼尿肌收缩时尿道括约肌也收缩,称膀胱逼尿肌与尿道括约肌不协调症(详细诊断处理见有关章节),BPH 合并膀胱逼尿肌与尿道括约肌不协调,不宜行外科治疗。

(5) 前列腺增生可以合并血尿,前提必须排除膀胱肿瘤。前列腺增生的血尿可以表现为尿初或尿末血尿,也可以全程血尿,少部分患者血尿很严重伴血块阻塞尿道。尿初或尿末血尿患者可以进行药物治疗,全程血尿患者应尽量行前列腺完整切除术。

(6) BPH 以储尿期症状为主的患者,特别是夜尿次数多者,不论前列腺多大,外科手术必须谨慎,可能引起尿频、尿急、急迫性尿失禁、夜尿次数多的原因很多、很复杂,即使储尿期症状是由前列腺增生所致,前列腺增生手术效果不好,甚至加重症状。

(7) 要区分BPH合并急性尿潴留和前列腺炎症性尿潴留,前者是外科手术指征,后者以药物治疗为主。病史和直肠指诊可以鉴别,炎症性尿潴留的前列腺肿胀,炎症消失后,前列腺明显缩小。

(8) BPH急性尿潴留合并前列腺炎,或有炎症的全身症状,或尿常规白细胞升高,尽量选择耻骨上膀胱穿刺造瘘,导尿术可能加重尿路感染,甚至发生尿道热。

(9) 前列腺术后尿常规白细胞持续升高是常见的问题,多数是前列腺局部创面所致,如果没有局部症状或全身症状,可以不使用抗生素。

(10) 前列腺增生外科手术术后可出现血尿,特别是TURP术后,临床首选5α还原酶抑制剂治疗,如果间歇发生或血尿加重需再次外科手术,原则上行前列腺完整剜除术。

(11) BPH术后尿道狭窄是常见的并发症,最常见的是尿道外口狭窄。这类患者常做尿道扩张,痛苦大,效果不好,做简单的尿道外口整形术效果好。术后膀胱颈部挛缩后尿道狭窄,行膀胱颈切开,定期扩张或行经尿道柱状水囊扩开术。

(12) BPH外科手术可能引起阴茎勃起功能障碍,引起逆行射精,术前必须告知患者,根据患者的诉求选择合适的治疗。

(13) BPH外科手术的医源性尿失禁随着技术水平的提高发生率已经很低,术后压力性尿失禁一般通过功能锻炼后可加快恢复速度。但是,术前尿道括约肌的功能问题常被忽略。正常男性控尿功能由近端括约肌(膀胱颈、前列腺和包膜)和远端括约肌(膜部尿道和括约肌)达成,前列腺手术近端括约肌功能基本损伤,如果远端括约肌术前就损伤,如骨盆骨折后尿道损伤、反复尿道操作等,前列腺增生术后就可能出现尿失禁。所以行BPH外科手术前镜下观察后尿道形态,如果尿道膜部括约肌收缩的星状结构消失，手术必须慎重，前列腺只能做通道样切除。

（孙杰 童臻）

第二节 膀胱过度活动症

膀胱过度活动症（overactive bladder, OAB）是一种以尿急症状为特征的综合征，常伴有尿频和夜尿症状，可伴有或不伴有急迫性尿失禁；尿动力学上可表现为逼尿肌过度活动（DO），也可为其他形式的尿道-膀胱功能障碍。

尿急是指一种突发的、强烈的排尿欲望，且很难被主观抑制而延迟排尿；急迫性尿失禁是指与尿急相伴随或尿急后立即出现的尿失禁现象。

尿频是一种主诉，指患者自觉每天排尿次数过于频繁，成人排尿次数达到：日间 ≥ 8 次，夜间 ≥ 2 次，每次尿量 < 200 mL 时考虑为尿频；夜尿是指患者 ≥ 2 次/夜、因尿意而排尿的主诉。

一、临床诊断要点

1. 分类　根据神经损伤病变不同，分为神经源性 OAB 和特发性 OAB；根据病因不同分为运动性 OAB（逼尿肌不稳定造成）和感觉性 OAB（膀胱敏感造成）；根据是否有急迫性尿失禁分为干性 OAB 和湿性 OAB。

2. 评估　需要对 OAB 患者进行综合评估。病史询问应该是评估 OAB 患者的第一步，OAB 的诊断主要通过患者的症状，结合临床体检及辅助检查。患者问卷调查表是评估患者困扰症状和生活质量最合适的方法，包括 OABSS 问卷评分表和 24 h 排尿日记卡等。

3. 检查 由于在泌尿系统感染期间可能出现OAB症状，应在所有疑似OAB患者的初始评估中进行尿液检查。除了常规的尿液检查和泌尿系统B超检查，对非复杂性OAB患者的初步评估，不推荐膀胱镜检查、CT/MRI和尿动力学检查。此外，对于年龄在40岁以上的男性患者，建议常规进行血PSA的检查。

4. 尿动力学检查的介入时机 尿动力学检查的主要目的是确定有无下尿路梗阻和评估膀胱功能。在以下情况时应进行侵入性尿动力学检查：尿流率降低或残余尿增多、首选治疗失败或出现尿潴留、在任何侵袭性治疗前，以及对筛选检查中发现的下尿路功能障碍需进行进一步评估等。

二、鉴别诊断流程

凡是在临床上能找到导致OAB症状致病因素的，可称为继发性OAB，反之，则称为原发性OAB。因此，OAB临床诊断中最重要的环节就是鉴别诊断，找到那些可能导致OAB的继发因素。根据多年临床经验，我们总结了"仁济泌尿"的"六步诊断法"，具体如下。

1. 根据病史和24 h排尿日记卡，首先排除或诊断尿量异常增多引起的尿频 尿频可分为生理性与病理性两种。生理情况下，排尿次数与饮水量多少、气候冷暖、出汗多少等有关。由水摄入量过多、精神紧张或天气寒冷等所致尿频称为生理性尿频。因此，要详细地询问患者的病史（每日摄入量、是否服用相关药物等）；嘱患者记录24 h排尿日记卡，这项检查十分重要，可以记录患者白天和夜间液体的摄入量和排尿情况，间接反映出患者排尿的真实状况。某些药物，如利尿药或含有利尿成分的降压药,或咖啡、浓茶或大量啤酒等,会导致体内尿液产生过多,亦会出现尿频的症状。此外,如果尿液产生过多时,总尿量也增多,每次尿量也增加,且没有相关服药史,则要进一步排除或诊断是否为糖尿病、尿崩症、急性肾功能衰竭多尿期或原发性醛固酮增多症等使尿量异常增多而导致的尿频。

2. 根据有无神经系统疾病和损伤,排除或诊断神经源性OAB 神经源性OAB主要是由脊上神经系统病变(脑血管疾病、脑肿瘤、脑外伤和帕金森病等)引起的逼尿肌反射亢进,一旦括约肌神经损伤或疲乏,不能抵抗逼尿肌反射产生的压力,即可导致OAB的症状;如大脑感觉皮质中枢功能完全受损,这类抑制性反应也将消失,从而加重OAB的症状。患者可能同时伴有膀胱容量减少和少量剩余尿等特点。

78%的脑血管疾病患者、40% ～ 70%的帕金森病患者经尿动力学检查能发现逼尿肌反射亢进(在尿流动力学检查表现为膀胱无抑制性的收缩——膀胱储尿期逼尿肌收缩压大于15 cmH$_2$O即可诊断为逼尿肌无抑制性收缩),多数患者临床症状表现为尿频、尿急。除了常规体格检查和尿流动力学检查,还可行冰水试验:用F16导尿管排空膀胱后,快速注入60 mL 14℃冰水,如逼尿肌反射亢进膀胱,在数秒内冰水(如连同导尿管)会从尿道中被喷射而出。此外,有部分患者可能还伴有逼尿肌-尿道括约肌协同失调的表现,即同时伴有排尿困难的症状,会加重对上尿路的损害,引起肾积水,影响肾功能,应该及早处理。

3. 根据尿液/前列腺液的检查,排除或诊断炎症刺激引起的OAB 尿频、尿急是尿道、膀胱或前列腺炎症时常见的症状。炎症时,膀胱黏膜神经感受阈值降低,尿意中枢处于兴奋状态,炎症刺激膀胱或后尿道黏膜引起的继发性OAB。除尿频、尿急症状外,患者常伴有尿道疼痛或灼热感、腰酸、下腹或会阴部酸胀及发热等症状。前列腺炎可分为急性前列腺炎和慢性前列腺炎两种。

（1）急性前列腺炎：主要症状为会阴部胀痛不适，小腹隐痛较明显，可向腰骶部、阴茎部及大腿根部放射。如因泌尿系统感染引起则可出现尿频、尿急、尿痛或血尿等症状。发病较急，可伴有发热、寒战、厌食、乏力等全身症状；检查外周血白细胞增高，尿中可见大量的白细胞；直肠指诊可摸到肿大的前列腺，有明显的压痛，形成脓肿时可有波动感。

（2）慢性前列腺炎：主要症状是尿频和排尿不尽感，以及尿道灼热和发痒，疼痛往往是胀痛和抽痛，向阴茎头及会阴部放射，并有耻骨上及腰骶部不适；患者常有前列腺溢液，多发生于排尿终端或大便用力时，尿道口流出白色分泌物；直肠指诊前列腺软硬不均，有轻度压痛。

4. 根据 B 超／直肠指诊检查，排除或诊断梗阻／异物刺激引起的 OAB 膀胱出口梗阻（男性前列腺增生、女性膀胱颈梗阻等）可能会引起尿频、尿急，对于前列腺增生早期是因前列腺充血刺激所引起，夜间较显著，表现为夜尿增多；随着梗阻加重，膀胱逼尿肌逐渐失去功能，每次排尿时不能将膀胱内尿液排净，出现剩余尿，使膀胱的有效容量减小，排尿的间隔时间缩短，尿频也逐渐加重。此外，排尿期压力增高导致逼尿肌去神经超敏病变也是重要因素，如伴有膀胱结石或感染，则尿频更加明显。临床可通过直肠指诊检查、B 超检查和尿动力学检查（最大尿道压力、功能性尿道长度、P–Q 图分析等）进行诊断。

膀胱内异物（结石、导管和肿瘤等）会刺激膀胱黏膜，从而产生继发性 OAB 的症状。大多数膀胱结石临床除了表现为尿频、尿急，还常伴有尿痛、排尿障碍和血尿，常因活动和激烈运动而诱发或加剧，可通过 B 超、X 线片和膀胱镜检查诊断。约 10% 膀胱肿瘤的起始症状可表现为尿频、尿急，可能为广泛的原位癌或浸润性癌，尤其是在膀胱三区生长的肿瘤，临床重要的症状是无痛性间歇性肉眼血尿，可通过B超、膀胱镜检查和CT检查等诊断。

5. 根据CTU和膀胱镜检查，排除或诊断因膀胱容量小引起的OAB 75%～85%的肾结核患者有尿频、尿急症状，肾结核的尿频症状具有发生早、进行性加重和消退晚的特点。早期主要是结核的炎症刺激膀胱引起OAB症状，晚期主要是结核性膀胱挛缩导致膀胱容量显著减少从而引起继发性OAB。结核性膀胱挛缩主要是结核病变侵及膀胱肌层造成严重的纤维化所致，临床症状除尿频、尿急外，常无尿痛、脓尿、血尿等，经抗结核治疗后症状不能好转，有时由于膀胱病变的进一步纤维化，症状反而加重。在CTU检查中可见膀胱甚小呈圆形，边缘不光滑，呈折叠状；膀胱镜检查膀胱容量小，顺应性差，整个膀胱黏膜充血、水肿。

间质性膀胱炎（interstitial cystitis, IC）是一种自身免疫性疾病，表现为尿频、尿急和膀胱区的疼痛。其导致OAB症状主要原因可能是膀胱黏膜屏障的破坏，从而使尿液毒性物质（钾离子等）渗入膀胱间质，损伤间质和神经，以及晚期膀胱肌肉纤维化使膀胱容量减少等导致的尿频、尿急。由于病理活检对于IC的诊断无多大帮助，临床主要依靠临床症状、排除其他疾病和麻醉状态下的水扩张检查等来诊断。

6. 有无焦虑症或其他心理上的疾病，排除或诊断精神因素引起的OAB 临床诊治中，会经常遇到这样的患者：在即将上火车、登机、出发的时候，习惯性地解一下小便，可不少人排尿后很快又有尿意，这就是精神作用的结果。精神紧张或与排尿相关的神经病变，均可引起神经系统反射紊乱，导致OAB症状的出现。精神性因素引起的尿频，一般表现为时多时少，明显有精神作用的"迹象"。在大量的OAB患者群中，有相当一部分是由精神因素引起的，如经常失眠、消化不良，或严重的神经衰弱，在睡觉之前常常小便频繁,这种情况多见于中老年女性;工作压力、生活紧张焦虑使神经系统无法松弛引起的OAB常见于上班族的白领男女性患者;有些患忧郁症或焦虑症的患者在空闲时不自主地想到排尿,甚至带有一定强迫性,但一旦忙于工作或其他事情时尿频、尿急的症状就会缓解,注意力的转移对其有一定的帮助。

7. 经过各项检查仍无明显病因,则诊断为原发性OAB 经过临床各项检查(病史、体检、实验室检查、影像学检查和内镜检查等)均未发现明显病因,这种尿频、尿急才称为原发性OAB,在尿动力学方面则称为原发性逼尿肌过度活动,以儿童和女性患者居多。

三、行为和物理治疗

1. 行为和物理治疗 包括生活方式指导、膀胱训练、盆底肌训练、生物反馈治疗等,并可以联合其他形式治疗方式。

2. 行为疗法和生活方式改变 这应该是所有患者首选的一线治疗方案,因为它们是非侵入性的,行为治疗包括延时排尿和定时排尿。延迟排尿是指通过训练膀胱主动延长两次排尿间隔时间,达到增加膀胱尿意容量、减少排尿次数、抑制膀胱收缩的目的,逐渐使每次排尿量大于300 mL。定时排尿是指在规定的时间间隔内排尿,嘱患者每2～4 h排尿一次,尽量在白天定时排尿,减少夜间排尿次数,以消除不良排尿习惯,建立新的条件反射。

3. 物理治疗 主要包括生物反馈治疗、电刺激治疗和磁刺激治疗等。生物反馈治疗是利用置入阴道或直肠内的反馈治疗仪以声、光、图像等形式表达膀胱的活动,使患者能直接感知膀胱活动并有意识地逐渐学会自我控制,达到抑制膀胱收缩的目的;与单纯盆底肌训练相比,生物反馈更为精准更为有效。电刺激和磁刺激盆底肌都可以使膀胱逼尿肌松弛,尿道括约肌收缩,初始感觉的膀胱容量和有效膀胱容量增加,以及急迫性尿失禁发生次数的减少,从而达到治疗尿频、尿急的目的。

四、药物治疗

1. 药物治疗 药物治疗的目的主要是通过减轻症状来改善OAB患者的生活质量。优选考虑药物的安全性,有效性,可耐受性,可长期服用性。目前国内常用的有M受体阻滞剂(奥昔布宁、托特罗定和索利那新等)和β_3受体激动剂(米拉贝隆)。其他可选药物有镇静和抗焦虑药(氟哌噻吨美利曲辛和盐酸帕罗西汀等)、钙通道阻滞剂(黄酮哌酯等)、前列腺素合成抑制剂和中草药制剂等。

2. 托特罗定 托特罗定是膀胱逼尿肌M受体阻滞剂,能够同时阻断M2和M3受体。对膀胱的亲和性高于唾液腺。常用剂量为$2 \sim 4$ mg/d,分为速释型和缓释型。其与膀胱的亲和力高于唾液腺,因此口干等不良反应低于奥昔布宁;其脂溶性较低,因此不易通过血脑屏障,中枢神经系统不良反应较小。

3. 索利那新 索利那新是新型高选择性M3受体阻滞剂,对M受体亚型及膀胱组织均具有更高的选择性,与M3受体的结合力高于M2受体,与逼尿肌上M受体的结合力强于唾液腺,因此口干不良反应小。研究显示,与托特罗定缓释片相比,索利那新改善尿急和急迫性尿失禁的效果更佳,在患者疗效稳定、耐受性好时,可长期应用。建议口服剂量为$5 \sim 10$ mg/d,可根据病情调整剂量。

4. β_3受体激动剂 β_3肾上腺素受体是调节膀胱逼尿肌松弛的最主要的β受体亚型,近年的研究证实了β_3受体激动剂治疗非神经源性OAB的有效性和安全性,可以缓解尿频、尿失禁,同时耐受性良好,并无口干等M受体阻滞剂常见的不良反应。

米拉贝隆是新上市的 β_3 受体激动剂。Furuta A 等研究报道,与安慰剂相比,米拉贝隆可显著降低患者的尿急及尿失禁发生次数,治疗组干燥率达到 43% ~ 50%。另一项为期一年的药效对比研究结果指出:50 mg 及 100 mg 米拉贝隆与 4 mg 托特罗定治疗急迫性尿失禁作用相当,患者完全干燥比例分别为 43%、45% 和 45%,而托特罗定组口干发生率较高。

5. 我们的临床治疗经验和体会

(1)我们应首先规定所用药物的最低推荐剂量,然后逐渐增加,以便在监测不良事件时发现最佳临床疗效剂量。如果患者不能耐受初始选择的药物或疗效不明显,则应更换药物或联合用药,优先选用不同作用机制药物,如索利那新和米拉贝隆联合治疗。

(2)针对运动性 OAB 建议以 M 受体阻滞剂治疗为主;感觉性 OAB 则以 β_3 受体激动剂和镇静抗焦虑药治疗效果更佳。

(3)由于 OAB 属于慢性疾病症状,极易复发,因此对于 OAB 治疗的疗程我们建议至少 3 ~ 6 个月,甚至更长时间。

(4)针对男性 OAB 的患者,在应用 M 受体阻滞剂治疗时,为了避免排尿困难和尿潴留的发生,我们建议最好联合 α 受体阻滞剂同时服用,推荐应用 β_3 受体激动剂治疗男性 OAB。

五、膀胱灌注治疗

1. 辣椒辣素 是 P 物质的拮抗剂,研究表明,OAB 患者经辣椒辣素膀胱灌注治疗后,有 44% 对疗效满意,36% 症状改善,仅有 20% 无效。

2. RTX 是一种比辣椒辣素更有效的神经感觉传入阻滞剂,它至少和辣椒辣素一样有效而没有其烧灼作用。大量的治疗经验认为经膀胱内灌注给药是治疗顽固性 OAB 可行的治疗措施。膀胱灌注辣椒辣素或RTX灌注后降低膀胱感觉传入,对严重的膀胱感觉过敏者可试用。

3. 临床经验和体会　我们自2004年起应用肝素联合碱化利多卡因鸡尾酒膀胱灌注治疗难治性OAB患者,获得满意疗效。具体方法是,2%的利多卡因20 mL + 肝素3.75万U + 5%碳酸氢钠5 mL的混合液缓慢注入膀胱内,嘱患者保留1～2 h后排尿,每周灌注1～2次,疗程8～12周。该方法至今已经应用数千人次,结果证明安全无明显不良反应,避免了口服药物对胃肠道的不良反应,而且价格便宜,适合在基层医院的推广。

六、肉毒素注射治疗

1. A型肉毒素　属于三线治疗,对于难治性OAB,A型肉毒素膀胱注射可作为一种有效的、安全的治疗方法,尤其对于伴有尿频和急性尿失禁症状的患者,当对OAB药物治疗反应不良或不耐受,可使用A型肉毒素作为长期治疗。

2. 临床经验和体会　100 U的A型肉毒素溶于10 mL生理盐水,分20个点(每点0.5 mL)在三角区及以上位置的膀胱壁注射治疗难治性OAB及急迫性尿失禁,临床效果令人满意。一般A型肉毒素注射治疗可维持3～6个月的疗效,超过3个月后,如症状复发可再次注射,反复重复注射并不会降低疗效。常见的并发症是下尿路感染、尿潴留和残余尿增加,可能需要间歇导尿排空膀胱。

七、神经刺激治疗

1. 胫神经刺激治疗　1983年,McGurie首先发现电流经皮刺激胫、腓总神经可以通过神经反馈抑制膀胱过度活动。

Michael 等报道 37 例尿急-尿频综合征和急迫性尿失禁的患者经胫神经刺激治疗后 60% 有效,可明显降低漏尿次数、减少尿垫使用次数、排尿次数、夜尿次数,仅有轻度不良反应。

2. 骶神经刺激治疗　对于顽固性 OAB 和急迫性尿失禁患者,骶神经刺激是一种可复性的治疗方法。它是采用植入一个神经刺激器,对骶神经持续发送电脉冲,从而帮助控制膀胱肌肉活动。目前临床广泛使用电刺激装置永久植入的方法,也称为 InterStim 疗法,包括一期试验性刺激和二期永久性植入两个阶段。在植入永久刺激器之前,先装临时刺激器测试,以验证治疗的有效性。在持续 7 ~ 14 天的测试期,患者要记录刺激期的排尿情况,并与刺激前相对比。结果将显示膀胱刺激器是否有效缓解症状。如果测试成功,患者就可以选择植入永久刺激器。骶神经刺激治疗急迫性尿失禁,术后 1 ~ 3 年,50% 的患者尿失禁发生率降低大于 90%,25% 的患者尿失禁症状改善在50% ~ 90%,剩余 25% 的患者症状改善低于 50%。可能的不良反应包括肠道功能改变、感染、电极移动、植入处疼痛、不愉快的刺激或感觉等。

八、中医治疗

（1）近年来,中医被尝试用于 OAB 的治疗和辅助治疗,其疗效确切,不良反应小,越来越被医师重视,为患者所接受。

（2）中医治疗包括中药疗法、针灸疗法、按摩疗法、膀胱冲洗疗法、直肠用药、外治法、熏香疗法等。尤其值得一提的是,在中医治疗方法中,针灸疗法（毫针、电针、艾灸和穴位灸法等）对顽固性 OAB 的治疗具有较好的临床疗效。国内汪司右采用"腹四针"和"骶四针"的电针方法治疗 46 例顽固性 OAB 患者,治疗 10 次后,临床治愈率为 15.2%,治疗 20 ~ 40 次后,临床治愈率高达43.5%。因此,中医治疗作为一种传统的治疗手段,对治疗棘手的OAB疾病体现出了特有的优势。

九、预防

(1)避免过多液体的摄入和长时间的憋尿,减少膀胱的负担。

(2)避免饮酒,酒精对膀胱有刺激作用。

(3)减少咖啡因的摄入,咖啡因可产生利尿作用,增加尿液的产生。

(4)避免辛辣、酸性食物(柑橘类等)和碳酸饮料的摄入。

(5)避免过度的疲劳和劳累,否则容易导致OAB症状的复发。

(6)减少抽烟,烟草中的尼古丁可能刺激膀胱收缩。

(吕坚伟　冷静)

第三节　神经源性膀胱

神经源性膀胱(NB),或神经源性下尿路功能障碍。是一类由神经系统病变导致膀胱和(或)尿道功能障碍[即储尿和(或)排尿功能障碍],进而产生一系列下尿路症状及并发症的疾病总称。

一、分类

神经源性膀胱Hald-Bradley分类(脑桥排尿中枢和骶髓排尿中枢可将下尿路神经控制分为3个节段)。

(1)脊髓上病变(脑桥上):逼尿肌反射亢进,逼尿肌-括约肌协调,感觉存在,较少出现输尿管反流、上尿路积水等并发症。

(2)骶髓上病变(脑桥以下,骶髓以上):逼尿肌反射亢进,逼尿肌–括约肌不协调,感觉功能与神经损伤的程度有关,可为部分丧失或完全丧失。

(3)骶髓下病变包括骶髓的传入和传出神经病变:逼尿肌无反射,感觉功能缺失,多见于糖尿病患者。

二、诊断

1. 尿流动力学检查　尿流动力学检查在NB诊断中占有极其重要的地位,可客观反映神经源性膀胱尿道功能障碍的类型和严重程度(表6-1)。

2. 病史　患者的病史是诊断评估的基础,重点关注患者既往和当前存在的泌尿系统、性生活、消化系统和神经功能相关的症状。排尿日记卡可以提供一些有用的数据,但更为推荐使用经过验证的问卷来评估患者当前和既往的生活质量。

3. 体验　体检过程中应注意患者是否存在身体或智力障碍,应尽可能完整地测试泌尿生殖区的所有感觉和反应。此外,必须进行肛门括约肌和盆底功能的详细测试。

4. 其他检查　建议完善尿常规、血常规及生化、排尿日记卡、残余尿和自由尿流率检查、尿失禁量化和泌尿系统造影检查。尿流动力学是唯一可以客观评估下尿路功能的方法,建议必要时重复检查以验证结果,有条件的话建议使用影像学尿动力学结合肌电图等神经电生理检查。

三、治疗与管理

1. NB的治疗原则和管理目标　保护上尿路;没有感染或感染控制;恢复下尿路低压储尿和低压排尿的功能,从而获得

表 6-1 NB 的尿流动力学简易分型

	储 尿 期		排 尿 期		储尿期 + 排尿期	
逼尿肌	过度活动	功能正常	功能受损	功能正常	过度活动（储尿期）	功能受损（排尿期）
括约肌	功能受损	功能正常	过度活动	过度活动	过度活动（排尿期）	功能受损（储尿期）
LUTS	尿频、尿急、尿失禁（易肾积水）	尿频、尿急、尿失禁	尿潴留/排尿困难	排尿困难/尿潴留	排尿困难/尿潴留（易肾积水）	尿失禁 + 排尿困难（易肾积水）

足够的膀胱容量和排空能力；控制尿失禁；避免留置导管或造口；膀胱管理的社会和职业接受性和适应性；改善生活质量。不管是对于先天性还是后天性的神经源性膀胱，早期诊断和治疗都是必不可少的。早期干预可以防止下尿路和上尿路不可逆转的恶化。此外，应终生随访以降低肾功能衰竭和膀胱癌的风险。

2. NB的行为治疗 包括膀胱训练(bladder training, BT)和盆底肌训练(pelvic floor muscle training, PFMT)。BT包括使用排尿日记卡，制订膀胱控制策略，定时排尿，提示、按计划排尿或延迟排尿。膀胱顺应性减退、存在膀胱输尿管反流的患者不适合延迟排尿。PFMT包括尿急的抑制、控制策略和生物反馈。对于特定的NB, PFMT、生物反馈和神经肌肉电刺激的联合治疗是安全有效的。

3. 生活方式的改变 包括对液体、咖啡因、饮食的管理和减肥，还包括厕所的无障碍措施和改善患者的行动能力。对于各种原因无法进行其他治疗的患者可使用姑息性尿液收集方法如尿垫、外置集尿器、长期留置导尿、耻骨上膀胱造瘘和其他防护用品。

4. 逼尿肌过度活动和活动低下患者的治疗 抗毒蕈碱药物的长期疗效和安全性已得到充分证明，应作为一线药物使用，其中奥昔布宁、托特罗定和索利那新的疗效，以及患者的耐受性均得到了长久的验证。对于逼尿肌活动低下的患者的药物治疗，建议使用α受体阻滞剂以减少膀胱出口阻力，且不要使用抗毒蕈碱药物，胆碱能类药物可能会使NB患者潜在获益。

5. 辅助膀胱排空技术 包括触发反射性排尿、Valsalva或Crede方法，目前并不被推荐。这些技术可能导致膀胱内压力的进一步上升和膀胱出口阻力增加，从而更加危及上尿路。此外，这种方法还可能进一步损害盆底功能，导致伴随压力性尿失禁和盆腔脏器脱垂的发生。

6. 间歇性导尿(IC) 是一种通过将导管以指定的时间频率插入膀胱,排空尿液,然后移除导管的治疗方法,是神经源性膀胱最主要的保守治疗方法之一,几乎贯穿在NB治疗的全过程。研究表明,IC能促进患者膀胱功能的恢复,降低膀胱残余尿量,与留置尿管相比,IC可以降低尿路感染的发生率。IC中如应用亲水涂层导管将更有利于减少尿路感染,无菌操作技术会进一步减少尿路感染症状的发生。如果配合便携式膀胱B超的应用,能使NB患者更好地进行IC的管理。

7. 注意事项 长期留置导尿的患者不推荐常规膀胱冲洗和应用抗生素预防感染。膀胱顺应性减退的患者禁忌使用阴茎夹,以免膀胱内压力进一步升高损害上尿路。

8. 神经肌肉电刺激疗法 主要通过协调阴部神经-胸髓-下腹下神经反射(交感通路)和阴部神经-骶髓-盆神经反射(副交感通路)这两条通路,改善盆底脏器的功能。国外对脊髓损伤术后排尿困难患者进行研究的结果显示,盆底电生物反馈法治疗组恢复自主排尿成功率高于膀胱训练组($x^2=8.329$, $P=0.004$);治疗后治疗组膀胱残余尿量、充盈期末逼尿肌压力低于对照组,最大膀胱容量、尿流率高于对照组。

9. A型肉毒素 可抑制周围运动神经末梢突触前膜乙酰胆碱释放,阻断神经和肌肉之间的信息传导,从而引起肌肉的松弛性麻痹,产生持续时间长达约9个月的可逆性效果。局部并发症包括尿路感染(16.7%)和血尿(4.9%),以及残余尿量增加(50%)或尿潴留(23.7%)。应告知患者所有可能的不良反应和需要自家导尿的可能性。

10. 骶神经调控(SNM) 已经证实对于逼尿肌功能不全导致的尿潴留患者有积极的治疗效果,使尿潴留患者成功摆脱留置导管的有效率高达69%～81%,但该治疗方法可能对神经受损的患者受益有限。非梗阻性尿潴留患者接受 SNM 治疗的成功率要高于存储功能障碍的患者。由于 SNM 成本较高,还缺乏长期的疗效数据,因此这种治疗方法建议应该由经验丰富、经过专门训练的神经或泌尿科医师来进行操作。

11. 外括约肌切开术 只适合不能或不想做间歇性导尿的患者,主要在残余尿增多和高压排尿且保守治疗失败的男性DSD 患者中推荐应用。在外括约肌 11 点、12 点或 1 点钟的位置,从膀胱颈切至靠近精阜的水平。有报道男性 DSD 的患者行外括约肌切开术后,70% ~ 90% 的患者可以改善膀胱排空功能,维持上尿路的稳定。

12. 自体筋膜吊带 多项关于自体筋膜吊带的研究显示其能够治疗因神经源性尿道括约肌缺损(NSD)导致的尿失禁。目前,自体吊带已被耻骨后[无张力阴道吊带(TVT)]或经闭孔(TOT)尿道中段吊带术取代,但自体筋膜吊带术后不易发生侵蚀。对于 NSD 导致的神经源性尿失禁女性患者,TVT/TOT 被认为是安全有效的,并且大多数患者可以不需要 IC。有关男性神经源性 NSD 患者合成吊带手术的数据很少。

13. 人工尿道括约肌植入术(AUS) 对于膀胱容量良好、膀胱顺应性正常、无膀胱扩大术指征、无须导管辅助可自主排尿、具有正确使用和操作人工尿道括约肌能力的 NSD 患者,特别推荐该手术治疗。强烈建议进行术前内镜评估,因为无法预知的尿道病理会使手术植入复杂化,并可能影响长期预后。AUS 侵蚀是目前神经源性膀胱患者再手术取出 AUS 的主要原因,发生率为 6% ~ 31%。接受 AUS 手术治疗的神经源性患者必须进行长期的泌尿系统随访。

14. 手术指征及方法 当微创治疗失败或患者有微创治疗的禁忌证时,应考虑手术治疗。目的是维持低压储尿,并改善尿控。最常见的手术方法是肠道膀胱成形术(膀胱扩大术),去管化远端回肠是最常用的(回肠膀胱成形术),回肠在使用便捷、并发症风险和疗效方面似乎效果最好。

15. 尿流改道适应证 当所有治疗方案失败时,为保护肾脏必须考虑尿流改道。尿流改道的适应证包括肾积水加重、进行性肾功能衰竭,以及反复出现严重的泌尿系统感染。

16. 随访 NB患者随访的目的是保护上尿路功能并预防并发症。主要基于相关危险因素决定神经泌尿检查的时间表和所需检查的范围。无明显危险因素的NB患者,每年监测上下尿路功能。如NB患者存在危险因素或并发症,应调整随访计划,随访间隔时间应根据表现出的异常相应的缩短。

(李佳怡)

第四节　间质性膀胱炎/膀胱疼痛综合征

间质性膀胱炎/膀胱疼痛综合征(IC/PBS)的概念经历了多年的演变。2002年国际尿控学会(ICS)将其定义为"一种与膀胱充盈相关的耻骨上疼痛,并伴随其他症状,如白天和夜间排尿次数增加,同时除外泌尿系感染和其他病理病变"。ICS目前仍然保留单纯的"间质性膀胱炎"的诊断,主要指"有典型的膀胱镜下表现和组织学特征"的情况,否则,均应诊断为IC/PBS。

一、病因及发病机制

引起IC/PBS的病因尚未明确,已经被提出的包括感染、自身免疫/炎症、肥大细胞、膀胱氨基葡聚糖和上皮渗透性、神经支配、尿液异常和其他潜在原因。尽管缺乏确切的临床证据,但大量的研究证据表明IC是涉及神经、免疫及内分泌等因素相互作用而引发的综合征。

二、临床诊断

1. 诊断标准

（1）由于缺乏特异性的指标，目前没有统一的方法用以诊断IC/PBS。1988年，美国糖尿病、消化及肾病协会（NIDDK）以典型的IC患者为基础定义了IC/PBS，成为第一个诊断标准。该标准包括了IC/PBS的纳入标准和排除标准。但此标准有一定的缺陷，若严格依照NIDDK的标准，大约60%具有临床症状的IC/PBS患者会被排除，可能会遗漏较多早期的IC/PBS患者。

（2）2008年欧洲泌尿外科协会（EAU）将IC/PBS的诊断标准简化，其标准主要涉及症状及膀胱镜检查。症状主要包括特征性疼痛和尿频，疼痛随着膀胱的充盈而出现并逐渐加重，疼痛多位于耻骨上，可以向腹股沟、阴道、直肠及骶骨处放射；排尿后疼痛缓解，但很快重新出现。EAU标准中膀胱镜检查的目的是：寻找Hunner溃疡；麻醉下水扩张；膀胱黏膜随机活检除外膀胱原位癌或其他局部病理病变。Hunner溃疡是IC/PBS的特征性改变，一旦发现即可诊断。无溃疡的IC/PBS患者在常规膀胱镜检查中黏膜表现正常，而行麻醉下水扩张后就可能出现黏膜红斑，称为红斑症阳性。但是，并非所有IC/PBS患者都表现为红斑症阳性。

2. 其他诊断方法　除了NIDDK和EAU的诊断标准，还有其他参考诊断方法：① 钾离子试验：通过钾离子试验来判断IC/PBS膀胱黏膜通透性是否增加。但最近发现其并无特异性。超过25%的符合NIDDK标准的IC/PBS患者钾离子试验阴性。② 症状评分：症状评分表可以协助患者将症状描述得更准确，判断疾病的严重程度，但不能作为IC的诊断手段。目前使用的主要有PUF评分表、O'Leary-Sant间质性膀胱炎症状指数和问题指数、盆腔疼痛及尿频/尿急指数。其中O'Leary-Sant间质性膀胱炎症状指数和问题指数使用最为广泛。③ 尿流动力学检查不作为IC/PBS的诊断常规，但可以判断患者的膀胱容积、顺应性和有无梗阻。④ 寻找特异性诊断标志物一直是IC/PBS的研究热点，包括GP-51糖蛋白、抗增殖因子（APF）及肝素结合表皮生长因子（HB-EGF）、尿组胺及甲基组胺等，目前均在进一步的研究中，将来有助于提高IC/PBS的诊断率。

三、治疗

1. 膀胱水扩张在IC/PBS诊治中的价值和意义

（1）麻醉下行膀胱水扩张，有助于将存在膀胱溃疡灶和黏膜下出血的患者与没有明显黏膜异常的患者区分开。水扩张技术包括：在全麻或半身麻醉下进行，膀胱内灌注压保持在 $70 \sim 100 \, cmH_2O$ $3 \sim 8 \, min$，测出最大的膀胱容量。严重降低的膀胱容量 $< 350 \, mL$ 表示往往与临床疼痛相关。水扩张后排空膀胱内液体时出现终末血尿，以及黏膜下出血点被认为是IC/BPS特点，也是NIDDK标准的前提之一。但目前，对膀胱水扩张黏膜出血的诊断IC/PBS的敏感性和特异性仍存在争议。

（2）膀胱水扩张治疗效持续时间较短，平均维持时间约为6个月。研究发现，膀胱水扩张术后1个月的有效率为 $30\% \sim 54\%$，$2 \sim 3$个月的有效率为 $18\% \sim 56\%$，$5 \sim 6$个月的有效率为 $0 \sim 37\%$，因此不推荐重复多次行膀胱水扩张治疗。膀胱水扩张的并发症较少见，一般包括水扩张后严重出血、症状加重和膀胱破裂等。

（3）"仁济泌尿"膀胱水扩张治疗

1）应在全身或连硬麻醉下进行水扩张治疗。

2）灌注生理盐水的高度在80 cm左右，不宜形成过高压力。

3）灌注速度建议为不加压时的全速灌注。

4）扩张时间不宜超过10 min。

5）扩张期间如发现肿瘤或其他疾病，必须取活检。

6）扩张期间如发现有溃疡或较密集出血点，可同时给予电灼或激光治疗。

7）排空期间应注意观察膀胱壁出血严重程度，并测定膀胱容量。

8）灌注液面急速下降或排出量与灌注量相差甚多时，需检查膀胱是否有破裂的可能性。

2. 口服药物治疗

（1）镇痛剂：由于IC/PBS的疼痛属内脏性疼痛，止痛药效果较差，短期服用不但无效，还可能加重症状。对于其他方法无效而疼痛严重影响生活的患者可长期使用罂粟碱类止痛剂，但必须严密观察，防止并发症出现。

（2）皮质醇激素：关于皮质醇激素治疗IC/PBS，既有认为有效的研究报道，也有认为无效的报道。目前的观点是：对于难治性IC可以给予泼尼松25 mg/d，连续1～2个月，然后减至维持量。但应用时应考虑其严重的不良反应。

（3）抗组胺药物：肥大细胞所释放的组织因子是IC/PBS主要病因之一，拮抗H1及H2受体可以阻断肥大细胞神经源性活动，减少组织因子的释放，从而改善IC/PBS临床症状。H1受体阻滞剂羟嗪、氯雷他定（开瑞坦）；H2受体阻滞剂西咪替丁、法莫替丁等是目前使用的主要药物。

（4）三环类抗抑郁药物：阿米替林是临床治疗IC/PBS最常用的口服药物之一。它通过拮抗H1受体减少肥大细胞释放炎症介质，抑制去甲肾上腺素和5-羟色胺的再摄取，从而有效缓解患者的疼痛。主要不良反应有体重增加、嗜睡及眼干等。

（5）戊聚糖多硫酸钠（PPS）：可以在膀胱表面形成一层保护膜，从而修复损害的GAG层，改善疼痛、尿急和尿频。但对夜尿没有作用。PPS对溃疡型IC/PBS更加有效。PPS的临床效果已经被多个RCT研究证实，它也是美国FDA唯一批准的治疗IC/PBS的口服药物。

（6）免疫抑制剂：硫唑嘌呤、环孢素-A均有应用于临床的研究。其中环孢素-A的效果最佳，环孢素-A能够抑制依赖钙调蛋白的磷酸酯酶，这一磷酸酯酶又是激活T细胞所必需的。国外一项研究中发现有效率可达90%。但在环孢素的使用期间要强制随访，特别注意血常规、血压和血肌酐的变化。

3. 膀胱灌注治疗

（1）二甲基亚砜（DMSO）：是目前为止唯一被FDA批准的用于治疗IC/PBS的膀胱内灌注药品。该药是一种具有抗炎及镇痛作用的有机溶剂，具有较好的安全性，已经在临床应用多年。Perez-Marrero等研究发现DMSO膀胱灌注治疗IC/PBS客观改善率可达到93%，主观改善率为53%；而对照组的这一比例分别为35%和18%。其典型的不良反应为口臭（因其经肺代谢，因此具有特殊的蒜臭口气）。首次灌注DMSO后临床症状可能会出现一过性加重等情况，通常第二次灌注后症状便开始逐步改善。

（2）透明质酸（HA）：HA能够修复缺损的葡萄糖胺聚糖层，加固和重建膀胱黏膜屏障功能，调节膀胱黏膜通透性，避免潜在炎症溶质迁移及毒性物质对膀胱的黏附侵害；还能很好地和膀胱黏膜上的受体CD44特异结合，生成新的内源性透明质酸，排出细胞外补充葡萄糖胺聚糖层。多项研究发现其有效率在30%～87%。HA膀胱灌注的不良反应报道较少，最常见的不良反应为轻度的膀胱刺激症状，不需特殊临床干预。

（3）肝素：作为葡萄糖氨基聚糖层类似物，肝素膀胱内灌注几乎不会全身性吸收。尽管肝素单独膀胱内灌注的剂量、频率、维持时间并未达成共识，但一般建议应用2万～4万U肝素膀胱内灌注的治疗方案。多项研究发现，单独肝素膀胱内灌注56%～73%的患者症状在3个月内得到改善，很少有不良反应的相关报道。肝素联合利多卡因灌注能让42%的患者减轻尿急及疼痛的症状；肝素联合利多卡因及碳酸氢钠膀胱灌注，对65%～94%患者有效。

（4）硫酸软骨素（CS）：同样是葡萄糖氨基聚糖层的组成部分，通过重建葡萄糖氨基聚糖层的完整性以达到治疗间质性膀胱炎的疗效。研究发现，硫酸软骨素治疗IC/PBS的疗效略优于安慰剂，但并不足以支持作为单药治疗IC/PBS。

（5）戊聚糖多硫酸盐（PPS）：PPS是一种弱效的肝素类似物，其作用机制为补充IC/PBS患者受损的葡萄糖氨基聚糖层。Bade等研究发现，单独戊聚糖多硫酸盐治疗IC/PBS有40%的患者症状得到改善，唯一且罕见的并发症是血尿。

（6）利多卡因：利多卡因是酰胺类局麻药，膀胱内灌注治疗IC/PBS时缓解膀胱疼痛的效果明显。Nickel等研究发现，5天的利多卡因灌注与对照组安慰剂相比，IC/PBS患者症状缓解率分别为30%与10%，差异具有统计学意义，但灌注结束10天后，两者不再有统计学差异，提示利多卡因膀胱灌注治疗IC/PBS具有短期的有效性。

（7）我们的临床研究发现，经碳酸氢钠碱化的利多卡因联合肝素膀胱内灌注治疗IC/PBS，能够被更好地吸收，获得更好的治疗效果。推荐治疗方法：2%利多卡因（10～20 mL）＋5%碳酸氢钠（5～10 mL）＋肝素3.75万U，膀胱灌注保留45～60 min，每周灌注1～2次，维持12～16周。

4. A型肉毒素注射治疗　A型肉毒素一直被用作治疗各种不同类型的肌肉过度收缩，其治疗IC/PBS的机制主要与抑制乙酰胆碱释放和抗伤害感受器介质释放有关。膀胱肌肉层注射A型肉毒素可以减少膀胱的应激性,使传入纤维的反应降至基线水平,可明显改善患者尿频症状,增加膀胱容量。研究发现,患者膀胱三角区及膀胱底注射A型肉毒素200 U后,3个月内86.6%的患者症状均较为稳定,5个月后有效率只有26.6%,1年后所有患者疼痛症状再次出现。因此,建议IC/PBS患者每间隔3~6个月有必要重新注射A型肉毒素,以维持疗效。

5. 神经刺激治疗

(1) 近年来,骶神经刺激(interstim)被用于治疗IC/PBS。目前骶神经电刺激植入电极已成为严重IC/PBS治疗手段之一,尤其是严重的尿频和尿急,获得良好的疗效。

(2) 我们的临床经验和体会:我们认为如果IC/PBS患者经过常规保守治疗均无效果,且膀胱尚未严重纤维化,容量大于200 mL时,可以尝试骶神经刺激治疗,的确能改善部分IC/PBS患者的客观指标和生活质量,但仍存在症状反复的可能,需要结合其他方法联合治疗,以及进一步的长期随访评估。

6. 经尿道电(激光)切除或烧灼 经尿道膀胱黏膜切除的报道较多,但结论并不一致。近几年来,激光也作为IC/PBS的治疗手段使用,文献报道对24例IC患者使用Nd: YAG激光消融Hunner溃疡部位,所有患者疼痛在几天内迅速缓解而且没有严重的并发症,且在其后的23个月内,患者的疼痛、尿急、尿频等症状都得到显著改善。

7. 膀胱扩大或尿路改道手术治疗 只有在所有的保守治疗都无效时才考虑开放手术,因为IC/PBS虽然损害健康但并不危及生命。目前使用的主要是膀胱扩大术和膀胱切除尿流改道术。由于开放手术的破坏性和不可逆性,而且小部分患者术后仍存在盆底疼痛,因此无论选择何种开放手术均应慎重,主要适用于长期严重的间质性膀胱炎已导致膀胱纤维化，顺应性明显减低，甚至可能影响上尿路功能者。

8. 预防及患者教育

（1）患者教育、饮食和生活习惯的改变、膀胱训练是治疗IC的重要方法。高达90%以上的患者在进食某些食物或饮料后症状加重，常见的刺激性食物包括咖啡、茶、柑橘类水果、碳酸或酒精类饮料、香蕉、番茄、辛辣食物、人造甜食、维生素C和小麦产品。虽然没有统一的标准，建议患者在1周至3个月内的尽可能地避免上述食物，然后连续进食某一种食物3天，观察其潜在的危险性。建议稳定的水分摄入，稀释尿液，减少便秘的发生。

（2）患者应该知道正常的膀胱功能，了解IC是一种需要长时间动态观察与治疗的慢性功能障碍性疾病，症状的加重和缓解是它的典型进程。患者还应该知道，目前为止尚未发现对大多数患者均有效的治疗措施，只能在一定程度上控制部分症状。而且为寻找有效的方法，可能需要试验性的应用多种治疗，可能需要试用多种药物，选取最理想的干预措施。

（方伟林　吕坚伟）

第五节　女性压力性尿失禁

压力性尿失禁（stress urinary incontinence, SUI）指喷嚏或咳嗽等腹压增高时出现不自主的尿液自尿道外口渗漏。症状表现为咳嗽、喷嚏、大笑等腹压增加时不自主溢尿。体征是腹压增加时，能观测到尿液不自主地从尿道流出。尿流动力学检查表现为充盈性膀胱测压时，在腹压增加而无逼尿肌收缩的情况下出现不随意漏尿。

一、病因

1. 年龄 年龄与SUI的相关性可能与随着年龄的增长而出现的盆底松弛、雌激素减少和尿道括约肌退行性变等有关。

2. 生育 生育的次数、生产方式和胎儿的大小均与产后SUI的发生有显著相关性。

3. 盆腔脏器脱垂 SUI和盆腔脏器脱垂紧密相关,两者常伴随存在。

4. 肥胖 肥胖女性发生SUI的概率显著增高。

5. 遗传因素 SUI患者患病率与其直系亲属患病率显著相关。

二、分类

1. 轻度 一般活动情况下无尿失禁,夜间无尿失禁,只有在腹压骤然增加时,偶尔发生尿失禁,不需携带尿布者。

2. 中度 站立活动时,有频繁的尿失禁,需携带尿布生活者。

3. 重度 站立活动、体位变化,甚至平卧时即出现尿失禁,严重影响患者的生活和社会活动者。

三、诊断

1. 病史询问 详细的病史询问在诊断SUI时有着重要意义。① 患者何种状况会发生漏尿;② 听到水声有无尿感甚至漏尿;③ 夜间或平卧时是否漏尿;④ 生育及盆腔手术史;⑤ 月经史;⑥ 漏尿症状的严重程度是否需要用护垫预防等。从病史可以判断SUI的存在和严重程度,合并其他类型的尿失禁,或该尿失禁为其他类型尿失禁。

2. **体格检查** 截石位观察漏尿情况,明确漏尿来源于尿道口,同时可进行 Valsalva/咳嗽试验和阴道抬举试验。腹压增加时,尿道口漏尿出现,腹压停止时漏尿即刻停止,这是确诊 SUI 的必要条件,如果截石位不能诱发漏尿,应改为站立位检查以助诊断。阴道抬举试验如果阳性,则提示尿道中段吊带术原则上是有效的。

3. **B超残余尿** 是重要的辅助检查,可以初步了解患者的排尿功能是否良好。有条件的单位可以行盆底超声检查,可以观察膀胱颈下移的程度、膀胱尿道后角、尿道倾斜角、尿道旋转角等指标。但是需要注意的是,虽然 SUI 最重要的发生机制是尿道下移和(或)翻转导致压力传导机制的改变,但 SUI 患者可以无明显尿道下移和(或)翻转,反之亦然,即存在尿道下移和(或)翻转的情况下也可以不发生 SUI。

4. **排尿日记卡** 患者记录 24 h 排尿日记卡(可准确记录患者的排尿情况、尿失禁状况和次数,并可作为治疗效果的评价手段),排尿日记的内容包括每次排尿的时间、排尿量、漏尿时间和类型。有条件的还可行 1 h 尿垫试验,可以更客观地评估 SUI 患者的严重程度和治疗后疗效评价。

5. **尿流动力学检查(UDS)** 对于病史、体格检查和常规辅助检查高度提示真性压力性尿失禁的患者,无须进行尿流动力学检查。UDS 对 SUI 的治疗预后也没有预测作用。对于以下患者(但不仅限于以下患者),应考虑 UDS 检查:既往抗尿失禁手术失败者、明显的排尿困难、明显的尿急、急迫性尿失禁、残余尿明显增多,以及年龄大于 75 岁的老年尿失禁患者。

6. **膀胱镜检查** 确诊为 SUI 的患者一般无须常规行膀胱镜检查,除非疑似合并泌尿系统肿瘤或下尿路结构异常时应行膀胱镜检查。对于既往行抗尿失禁手术或盆底重建手术的患者,尤其出现血尿或尿感疑似补片或缝线侵蚀膀胱或尿道时,应行膀胱镜检查。

四、治疗和管理

（1）SUI不仅影响患者的生活质量和精神状态,也可能使患者的家人和朋友的生活和社会活动受到限制。治疗SUI的目的是改善患者漏尿症状对他们造成的困扰,从而改善他们的生活质量,主要包括非手术治疗(盆底肌训练等)和微创手术治疗(吊带手术等)。

（2）盆底肌训练由美国妇产科医师Kegel创建于1948年。其目的是通过锻炼耻尾骨肌肉群,增强盆底肌肉组织的张力,改善盆腔器官支持,增加尿道关闭压。目前尚无统一的盆底肌训练的标准方法,较共同的认识是必须要使盆底肌达到相当的训练量才可能有效。可参照以下方法实施:持续收缩盆底肌(提肛运动)2～5 s,松弛休息2～5 s,反复20～30次,每天训练3～4组,持续8周以上或更长。

（3）生物反馈疗法(BFB)、电刺激疗法(FES)和盆底磁刺激(PFMS)都是通过仪器辅助的方法指导患者正确的盆底肌收缩,主动或被动增加盆底横纹肌中抗疲劳的肌纤维数量加,从而加强盆底肌的功能,改善SUI的症状。

（4）激光技术近年来开始应用于SUI的治疗,部分剥脱的CO_2激光和非剥脱的铒激光通过可控的热损伤和损伤再修复,刺激阴道或尿道纤维母细胞产生新生胶原纤维,使尿道关闭压机制相关的黏膜下血管丛恢复和尿道周围肌张力增加,从而改善SUI临床症状。激光治疗SUI的随机对照研究、长期疗效,以及重复治疗的安全性尚有待进一步研究。

（5）一般而言,中度以上的SUI且经保守治疗无效时可考虑手术治疗。目前证据支持的常用抗尿失禁手术包括尿道中段吊带术、耻骨后膀胱颈自体筋膜悬吊术、经腹腔镜下膀胱颈悬吊术(Burch术),以及尿道填充剂注射等。

(6) 应全面评估患者SUI严重程度、全身情况和手术耐受情况,决定是否需要手术。SUI越严重,术后主观满意度越高。当考虑手术治疗时,不仅需要考虑手术可能带来的治疗效果,包括主观症状的改善、客观指标的变化、对患者精神负担的正面作用,还要考虑使患者重返社会活动。如果考虑手术干预,术前应告知患者手术的方式,以及可能存在的并发症。

(7) 目前临床SUI的手术治疗应用最广泛的是经阴道耻骨后无张力中段尿道吊带术(TVT)和经闭孔无张力中段尿道吊带术(TOT/TVT-O)。对于重度SUI或ISD患者推荐选择TVT,但TVT术存在膀胱损伤、尿道损伤及神经损伤等风险。为了避免TVT可能导致的膀胱损伤,出现了TOT/TVT-O术,但该术式主要存在术后腹股沟疼痛及闭孔神经损伤的问题。

(8) 临床医师在考虑选择何种术式时,必须注意以下几点:① 选择可靠的吊带固定方式;② 选择对患者影响最小的术式同时确保疗效;③ 选择最合适的吊带;④ 选择自身最熟悉的技术。

(9) 吊带术的目的是起到类似耻骨尿道韧带的支撑作用,在应力状态下起到抬高和关闭尿道腔的作用,维持尿控。吊带在患者静息状态下对尿道不产生压力,只在患者运动、咳嗽状态下对尿道起到上提关闭作用,类似汽车的"保险带"机制。因此,在手术中悬吊张力的控制方面推荐"拧松勿紧"的原则。

(10) 一般术后1～2天即可去除阴道纱布和导尿管。患者术后2周内严禁盆浴,但可以在术后24 h开始淋浴;1～2个月内尽量避免负重、弯腰、下蹲、攀爬登高、双腿劈叉、骑自行车、慢跑和性生活。

（11）虽然无张力尿道中段吊带术是治疗女性SUI的金标准方法，但其术中、术后的一些并发症仍是泌尿科医师不可忽视的问题，尽管发生率低，主要常见并发症为术中下尿路损伤（膀胱穿孔和尿道损伤）、术后尿潴留、尿失禁复发、尿频、尿急、疼痛和吊带侵蚀等。

1）膀胱穿孔多发生于TVT术中，尚未完全掌握手术的技巧，对解剖层次和穿刺路径不够熟悉的术者应尤其小心。其早期征象包括血尿和从穿刺口溢出较多液体，膀胱镜是术中确诊膀胱穿孔的最佳方法。确诊膀胱穿孔后则应立即移出穿刺针，再行第二次穿刺，穿刺后需复查膀胱镜，确认无损伤后，留置三腔导尿管，术后导尿管留置3～5天即可。

2）尿道损伤多见于术者粗暴分离尿道与阴道的间隙，早期征象包括血尿及从阴道口溢出较多液体，在分离阴道时往往可以看到或触到导尿管。发现尿道损伤后，可用5-0可吸收线间断缝合破损口，并利用周围游离的脂肪或筋膜组织张缝合第二层，垫于尿道损伤缝合口下方，从而降低尿道阴道瘘的发生率。我们的经验是，缝合后可以继续穿刺置入吊带，术后应用抗生素预防感染，并适当补充小剂量雌激素。

3）据报道，6.8%～16.5%的患者在吊带术后会出现不同程度的排尿困难，甚至尿潴留，可能原因包括：① 术中悬吊张力过紧；② 术后尿道水肿；③ 患者膀胱逼尿肌功能减弱。可以暂时行导尿或间歇性自家导尿1～2周，在此期间建议配合药物或盆底康复理疗；若3～4周后尿路梗阻仍持续存在，则可能需进一步行吊带松解术治疗。

4）术后尿失禁复发的原因可能包括：① 患者术前就有膀胱过度活动症；② 吊带本身对尿道的刺激；③ 术中吊带悬吊张力过紧。术后如出现尿频、尿急，可给予M受体拮抗剂治疗或盆底电刺激治疗。如果患者症状较重甚至出现急迫性尿失禁,可行膀胱镜下肉毒素注射治疗。

5) 术后尿频、尿急的原因可能包括:① 患者属于尿道固有括约肌功能障碍型(ISD)的重度尿失禁;② 术中吊带位置不正确或悬吊过松。

6) 术后的疼痛多见于经闭孔吊带术后,可能原因是术者未掌握正确的穿刺路径、术中闭孔神经受到损伤或是被血肿和吊带压迫等。术后出现的疼痛一般是轻微且可逆的,无须特殊处理,绝大多数患者会在2～4周后好转。较严重者可局部注射的肉毒素、镇痛药和糖皮质激素治疗。

7) 吊带侵蚀是指吊带通过对组织施压、切割等作用引起自身的暴露、突出和穿孔,可分为阴道侵蚀、尿道侵蚀和膀胱侵蚀,据文献报道,其发生率为0～7.3%。对于尿道或膀胱侵蚀,可尝试尿道膀胱镜下吊带切除,部分患者可能需要多次手术才能完全切除吊带;对于阴道侵蚀,可以行阴道包埋法或吊带剪除法处理。

(李佳怡　吕坚伟)

第六节　膀胱阴道瘘

泌尿生殖道瘘是指生殖道与泌尿系统之间的异常通道,主要表现为阴道不自主漏尿,根据瘘管发生的部位可分为膀胱阴道瘘、尿道阴道瘘、膀胱子宫瘘和膀胱尿道阴道瘘,其中以膀胱阴道瘘最为常见。

一、病因

膀胱阴道瘘的发生多与临床操作有关,引起膀胱阴道瘘的原因有四大类。

（1）妇科损伤，难产或产程过长时，膀胱和阴道过度受压损伤而导致膀胱阴道瘘。

（2）外科手术损伤。

（3）放射性损伤，多见于妇科恶性肿瘤放射治疗后。

（4）盆腔恶性肿瘤浸润。

随着经济、医疗条件的不断改善，临床因产科分娩损伤导致的膀胱阴道瘘逐年减少，而医源性损伤，尤其是经腹全子宫切除术（良性疾病或恶性疾病）后造成的膀胱阴道瘘则呈明显上升趋势。

二、临床症状及分类

1. **膀胱阴道瘘的症状** 主要取决于尿瘘的位置、尿瘘的大小和膀胱颈部功能。主要表现为与体位有关的漏尿、压力性尿失禁、反复尿路感染、会阴部皮肤刺激、阴道积尿及阴道真菌感染等。瘘口位置较高的膀胱阴道瘘患者在站立时无漏尿，而平卧时却漏尿不止；瘘口极小者在膀胱充盈时出现漏尿；对于瘘口比较大的患者，膀胱内无法储存大量的尿液，常出现大量的漏尿，如果患者出现阴道胀气或粪渣，需进一步检查明确是否同时存在直肠阴道瘘。

2. **漏尿原因** 漏尿出现的早晚与尿瘘形成的机制有关。外伤或产伤导致的阴道前壁撕裂即刻或在拔导尿管24 h漏尿。盆腔手术后，多数患者常在术后7～30天拔出导尿管或输尿管导管后漏尿。放疗引起的漏尿与逐渐出现的闭塞性动脉内膜炎和血供减少导致的坏疽有关，可发生在放疗后30天甚至30年，25%的患者5年内无症状。

3. **分类** 膀胱阴道瘘按照治疗难易程度分为单纯性尿瘘和复杂性尿瘘，其中单纯性尿瘘是指非放疗引起的瘘口小于

0.5 cm的单发性尿瘘；复杂性尿瘘是指曾经修补失败，瘘口大于2.5 cm，或瘘口位于近段尿道、膀胱颈部或膀胱三角区的尿瘘；瘘口直径为0.5～2.5 cm的尿瘘通常划分为复杂性尿瘘。

三、膀胱阴道瘘的诊断方法

1. 亚甲蓝试验与靛蓝试验 经尿道将亚甲蓝注入膀胱，若阴道棉签或棉塞染色，则表明存在膀胱阴道瘘。若亚甲蓝试验阴性，尿道内放置Foley导尿管，静脉注射靛蓝时，棉塞被蓝染，均表明有输尿管阴道瘘。

2. 膀胱尿道镜 膀胱镜检查：① 膀胱瘘口大小、数目；② 瘘口位置，以输尿管脊为界，确定瘘口位于膀胱三角后区或膀胱三角区；③ 位于三角区的瘘口是否累及瘘口与输尿管开口的距离；④ 瘘口周围组织情况，一般来说，急性期瘘口周围的黏膜炎性红肿，完全成熟的瘘口有光滑的边缘。这些对指导手术方式和手术时机有着重要价值。

3. 妇科双合诊结合阴道镜检查 妇科双合诊结合阴道镜检查，可更直观地了解阴道侧瘘口的大小、位置，以及瘘口周围组织的情况，特别是针对部分妇科肿瘤术后引起的瘘口，更可观察局部有无肿瘤复发。对于放疗及恶性肿瘤引起的瘘口应常规行组织活检。

4. 泌尿系统造影 IVP或CTU，联合排泄性膀胱尿道造影，可以鉴别输尿管阴道瘘或膀胱阴道瘘，评估膀胱容量（有放疗史时很重要），发现小的或隐蔽的瘘道。

四、膀胱阴道瘘的处理

1. 膀胱阴道瘘的处理时机 膀胱阴道瘘手术治疗的最终

目的是确切修补防止术后复发，达到解剖和功能上的恢复。除手术中即刻发现的膀胱、阴道损伤给予立即修复外，其他医源性损伤产生的瘘一般需等待3～6个月后，待手术瘢痕软化、损伤界线固定及没有自愈可能后，再行考虑手术。由妇科、普外科恶性肿瘤术后导致的膀胱阴道瘘，原则上在修补前需评估患者生存时间。如果是放疗引起的膀胱阴道瘘，要根据局部的具体情况决定手术修补时机。

2. 膀胱阴道瘘的治疗

（1）保守治疗：对术后即时发现的瘘口 < 3 mm 的单纯性膀胱阴道瘘可留置导尿管3～4周，同时应用抗生素预防感染。留置尿管后仍有阴道漏尿，行手术修补。

（2）经腹途经膀胱阴道瘘修补术：经腹腹腔镜/机器人辅助腹腔镜进行修补，该技术的优势包括创伤小、出血少、疼痛轻、住院时间短且术后恢复快、并发症发生率低，尤其是在腹腔镜独特的"平视视野"下，可以更加清晰地暴露并观察膀胱侧及阴道侧瘘口，从而进行更加细致的游离、精准的缝合。

（3）经膀胱途经膀胱阴道瘘修补术：适用于高位膀胱阴道瘘，瘘口位于膀胱三角区上部、膀胱底部，或阴道狭窄暴露困难无法经阴道修补的膀胱阴道瘘；该术式不需要打开腹腔，避免了游离粘连的腹腔脏器的困难。与经阴道途径的手术相比，可以在直视下看清输尿管口和瘘口的关系，降低了损伤输尿管的可能。

（4）经阴道途经修补术：适用于有足够大的阴道容积，必要时可行会阴侧切；阴道壁柔软，血供未受损。放疗患者需仔细评价；瘘口周围有足够的正常阴道壁。对于非巨大的膀胱阴道瘘（瘘口直径小于2.5 cm）、瘘口周围瘢痕化较轻的重复修补手术的患者可优先选择该术式。

（5）尿流改道：复杂型膀胱阴道瘘修补失败或局部条件差

难以进行修补可选择行尿流改道。

（蒋晨）

第七节 尿道直肠瘘

男性尿道直肠瘘包括先天性尿道直肠瘘和获得性尿道直肠瘘。先天性尿道直肠瘘较为少见，本节重点讨论获得性尿道直肠瘘。尿道直肠瘘的症状主要为部位局部炎症改变、发热、引流液浑浊、粪尿、血尿、反复尿路感染，严重者出现腹膜炎和脓毒血症。

一、病因

1. 引起尿道直肠瘘的原因　主要包括前列腺良性或恶性病变行前列腺切除术、前列腺癌消融治疗、盆腔放疗、肛门直肠手术、贯穿性外伤、尿道器械操作、进展期前列腺或直肠恶性肿瘤、感染性疾病如结核病、前列腺脓肿破裂、炎症性疾病如克罗恩病等。

2. 前列腺根治性切除术　是引起尿道直肠瘘最常见的病因，该部位直肠损伤的位置较高，且多是手术中没有发现直肠损伤（及时发现并做了相应修补则尿道直肠瘘的发生率明显下降）。

3. 其他原因　此外，局限性前列腺肿瘤接受冷冻消融，发生尿道直肠瘘的发生率为0.5%～2%。前列腺肿瘤内照射后尿道直肠瘘的发生率约为0.4%。克罗恩病中尿道直肠瘘的发生率约为0.3%，克罗恩病引起的直肠尿道瘘情况复杂，应该采用个体化治疗的方案。

二、诊断

1. 直肠指诊　低位直肠损伤指诊可在直肠前壁触及瘘道。

2. 膀胱镜和肠镜　在多数患者中可以显示瘘道的位置、瘘口大小。对于既往有盆腔恶性肿瘤的患者，瘘道活检可以帮助评价肿瘤在局部是否有复发。

3. 其他辅助检查　排泄性膀胱尿路造影或逆行尿路造影可以确诊尿道直肠瘘，排泄性膀胱尿路造影或逆行尿路造影可以在瘘道的确切解剖位置和大小提供重要信息，以便制订手术方案。侧位影像对评估小瘘道是非常必需的，因为有时对于十分细小的瘘道，造影剂在直肠或尿道显得模糊不清。

三、尿道直肠瘘的治疗原则

1. 术中处理　术中发现直肠损伤，如果损伤口创面小直接修补，禁食时间延长，扩肛放置肛管等保守处理，多数直肠损伤可以愈合。如果直肠的损伤大，特别电热损伤范围大，在做直肠修补术后，做乙状结肠袢式腹壁造口和耻骨上膀胱造瘘，待直肠损伤愈合后恢复正常排尿排便，是比较安全措施。对于泌尿科尿道不当操作损伤直肠，如尿扩、膀胱镜，可以采取保守处理，如果局部没有严重病理改变，这类损伤基本可以愈合，不需改道。

2. 术后处理　术后发现直肠损伤，并出现症状，原则上尽早做粪便改道、耻骨上膀胱造瘘、乙状结肠袢式腹壁造口。瘘口较小，临床症状较轻，通过粪便改道，瘘口多能自然愈合。确定瘘口闭合后恢复正常粪便通道。尿道直肠瘘形成自然愈合可能很小，延误改道，只能加重局部损伤与感染。

3. **尿道直肠瘘修补术** 粪便改道3～6个月后，瘘口局部的炎症基本消失后，可以采取尿道直肠瘘修补术。目前对于尿道直肠瘘的手术方式，主要推荐两种入路，一种是经直肠和肛门括约肌的方法，手术效果肯定，但术中需切断肛门括约肌，需注意肛门括约肌的解剖结构恢复，以免术后出现大便失禁的严重并发症。另一种是经肛门修补尿道直肠瘘，不需要切断肛门括约肌，通过扩张后固定肛门来暴露瘘道，此方法缺点是空间小，视野暴露较差。除此以外，经会阴或经腹腔途径进行修补也是可以根据实际情况进行选择的方案。尿道直肠瘘修补术后局部创面愈合后恢复正常粪便通道。

4. **修复困难的尿道直肠瘘处理** 一些前列腺癌放射治疗后或冷冻治疗后的尿道直肠瘘修复非常困难，这些患者瘘口大、炎症持续存在，时间很长，或纤维化很严重、瘘道周围区域血供较差，修补成功率低，可以做永久性粪便改道。

5. **尿道直肠瘘修补术原则** 尿道直肠瘘修补术是难度很大的手术，原则上只有一次手术的机会，再次修补难度会更大，恢复机会更小。局部创面准备必须充分才能手术，手术径路要设计好，要请肛肠外科医师一起参与手术。

（蒋晨）

第八节 尿 道 狭 窄

在我国，外伤性尿道狭窄的发生率最高，已经达到53.05%，其中因骨盆骨折引起者占38.41%，骑跨伤占14.65%，是年轻人尿道狭窄的最主要原因；而随着腔内手术在泌尿科的广泛应用，医源性尿道狭窄已增加到34.18%，与发达国家40%的发病率接近；长期反复尿道炎、干燥性闭塞性龟头炎（LS）等导致的尿道狭窄也越来越多。

一、临床表现

尿道狭窄的症状可因其病因、病变部位、病变程度和狭窄时间的不同，表现各异。主要表现为排尿费力、尿线无力、尿滴沥等排尿困难，严重时不能排尿，可伴有尿潴留、尿失禁等症状；常伴有泌尿系统感染；也会伴有勃起和射精障碍；如果长期排尿困难可引起上尿路病变，如输尿管扩张、肾积水等。

二、诊断

1. 病史询问和体格检查 尿道狭窄病史询问和体格检查非常重要。病史询问可以了解狭窄病因，是否合并直肠损伤等，体格检查重点为尿道外口是否狭窄、龟头干燥性闭塞性龟头炎改变，前尿道尿道海绵体是否僵硬、僵硬的长度和周围皮肤情况。

2. 膀胱尿道造影 膀胱尿道造影是评价尿道狭窄最常用的影像学检查，可以显示狭窄的部位、程度、长度，也可以显示合并的尿瘘、假道、憩室、结石等病变。造影的质量对于狭窄的判断非常重要，在手术组医师观察下完成检查。尿道造影前，先在膀胱注入造影剂，先拍一张骨盆的X线平片，评估骨盆和膀胱形态。然后让患者保持前斜45°，右大腿屈曲80°左右，牵拉阴茎与大腿平行（避开股骨），嘱患者用力排尿，顺行显示狭窄近端的尿道和膀胱颈的切口。按导尿的无菌操作消毒，拉直阴茎，在尿道口缓慢注入造影剂，边推边透视，显示狭窄远端尿道。尿道造影不能判断尿道海绵体纤维化程度。需要注意的是尿道括约肌痉挛也会导致尿道管腔的缩窄，需要注意辨别。

3. 尿道镜检查　手术医师亲自做尿道镜检查对手术方案制订非常重要,尿道镜首先观察尿道狭窄的程度,可以用小号的尿道镜,甚至用输尿管镜通过狭窄部观察狭窄的长度和狭窄近端尿道情况。如果狭窄细小,镜下试插输尿管导管或导引钢丝,能通过者可以考虑行尿道狭窄内切开术。尿道镜检查可以判断尿道括约肌是否完好,初步预测患者术后尿控恢复情况。但不能很好地评估狭窄长度和尿道海绵体纤维化程度。

4. CT/MRI尿路造影　可以将常规膀胱尿道造影进行3D重建,在显露病变的同时,能够清楚地观察尿道狭窄位置、骨盆结构、有无尿道瘘、肾脏及腹腔内器官等。

5. 尿道超声造影　可以诊断尿道狭窄部位、长度和纤维化程度,尤其在前尿道海绵体纤维化的界定具有一定意义。

三、治疗与管理

1. 尿道狭窄的治疗原则

(1) 尿道感染对手术成功率影响很大,局部抗菌液体反复冲洗,将尿道狭窄部位的炎症分泌物冲洗干净,减少术后感染和尿道再狭窄。

(2) 尿道狭窄手术的目的是解除狭窄,恢复正常排尿,但是不当的手术方法或不当的手术时机,反而会加重尿道狭窄,使治疗复杂化,首次尿道手术最重要。

(3) 尿道内切开术疗效有限,只适合狭窄范围在1 cm,狭窄程度只达部分尿道海绵体的轻度尿道狭窄,尿道内切开的效果维护还需定期尿道扩张。尿道狭窄达尿道海绵体全层,内切开术后多数会重新狭窄,而且狭窄范围增加。目前尿道腔内技术的比例已经明显下降。

（4）对于复杂的前尿道狭窄患者狭窄切除,尿道断端吻合术吻合口的张力对手术疗效至关重要,还要考虑男性阴茎勃起对吻合口的牵拉,原则上阴茎部尿道采取尿道成形术,尿道球部狭窄长度小于2 cm可以做狭窄切除,尿道断端吻合术吻合口,否则需用尿道替代物修补尿道。

（5）对于排尿困难、尿线细小的尿道狭窄患者常合并局部炎症,临床不急于手术治疗,先做耻骨上膀胱造瘘,让狭窄的尿道旷置一段时间,局部炎症消失后再行手术,可以提高治疗效果。

（6）尿道手术失败后、尿道扩张术后,以及在直视下尿道内切开后需要至少4周的"尿道休养期"才能做进一步诊断治疗。

（7）对于高龄复杂前尿道狭窄的或反复手术失败,局部组织条件较差的患者,可以考虑永久性尿道会阴造口,或时机成熟后行二期尿道成形术。

（8）尿道外口或舟状窝处的尿道狭窄:轻度狭窄可以尝试尿道扩张,如果治疗后尿道狭窄复发或狭窄明显的患者,如果对外形要求不高,可以单纯尿道外口切开术;如果仍然要求正位排尿,可选用包皮内板或口腔黏膜扩大尿道管腔修复。

（9）尿道扩张、膀胱颈狭窄见相关章节。

2. 尿道狭窄手术方法

（1）前尿道尿道狭窄:尿道内切开、尿道狭窄切除端端吻合术、尿道狭窄移植物替代尿道成形术（口腔黏膜、阴茎皮瓣、阴囊皮瓣、膀胱黏膜、结肠黏膜）。后尿道狭窄:尿道内切开,尿道断端吻合术。

（2）尿道手术难度较大,比较复杂,需要完整的术前设计、认真的术前准备、精细手术技术和专业的术后处理和随访。

（吕向国　刘毅东）

第九节　盆腔脂肪增多症

盆腔脂肪增多症(PL)是一种病因不明的良性罕见病,大量成熟脂肪组织堆积于盆腔,包绕压迫膀胱、膀胱颈、直肠,使之变形、狭窄,并出现移位,造成膀胱颈部、输尿管下段、乙状结肠、直肠等一系列梗阻改变,特别是泌尿系统症状尤为明显,输尿管逐渐扩张,肾盂积水进行性加重,若病情得不到有效控制,最终可出现肾功能减退,甚至肾功能衰竭。

一、诊断

1. 病史及症状

(1) PL年轻男性体型相对矮胖,下尿路刺激症明显,更易出现进行性输尿管梗阻。偶然发现的老年男性,症状不明显,病情进展缓慢。盆腔脂肪增多症病变的部位和范围不同,表现的临床症状不同。

(2) 1.50%的PL患者有下尿路症状,早期无明显症状,随病情进展,约50%的患者出现血尿、膀胱刺激症状(尿频、尿急、尿痛)、排尿不畅、尿不尽感等。泌尿系统症状出现频率最高为尿频、排尿困难和夜尿增多。下尿路症状与脂肪组织在膀胱周围增生导致的膀胱出口梗阻合并增生性膀胱炎相关。

(3) 2.22%的患者出现以便秘为主的肠道症状。

(4) 约26%的患者报道了耻骨上丰满或异常肿块,该肿块大多在排尿后可消失(由于盆底脂肪增生,将膀胱抬高)。

(5) 患者偶尔可能因静脉回流受阻出现下肢肿胀,受膀胱底部异常增多脂肪的挤压,47%的患者直肠指诊时查及盆腔内软组织块,前列腺位置抬高,不易触及或仅指尖能触及前列腺尖部。

2. 影像学检查

（1）IVP见到膀胱呈特征性"倒梨形""泪滴形""葫芦形"外压性拉长改变，膀胱底部抬高。同时可见上尿路积水征象。Moss等将以上X线表现归纳为三联征：膀胱变形伸长，位置抬高，输尿管向正中移位。

（2）CT提示膀胱周围大量脂肪增生；膀胱壁均匀增厚；CT诊断盆腔脂肪增多症明显优于普通X线检查，其密度分辨率高，可区分脂肪组织与其他组织，做出定性诊断。Gerson等描述PL的CT特点为：盆腔内大量均匀低密度影，CT值为100 Hu左右，以膀胱和直肠周围分布最多，为本病的特征性表现局部脏器受压变形，以膀胱和直肠为明显。

（3）盆腔T1W1 MRI示膀胱和直肠周围被大量脂肪组织包绕，膀胱压缩变形；膀胱被挤压变形；盆腔T2W1 MRI示盆腔周围脂肪信号，膀胱壁局限不规则增厚；形成膀胱小梁向膀胱突起。MRI可能是诊断此病的最佳影像学检查方法，特别是其矢状面T1W1膀胱形态指数和膀胱精囊角（PL患者该角度会变大）的测量对本症的定量诊断最有价值。

3. 病理结果　根据报道，70%的患者增多的脂肪均为正常成人或成熟脂肪细胞，没有细胞异型性或相邻结构的微观侵袭的迹象。另外30%的患者中，15%的患者存在纤维化，9%的患者存在慢性非特异性炎症改变，5%的患者发现血管增多，1%的患者存在平滑肌和嗜酸性粒细胞增多。

4. 膀胱镜检查　对于PL合并的腺性膀胱炎应该定期行膀胱镜检查。但是需要注意，患者行膀胱镜检查时，脂肪堆积造成前列腺尿道延长、膀胱颈抬高、盆腔固定，约24%的患者膀胱镜插入困难，18%的患者膀胱镜无法插入。

5. 尿流动力学

（1）中青年患者表现为膀胱出口梗阻。

（2）峰值尿流率时逼尿肌压力升高和（或）逼尿肌收缩力增强。

（3）膀胱顺应性、膀胱内压和残余尿量无法解释上尿路积水的原因。

二、鉴别诊断

（1）PL最重要的鉴别诊断是脂肪肉瘤。CT对确诊有重要价值。

（2）PL中直肠乙状结肠的放射学外观可能与晚期的肠道炎症性疾病相混淆。

三、治疗原则

1. 根据患者类型治疗　Klein等主张将患者分为年轻组和老年组，年轻者多较健壮，有膀胱形态改变及膀胱刺激症状，病情发展较快，较早出现尿路梗阻或尿毒症，应较早外科干预。年老者病情发展较缓慢，10年或更长时间内病情无变化，需定期随访，包括半年一次肾功能检查，两年一次造影检查，以及定期膀胱镜检，必要时才考虑手术。

2. PL手术治疗适应证　双侧输尿管梗阻，肾功能受损；下尿路梗阻排尿困难；乙状结肠梗阻（肛肠外科）。

3. 保守治疗　长期口服抗生素、减肥、激素治疗和放射治疗，疗效甚微。

4. "仁济泌尿"PL外科处理经验

（1）PL的发病机制不明，脂肪盆腔脂肪清除和输尿管周围松解价值不大。

（2）以尿流改道保护肾功能为外科处理的重点，双侧输尿管梗阻,肾功能受损行输尿管膀胱再植,如果合并下尿路梗阻,同时行膀胱造瘘术。

（3）PL脂肪增生的程度不同,部分患者盆腔脂肪增生病理并有纤维化、慢性炎症性变化,甚至血管增多,临床上这部分患者手术难度很大,特别膀胱和游离输尿管困难,局部渗血严重。

（4）对于腺性膀胱炎为主的患者,对症处理,定期随访。

四、并发症

最常见的并发症之一是上尿路积水,左侧多见。有6%的患者最终诊断为恶性肿瘤,但无法判断其与PL之间是否具有相关性。35%的患者报道存在高血压。

（冷静　方伟林）

第七章

泌尿生殖系统先天畸形

第一节 尿 道 下 裂

尿道下裂是男性泌尿系统最常见的先天性畸形之一，尿道开口可以从正常尿道口至会阴部的任何一个位置。约50%开口于冠状沟附近，20%开口于阴茎干和30%开口于阴茎阴囊交界或更近端。

大约只有20%的尿道下裂病例能找到确切病因，而且主要集中在相对严重尿道下裂。与尿道下裂相关的危险因素可能是遗传、胎盘和（或）环境等联合相互作用的成效。近端型和阴茎体型尿道下裂家系中再发病概率约为7%。内分泌因素干扰是多因素模型的一个组成部分；低体重儿、早产儿有高发尿道下裂风险；妊娠前口服避孕药并不增加子代尿道下裂发病风险，但在受孕后继续误用避孕药会增加中段、近端尿道下裂的发生率。

从流行病学报道来看，尿道下裂的发病率在不同人群不同地区差异较大：欧洲（1～464）/万，北美洲（6～129.8）/万，南美洲（2.8～110）/万，亚洲（0.6～69）/万，非洲（1.9～110）/万，大洋洲（17.1～34.8）/万。我国报道1996—2008年部分地区尿道下裂发病率达9.03/万，且中东部最高。

一、分型

尿道下裂的分型一直颇有争议，目前比较公认的是Duckett（1992年）分型标准：根据尿道开口位置来确定分为远端/前端型（开口在阴茎头、冠状沟、冠状沟下）、中段/体型（开口在阴茎体）和近端/后端型（开口在阴茎阴囊交界处、阴囊、会阴）。这种分型方法临床上存在明显的缺陷，通常由于膜性尿道或海绵体的发育的异常，以及阴茎的弯曲程度造成尿道下裂的严重程度没有考虑进去。

二、诊断与评估

出生后根据典型外观，即可诊断尿道下裂。个别阴茎头、远端型下裂，包皮完整覆盖阴茎头，需上翻包皮，才能显露尿道外口位置。尿道下裂的典型外观主要表现为：① 尿道开口位于阴茎腹侧，从正常尿道口位置至会阴部任何部位。② 阴茎下弯（尿道板发育异常、尿道下裂开口周围异常的纤维化的间叶组织、阴茎海绵体背侧与腹侧发育不对称，或腹侧发育异常），根据包皮脱套和充分松解腹侧纤维组织以后下弯的程度分为轻度 < 15°，中度15° ~ 35°；重度 > 35°。③ 包皮异常分布：包皮集中在阴茎头背侧，呈帽状堆积，包皮未能在中线融合，包皮系带缺如。

对尿道下裂严重程度的评估治疗有着至关重要的意义。目前单纯的尿道下裂开口位置分型并不能真实反映病情的严重程度。在评估尿道下裂病情时需要综合考虑阴茎发育程度（阴茎长度、阴茎头直径大小）、阴茎下弯程度、尿道板发育质量、阴茎皮肤质地等。对于阴茎发育不良、外生殖器性征模糊、裂状阴囊、阴茎阴囊反位、尿道下裂开口于会阴部、合并隐睾等需要常规做染色体检查以鉴别性发育异常。

三、相关畸形

（1）隐睾和腹股沟疝约出现在9%的尿道下裂人群中，严重尿道下裂隐睾风险增加30%。

（2）前列腺小囊系退化不完全的苗勒氏管，常发生在严重尿道下裂中。

（3）尿道下裂合并其他尿路发育异常概率不高，因为尿生殖窦的发育晚于其他泌尿系统器官的发育，但可能伴发其他器官畸形如先天性心脏病、兔唇、肢体发育异常、肛门直肠发育异常和肥厚性幽门狭窄等。

四、治疗

完美的尿道下裂矫正标准包括：① 阴茎下弯完全矫正；② 尿道口正位于阴茎头；③ 阴茎外观满意，与正常人一样站立排尿，成年以后能够进行正常性生活。根据报道，尿道下裂手术方法多达300余种，初次手术并发症发生率10.1% ～ 37.5%，再手术病例的远期并发症发生率高达27.5% ～ 63.6%。近年来，随着对于阴茎大小与手术成败的关注，以及对DSD认识的增强，辅助的内分泌治疗得到重视。

1. 阴茎弯曲的纠正　轻度阴茎下弯的尿道下裂，通过阴茎皮肤脱套、松解腹侧纤维组织70%的阴茎下弯可以得到矫正。重度阴茎下弯可通过阴茎皮肤脱套后尿道板横断方法进行矫正。部分通过横断尿道板仍无法纠正的弯曲需要通过背侧白膜折叠的方法进一步纠正。单纯通过白膜折叠纠正阴茎弯曲效果通常不理想,特别是亚洲人群。

2. 尿道成形术 尿道成形术被认为是尿道下裂手术中最关键的步骤,目前对于不伴有阴茎弯曲的远端型尿道下裂采用尿道板中央劈开的纵切卷管成形术,简称 TIP 或 Snodgrass 手术。该手术方法的优点是操作简单、整形效果满意。对于伴有阴茎弯曲纠正后仍大于 30° 的阴茎干至阴囊型的尿道下裂部分可采取分期手术,即一期纠正阴茎弯曲和平铺游离包皮内板,6个月后二期行重建的尿道板卷管成形术。观察到再次手术二次瘢痕形成对尿道顺应性的影响等因素,二期手术的远期效果并不理想。仁济医院泌尿科近几年提出了"游离包皮内板和带蒂包皮耦合尿道成形术"技术,目前称为"蒙太奇手术",具体就是将游离包皮内板远端镶嵌于切开的尿道板,中段修补横断尿道板后尿道背侧缺损;远端卷管(相当于 Inlay with TIP),缺损的腹侧尿道取带蒂包皮组织修补。

(1)为减少手术并发症,对重建尿道位于阴茎阴囊交界处近端的病例采取保留原尿道开口的"策略造瘘"方式分期解决。该手术方法的优点是学习曲线短、可复制性强,以及符合 ERAS 快速康复要求,而且可以通过第二次手术对外形进行进一步修正。

(2)多次手术造成严重瘢痕的病例建议通过被动分期手术,先修整好局部情况,特别是弯曲以后再进行尿道成形。尿道修补局部材料缺乏可以运用游离的口腔黏膜作为首选,原则上不建议单纯卷管,可以采用镶嵌或耦合的方法通过两种不同组织来源的材料重建尿道。膀胱黏膜卷管代尿道作为最后的选择不建议轻易使用。膀胱黏膜的获取可以通过腹腔镜在气膀胱技术下获取,避免开放切口的巨大创伤。

3. 阴茎头成形 良好的阴茎外观依赖于一个正常的阴茎头结构和尿道开口于正位,阴茎头成形在尿道下裂的修补中可以认为是一个重要步骤。尿道下裂其阴茎头发育呈扁平状,解剖性劈开阴茎头两侧翼至关重要,"隧道法"无法纠正扁平畸形。将新尿道覆盖后深埋于重新关闭的阴茎头两翼会形成圆润饱满的正常阴茎头形态。技术达到一定程度后可同期行包皮系带重建有利于冠状沟尿瘘的减少。

4. 阴茎包皮的整形　阴茎成形术作为尿道下裂的最后步骤重点考虑新尿道的覆盖,可以采用邻近皮下组织,也可以运用单侧睾丸鞘膜外的精索内筋膜组织。皮肤的缝合一定要考虑到阴茎勃起的余地,特别是青春期以后的病例。包皮整形特别困难的情况是经过多次手术局部组织材料缺乏的病例,通常我们采取的方法是运用减张切口、阴囊中缝皮瓣、阴茎阴囊反位病例中的阴茎阴囊交界皮瓣修补缺损皮肤。

五、并发症的处理

1. 尿瘘　是尿道成形术后最常见的并发症,发生率为5%～30%。尿瘘发生的原因主要是尿道修补材料血供差,局部组织缺血、坏死、感染。局部尿道狭窄、尿液引流不畅、切口张力大等原因也会加重或导致尿道瘘的发生。一旦尿瘘形成,建议6～12个月后进行手术修补,修补需要考虑瘘口的组织覆盖和皮肤的改形如Y-V成形。部分复杂尿瘘有时需要通过重行尿道成形术来修复。

2. 尿道狭窄　是尿道下裂术后较严重并发症,发生率为10%～20%。常合并尿道瘘、尿道结石以及憩室等并发症。多发生在阴茎头段尿道及阴茎根吻合口处。常见原因包括术中皮瓣与正常尿道吻合口处皮瓣处理宽度不够;皮瓣血运受损术后尿道外口或吻合口发生坏死、感染和瘢痕形成;局部缝线反应或瘢痕体质,以及成形尿道发生扭转成角等。对于简单单纯性狭窄，可以采用尿道探子或球囊扩张的方法处理，或者采用冷刀、激光内切开，不建议尿道支架植入。对于以上处理无效的或复杂的尿道狭窄常需要开放手术成形，方法是尿道腔扩大成形术。可以采用局部皮肤、皮瓣和口腔黏膜等材料修补。对于局部瘢痕形成的尿道，需要切除瘢痕尿道再通过自身组织材料修补缺损尿道。

3. 尿道憩室　又称尿道憩室样扩张，其发病率仅次于尿道瘘和尿道狭窄。这种合并症多见于 Duckett 横裁的带蒂包皮岛状皮瓣卷管尿道成形术后。常见原因包括新尿道周围缺乏必要的支持组织、皮瓣裁取过于宽大、远端尿道狭窄等。Duckett 术式较保留尿道板的手术发生术后尿道憩室的概率高。尿道憩室的治疗关键在于减低尿道内的排尿阻力。所以，对于继发于尿道狭窄的轻度尿道憩室样扩张，在解除狭窄后大部分能够好转。去除尿道狭窄因素后仍扩张显著或其他因素导致的尿道憩室需切开探查修整，裁剪憩室壁多余的表皮，保留皮下组织并多层覆盖。

4. 阴茎头开裂　常见于多次手术患儿和近端尿道下裂患儿，此外，龟头直径小于 14 mm 也是术后易发生龟头开裂的危险因素。龟头开裂会导致尿道外口变大，患儿尿线异常，以及喷洒状排尿。Snodgrass 等连续观察了 641 例患者 TIP 术后情况，龟头开裂的发生率为 5%。如果裂开后尿道开口仍然维持在冠状沟以上，建议根据家属意愿决定是否进行再次修补。常用的修补方法包括 TIP 手术或尿道 Inlay 式修补成形术。最近几年"仁济泌尿"改良的系带重建方法对于阴茎头裂开和尿道外口后移起到明显改善作用。

5. 阴茎再弯曲　系尿道下裂的中远期并发症，主要原因：一是第一次手术弯曲纠正不彻底和没有正确决策断尿道板；二是成形尿道顺应性不够与阴茎发育不同步造成牵拉弯曲，常见于Duckett术后和长TIP手术后。手术方法为离断尿道后做尿道部分重建以延长尿道，通常采用口腔黏膜与局部包皮内板的耦合术式。手术年龄可以适当延后至青春期前，甚至婚前。

（叶惟靖　刘毅东　姜心诚）

第二节　先天性肾盂输尿管连接部狭窄

一、小儿肾盂输尿管连接部狭窄

小儿肾盂输尿管连接部狭窄（UPJO）是小儿肾积水最常见的原因，约占64%。随着产前检查的普及，UPJO通常在产前B超检查时就被发现，多数的UPJO可以完全治愈。随着微创技术的日新月异，UPJO的诊断和治疗已经变得非常规范，相关指南已经给出明确指引。新生儿、小婴儿UPJO可能表现为尿路感染，不明原因的发热应该进行尿常规检查和泌尿系统B超检查。

发病率为1/1 500～1/600，有报道产前检出率为1%～2%。病因主要为肾盂输尿管连接部发育异常、输尿管高位开口、迷走血管压迫和输尿管腔内息肉等。

1. 诊断

（1）B超是诊断肾盂积水的"金标准"，临床上对肾积水的分级有多种，比较简单和常用的是以肾盂前后径值（antero-posterior diameter）定量分级系统（APD分级系统），一般分为1～5级，国外也有分0～4级共五个级别（表7-1）。

（2）同位素检查：肾积水的同位素评估采取肾动态显像技术，常用的示踪剂是^{99m}Tc-DTPA、^{99m}Tc-EC和MAG-3。通过利尿性肾图和同位素的摄取排泄动态观察评估分肾功能和梗阻情况，一般认为半衰期大于20 min提示梗阻。^{99m}Tc-MAG-3对于

表 7-1 以肾盂前后径值定量分级系统（APD 分级系统）

APD分级系统					
级别	1级	2级	3级	4级	5级
肾盂前后径值（cm）	< 1	1～1.5	> 1.5	> 1.5	> 1.5
肾盏扩张情况	无肾盏扩张	无肾盏扩张	轻度肾盏扩张	中度肾盏扩张	肾盏严重扩张,肾实质变薄

肾功能严重受损和新生儿病例为首选,缺点是价格昂贵,国内好多单位并未开展。肾静态显像在UPJO病例并无特别意义。

（3）磁共振尿路成像(magnetic resonance urography, MRU)：由于小儿生长发育的特殊性应该尽量避免X线损伤检查,MRU成为排除复杂肾积水的有效工具,不合作的患儿一般可以在基础麻醉下实施检查。

（4）UPJO很少需要产前干预,一般可于出生后1周左右进行评估,按照我们的临床经验,评估不仅仅依靠APD分级系统和同位素结果,还需要考虑到UPJO的肾盂形态。通常UPJO的积水会存在肾内型肾盂为主的形态、肾外型肾盂和混合型肾盂三种形态,尤以肾内型肾盂对肾功能损害最严重,需要尽早手术干预。

2. 治疗

（1）手术干预指征

1）肾盂扩张大于50 mm,有可能造成肾功能严重损害的建议尽早手术(特别是肾内型肾盂)。

2)初次检查分肾功能 < 40%,半衰期 > 20 min。

3)随访过程中肾功能进行性下降(下降值大于10%)。

4)随访过程中肾积水进行性增大(增大值大于10 mm)。

5)症状性肾积水(反复泌尿系统感染、发热、腰痛、血尿等)。

6)严重的双侧肾积水、孤立肾合并积水或伴有肾发育不良的肾积水应该考虑积极手术干预。

(2)手术治疗

1)Anderson-Hynes肾盂成形术(离断型肾盂成形术)成功率报道超过95%。

2)腹腔镜下肾盂成形术已经成为主流,有经腹腔途径和后腹膜途径2种,婴儿推荐经腹途径以获得更好的空间暴露。

3)机器人辅助腹腔镜肾盂成形术可以获得更高缝合精度。

3. 术后随访

(1)输尿管恢复正常蠕动的时间为6～8周,内支架至少放置6周。

(2)手术后3个月、6个月复查B超;12个月复查同位素,好转或稳定3年复查。

(3)由于肾积水可能激发肾素-血管紧张素系统引起高血压,必须长期随访。

二、成人肾盂输尿管连接部狭窄

成人肾盂输尿管连接部狭窄(UPJO)的病程长,进展比较缓慢,部分患者肾盂肾盏积水逐渐加重,部分患者梗阻维持原状或进展非常缓慢,首诊时临床处理必须谨慎,可以定期随访观察,判断UPJO是否进展。UPJO肾功能的损伤是不可逆的,手术只能使肾积水不加重,肾功能不继续损害,也就是UPJO成形术后肾脏的影像学和肾功能维持术前状况,这点术前告知患者。

1. 诊断与评估

(1) UPJO影像学检查发现肾盏漏斗部狭窄或输尿管其他部位狭窄,说明患者先天性畸形是多部位的,UPJO成形术达不到治疗效果。

(2) UPJO严重肾积水、肾功能差(GFR < 15%),肾盂失去蠕动功能,成形术手术价值不大,如果没有其他合并病变,临床可选择随访观察,也可以做患肾切除术。

2. UPJO成形术

(1) 手术适应证:① 肾小盏扩张,影像学肾盏失去"杯口"形状;② GFR < 35%,或肾功能逐渐下降;③ UPJO合并其他病变,如肾结石、反复感染等。

(2) 感染是UPJO成形术失败比较重要的原因,术前尽量不做操作性检查,如膀胱镜下输尿管逆行插管造影,放置双J管等。如果合并患肾急性感染,先放置双J管内引流或PCN肾造瘘,炎症控制后做UPJO成形术。

(3) 手术的难点重点是避免吻合口术后再狭窄,不论采取腹腔镜下或机器人辅助下或开放性术式,以下几条原则可以减少吻合口再狭窄。

1) 术中游离输尿管要保留其周围的组织,保证血供。

2) PUJ切除范围必须仔细斟酌,特别是功能性梗阻,切除长度不够术后效果不佳,切除过长吻合口张力大,术后易发生再狭窄。

3) 肾盂输尿管吻合是尽量减少钳夹,避免机械系损伤,要求吻合口张力低,远端输尿管无旋转扭曲。

4) 肾盂的漏斗位于最低点,吻合时肾盂与输尿管的肌层对合准确,尽量避免内翻或外翻。

5)肾盂输尿管吻合严密,尿液外渗、局部炎症纤维化会导致吻合口狭窄。

6)双"J"管内支架引流放置4周以上。

(4)UPJO成形术作为整形手术有一定的失败率,失败后肾脏的积水加重,肾功能下降,甚至出现反复感染等并发症,患者可能进入痛苦较长的诊断治疗过程,所以手术适应证掌握要严格,术后出现的问题术前要充分告知。中老年UPJO更要慎重,随着年龄增大,手术成功率下降。瘢痕体质的患者做UPJO成形术也需慎重。

(5)UPJO成形术方法很多,术者做最擅长的术式;要求做UPJO成形术手术者的操作能力较好,对该手术认识度较高,以提高手术成功率。

(6)首次UPJO成形术成功率高,再次手术的难点大幅度增加,术前必须缜密设计,对手术者操作能力和经验要求更高。再失败者可能要考虑肾切除、肠代输尿管、自体肾移植等方法。

(叶惟靖 黄翼然)

第三节 睾丸鞘膜积液

在睾丸从腹腔下降至阴囊的过程中,前端有一个腹膜的膨出,即鞘状突。正常胚胎发育过程中,随着睾丸下降,腹股沟段鞘状突在出生前或生后短期即闭合,而包绕在睾丸周围的则形成一个小空腔,即睾丸鞘膜腔。

单纯的睾丸鞘膜积液是各种原因引起该液体分泌增多或吸收减少,液体积聚形成的。所有儿童、婴幼儿的睾丸鞘膜积液都是由持续未闭合或闭合延迟的鞘状突引起的。

一、分类

1. 新生儿鞘膜积液　是由于鞘状突已经闭合,但是液体未吸收,积聚在阴囊内的鞘膜腔形成。有时积液量很大,且为双侧。这类单纯性睾丸鞘膜积液,2岁以内会基本吸收。

2. 精索鞘膜积液　又称精索囊肿,通常表现为睾丸至腹股沟管上方任意位置的无痛性、囊性肿块。为精索段的鞘状突节段性闭合引起,伴或不伴与腹腔相通(相通即为交通性精索鞘膜积液)。

3. 交通性鞘膜积液　由于鞘状突未闭合,睾丸鞘膜腔与腹腔持续相通,液体自由流入睾丸鞘膜腔而形成。积液可随着活动而出现大小的变化,自立、运动、负压增加后明显,平卧缓解。临床上,可见年龄较大的儿童甚至成年首次发现交通性鞘膜积液,这是网膜疝引起的阴囊内液体积聚导致的迟发的交通性鞘膜积液。

二、诊断

1. 症状　表现为阴囊内或腹股沟区囊性肿块。积液量少时多无自觉症状,如积液较多、囊肿增大、张力高时,可引起下坠感、胀痛或轻度牵扯痛。交通性鞘膜积液其肿块大小可随体位变动而变化,立位时肿块增大,平卧后可缩小或消失。

2. 体征　体检时可见阴囊内或腹股沟区卵圆形或梨形肿块,表面光滑,有囊性感。睾丸鞘膜积液其囊肿位于阴囊内,无法触及睾丸及附睾,而精索鞘膜积液则可触及囊肿下方的睾丸及附睾;交通性鞘膜积液挤压时,囊肿可减小或消失。查体,透光试验阳性。

3. B超 鞘膜积液肿块呈液性暗区,有利于进一步明确诊断及与其他疾病的鉴别。

4. 其他辅助诊断 由于睾丸下降不全多伴有鞘状突未闭,故在鞘膜积液的查体、诊断时,需要注意睾丸的情况。

三、治疗

1. 非手术治疗 2岁以下儿童的鞘膜积液多可自行吸收,可暂不治疗。婴幼儿的睾丸鞘膜积液禁忌抽吸。无症状的、较小的、张力低的鞘膜积液也可随访。

2. 手术治疗 儿童的睾丸鞘膜积液均需鞘状突高位切断及结扎手术,同时行打开囊肿,排出积液。手术经腹股沟切口,在精索前内侧分离出鞘状突,避开输精管,在内环口高位离断鞘状突,结扎近端。远端囊肿推入切口,钝性分离打开囊肿,排出液体。关闭切口前,务必将睾丸回纳至阴囊底部。如术中,发现睾丸下降不全,应同时行睾丸下降固定术。近年来,随着腹腔镜技术的不断发展,可以在腹腔镜下于内环口上方结扎鞘状突。腹腔镜下,可以同时处理双侧病变。成人睾丸鞘膜积液行经阴囊睾丸鞘膜翻转术,术中细致止血伤口加压包扎,防止术后出血阴囊血肿。

(刘毅东)

第四节 原发性膀胱输尿管反流

原发性膀胱输尿管反流是由膀胱输尿管连接部的异常导致的尿液从膀胱逆行流入上尿路。如果没有细菌污染,低压力的反流并不会造成损害,然而,菌尿反流就会引起上尿路感染或肾盂肾炎。反流性肾病定义为肾脏瘢痕、高血压和膀胱输尿管反流三联征。

膀胱输尿管反流发病部分会随着年龄增长而自然消退,性别在膀胱输尿管反流中表现出一种特殊性,1岁以内没有包皮环切的男孩由于UTI发现反流的多,1岁以后女孩UTI的发生率远高于男孩。所以,学龄儿童膀胱输尿管反流的比例非常高。在有明显感染症状的患者群中,其发病率为25%～50%。此外,膀胱输尿管反流还与种族有关。

一、诊断

1. 膀胱输尿管反流的诊断 主要基于B超发现和症状性尿路感染,如发热。B超发现的肾盂或(和)输尿管积水排除梗阻原因应该考虑反流。另外一个重要线索是UTI,男孩一次发热性尿路感染和女孩两次发生尿路感染就应该怀疑膀胱输尿管反流。确诊的手段是感染控制以后的排泄性膀胱造影检查。也有文献报道通过发泡剂造影B超诊断反流,同位素检查有时也可能发现反流的存在,同位素肾静态显像是了解有无肾瘢痕形成的重要手段。

2. 膀胱输尿管反流的分级 参见图7-1,反流的分级与治疗有密切关系。

二、治疗

(1)膀胱输尿管反流的治疗简单归纳有三种:单纯保守观察、预防性使用抗生素及手术治疗。

(2)Ⅰ级反流通常不需要药物治疗,Ⅱ～Ⅳ级反流通过预防性抗生素治疗减轻感染引起反流性肾病的风险,或等待自愈,或

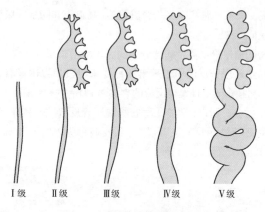

图 7-1 膀胱输尿管反流的分级

等待合适手术时机。剂量通常为按千克体重每天总量的1/3，晚上口服一次。

（3）严重的反流，预防性应用抗生素下仍然反复感染；药物治疗无效；抗药；青春期仍没有自愈的膀胱输尿管反流需要手术干预。简单的手术为膀胱镜下输尿管开口黏膜下注射 Deflux，文献报道两次注射的成功率达95%（图 7-2）。

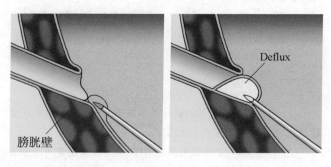

图 7-2 输尿管开口黏膜下注射 Deflux

（4）开放手术包括经膀胱的输尿管抗反流再植术（Cohen手术，图7-3）和膀胱外的输尿管再植术（Lich-Gregor procedure，图7-4）。随着腹腔镜技术的开展，腹腔镜下Lich-Gregor手术获得良好效果，特别是机器人辅助手术的应用使得操作更加简单，手术效果更为确切。膀胱内的输尿管抗反流再植术由于潜在的未来输尿管开口寻找困难而被逐渐淘汰。

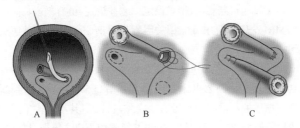

图 7-3　Cohen 手术

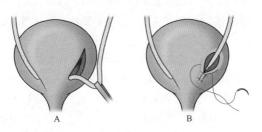

图 7-4　Lich-Gregor 手术

（叶惟靖）

第五节　遗 尿 症

遗尿症是指一定年龄以后排除其他泌尿系统或中枢疾病外睡眠中不自主地排尿。年龄认定在不同国家有所不同，欧洲定义为5岁。2014年,中国儿童遗尿疾病管理协作组的专家共识定义:儿童夜遗尿是指年龄≥5岁儿童平均每周至少2次夜间不自主排尿,并持续3个月以上,可诊断为遗尿症。

一、诊断

由于发病机制复杂,很难设定标志性检查,虽有报道功能性脑部MRI发现了遗尿可能相关因素但目前临床主要通过病史询问完成诊断。

1. 诊断标准 2014年中国儿童遗尿疾病管理协作组的专家共识建议的诊断要点为:① 患儿年龄≥5岁(5岁作为判断儿童夜遗尿的年龄标准虽带有一定主观性,但其却反映了儿童排尿控制能力的发育程度);② 患儿睡眠中不自主排尿,每周≥2次,并持续3个月以上(疲劳或临睡前饮水过多而偶发遗尿的儿童不作病态);③ 对于大年龄儿童诊断标准可适当放宽夜遗尿的次数。

2. 辅助检查 行必要的辅助检查以除外非单一症状性夜遗尿和其他潜在疾病引起的夜遗尿,如泌尿系统疾病、神经系统疾病、内分泌疾病等。尿常规检查、B超和腰骶椎正位X线片作为基本检查。B超检查常协助诊断儿童膀胱功能异常和泌尿系统先天畸形;伴有明显日间排尿症状者及排便异常者,可考虑进行尿流动力学检查及腰骶部磁共振成像等检查。排尿日记是评估膀胱容量和是否存在夜间多尿的主要依据,有条件的家庭可以积极记录。

二、治疗

夜遗尿的治疗近年国际上已经趋向统一,主要得益于去氨加压素的临床应用目前的治疗分基础治疗、一线治疗和其他治疗三种。其中一线治疗中去氨加压素和报警器行为治疗分别获得几乎同等位置。

1. 基础治疗　包括调整作息习惯，鼓励患儿白天正常饮水，保证每日饮水量。睡前 2 h 禁止饮水及食用水分较多的食品。树立家庭战胜遗尿的信心，运用奖励机制减轻孩子对疾病的心理负担，让孩子积极地参与治疗过程。培养良好的排尿、排便习惯，部分家长可尝试闹钟唤醒，建立"唤醒-排尿-再睡眠"的模式。对伴有便秘的患儿应同时积极治疗便秘。有条件可指导家长认真记录"排尿日记"以帮助评估儿童夜遗尿的个体化病情并指导治疗。

2. 一线治疗

（1）去氨加压素：推荐剂量为 0.2 mg/d，从小剂量起开始使用，根据患儿情况及疗效调整剂量，最大剂量为 0.6 mg/d。

（2）遗尿报警器：遗尿报警器是利用尿湿感应器装置在患儿尿湿时警铃报警唤醒患儿起床排尽余尿并清洁床单，通过反复训练建立膀胱胀满-觉醒之间的条件反射，使患儿最终能感受到尿意而自觉醒来排尿。遗尿报警器治疗有效率高达 65% ～ 70%，且复发率较低。其疗效与医师实施的经验和水平直接相关，在西方国家使用较为普遍。

（3）联合治疗：夜间尿量增多且膀胱容量偏小的患儿可考虑去氨加压素和遗尿报警器的联合治疗。

3. 其他治疗　抗胆碱药物如奥昔布宁起始推荐剂量为 2 ～ 5 mg，年龄较大者可增加至 10 mg，睡前服用；三环类抗抑郁药物，如阿米替林、去甲替林、丙米嗪等。这些需在专科医师指导下使用并随访。

（叶惟靖）

第六节 巨输尿管症

巨输尿管症是一种先天性畸形,表现为输尿管异常增粗,通常超过7 mm。原因可以是膀胱输尿管连接部狭窄(UVJO)、膀胱输尿管反流或既没有狭窄也没有反流的单纯输尿管扩张,也有学者提出既有反流又有狭窄导致的巨输尿管症。发病率在新生儿肾盂积水中占20%,仅次于肾盂输尿管连接部狭窄。成人先天性巨输尿管症的病变多发生于输尿管膀胱连接处,偶尔可见于输尿管中段;女性多于男性,单侧多见,以左侧多见为主。

一、分型与诊断

1. 分型 巨输尿管症按引起本病的病因分为4种类型:
① 反流性;② 梗阻性;③ 既有反流又存在梗阻;④ 非梗阻非反流性。每种类型又分别有原发性和继发性两种。临床上最常见的先天性巨输尿管症,即为非梗阻非反流性巨输尿管。

2. 诊断

(1) 巨输尿管症儿童出生时病情即较重,且发展迅速,在儿童时期常因并发急性尿路感染、肾功能不全而得到较早诊断。产前B超是目前发现儿童巨输尿管症的一个途径,重要的是区分反流和狭窄或两者兼有。

(2) 成人先天性巨输尿管症一般病情已发展成一定程度的稳定平衡状态,发展较为缓慢,早期并发症不严重,可以无任何症状,临床上无特异性的症状与体征。继发下列临床表现是,通过进一步影像学检查,一般诊断并不困难。继发临床表现:尿路感染、腰腹部疼痛、腹部及盆腔内包块、肾功能受损等。

（3）静脉尿路造影：可见病变侧巨大输尿管，未见扭曲，输尿管排空时间延长等。典型表现为：① 输尿管下端狭窄处呈"鸟嘴样"改变；② 圆柱形：输尿管全程均呈圆柱状显著扩张，有时伴有迂曲；③ 纺锤形：输尿管下段扩张为主，功能性狭窄段输尿管外形呈纺锤状。根据巨输尿管 IVU 影像直观，同时可提供双肾功能情况，能为诊断和治疗方案提供重要参考，因此在条件允许时为必备检查项目。

（4）膀胱尿道造影能明确有无下尿路梗阻因素存在（如后尿道瓣膜、尿道狭窄、神经源性膀胱等）及是否有膀胱输尿管反流，有助于诊断继发性梗阻性或反流性巨输尿管症。

（5）MRU 检查可以从形态学上支持巨输尿管的诊断。MRU 可以多角度旋转观察输尿管膀胱交界处特征，优于其他尿路造影方法。困难的是鉴别既没有狭窄也没有反流的单纯输尿管扩张，往往需要病理的支持。

二、治疗原则

1. 原发反流性巨输尿管症　如果反流不严重，一般不需要一开始就选择外科手术治疗，可首先排除下尿路梗阻的同时尝试内科治疗，如肌酐清除率在正常范围且没有并发症出现，则继续内科治疗，如无效，可先行输尿管造口或膀胱造瘘，后期行输尿管成形再植术。但对于伴有重度反流的新生儿或婴儿原发性反流性患者，原则上建议行手术治疗；对于持续伴有较高级别反流的儿童或成人患者，同样建议手术治疗。

2. 原发性梗阻性巨输尿管症　成人膀胱输尿管连接部和肾脏的发育已经完全成熟，因此自行缓解的可能性不大，而且就诊时经历了长时间的亚临床损害阶段，可能出现各种并发症，而且一旦出现肾功能不全，及时手术，也难以恢复肾功能。因此对于原发性梗阻性巨输尿管症，建议解除梗阻，尽量保留患肾功能。

3. 原发性非梗阻非反流性巨输尿管症　手术与随访之间的选择有赖于临床印象及经验。

（1）小儿患者往往病情发展较快，肾损害较重，应尽早手术为宜。但由于新生儿的手术并发症明显高于年长儿童。因此，只要肾功能没有明显受损或泌尿系统感染不严重（一般认为患肾的分肾功能 ≥ 35%），完全可以随访观察。当肾输尿管积水加重或临床症状明显时，可行矫形手术，手术年龄多在 1 ～ 2 岁。

（2）成人病例由于病变相对稳定，病情发展缓慢，应根据病变及患肾功能情况选择不同治疗方法。约 40% 的病例可选择保守治疗，亦可选用保守性扩张输尿管下端的疗法，适用于临床症状不明显、病情发展缓慢或年龄较大的病例。因此，肾功能没有明显受损或泌尿系统感染不严重，多数可采取保守观察，或经内镜定期扩张梗阻部分输尿管，以后定期复查肾功能和超声检查。当肾输尿管积水加重或临床症状明显时，可行矫形手术。

4. 继发性巨输尿管症　对于继发性梗阻性或反流性巨输尿管症，治疗方法的选择决定于何种致病因素，建议在保护肾功能的前提下，优先对症处理梗阻因素。

5. 手术方法的选择　对巨大肾积水（积水量均 > 800 mL），肾皮质厚度不足 0.3 cm，患肾无功能，反复合并感染、高热者应行患肾、输尿管切除术。如合并泌尿系统感染患者，应首先留置双 J 管或经皮肾穿刺造瘘术，待感染控制后再行手术。对于患肾重度积水或肾积水并发感染，静脉肾盂造影不显影，而同位素肾动态显像表明患肾仍有供血和部分功能，特别是双侧病变者，可先行肾造瘘，待肾、输尿管张力恢复、感染控制后，再行输尿管膀胱吻合术。

三、手术方式

我们会在下一章节单独讨论膀胱输尿管反流,对于巨输尿管出现症状的,以下三种情况可作为手术适应证:① 尿液引流功能严重损害;② 观察期间肾功能恶化;③ 在使用足量预防性抗生素时仍反复发作泌尿系统感染。手术治疗的原则是去除病因,解除梗阻和反流,保留和保护患肾功能。手术方法有以下几种。

1. 肾穿刺造瘘 其适应证为梗阻严重,患肾重度积水,肾功能差,合并感染,患儿全身状况差。此为暂时性治疗,肾功能恢复、全身情况好转后可行输尿管再植。

2. 输尿管定期扩张引流、双J管置入 其适应证为梗阻轻,输尿管扩张不超过髂血管处,无迂曲。

3. 输尿管膀胱再植术 目标是切除无功能输尿管后,构建无反流且无梗阻的输尿管流出道。输尿管裁剪或折叠加输尿管膀胱吻合术绝大多数先天性巨输尿管症的患者,输尿管抗反流主要通过黏膜下隧道和膀胱外乳头法。上述方法也适用于气膀胱腹腔镜输尿管膀胱再植术、腹腔镜下输尿管膀胱再植术和机器人输尿管膀胱再植术等微创新技术。

四、术后并发症

1. 膀胱输尿管成形术术后并发症 膀胱输尿管成形术早期需加强抗感染治疗,密切观察负压球引流量。常见并发症是吻合口漏尿,应给予充分的手术区引流。此外,最严重的并发症是输尿管坏死及尿瘘形成,一旦有此种迹象,除充分手术区引流外,应给予相应的治疗措施,如肾造口等。此类患者的全身健康状况较差,应注意营养供应,防止肺部及胃肠并发症发生。术后拔除支架管后,仍需严密随访,观察成形术后输尿管功能及肾功能变化情况。

2. 膀胱造影　用于评估术后短期和长期手术效果的有效办法。术后1年、3年、5年必须监测血压、尿常规和肾功能,如有异常,需进行全面的影像学检查。

(吕向国　叶惟靖)

第七节　马蹄肾

马蹄肾是肾脏的先天性畸形,指两侧肾脏的下极或上极在脊柱大血管前相互融合在一起,形成"马蹄铁"形。其中,超过90%为下极融合,少数为上极融合;两肾融合的部位称为峡部,其中80%的病例为肾实质融合,其余可为纤维组织融合;双侧肾脏多不对称,70%的病例为左肾占优势。

一、病因与临床表现

虽然有家族聚集倾向,但马蹄肾的发生尚无明确的基因学原因。在胚胎发育的4.5～6周,两侧肾脏发生融合,因融合发生在肾脏旋转之前,因此马蹄肾都有旋转不良,肾脏和输尿管朝向前。除了肾脏位置、朝向的异常,肾血管的异常也较常见,主要表现为多支动脉供血和相应静脉的异常,在做峡部离断术及其他手术时,尤其需要注意血管走行。

马蹄肾的患病率约为0.25%,男女比例为2∶1。在一些染色体疾病中,并发马蹄肾的概率明显增加,如18-三体综合征中67%、特纳综合征中14%～20%,唐氏综合征中1%的病例合并马蹄肾。

约1/3的患者一生可无症状,也可出现腰部腹部疼痛、下腹部包块等临床表现,并可因输尿管高位开口、输尿管跨峡部位置受压导致尿液引流不畅,继发感染、结石,出现与此相关的症状。

二、诊断

1. 影像学检查 ① 腹部B超、CT等影像学检查显示两肾下极或上极相连,横跨下腔静脉和腹主动脉前方、下极峡部位于肠系膜下动脉的后方,同时可发现合并的尿路结石。② 尿路造影:主要进行静脉尿路造影和逆行肾盂造影,可显示异常阴影和两侧肾盂阴影下垂、靠拢和自外上方向内下方倾斜。③ MRU:肾功能不全或对含碘造影剂过敏者,无法行CTU检查,可行MRU检查,明确集合系统形态、血管走行及肾脏形态,但MRI对结石不敏感,因此需结合CT平扫做出评估。

2. 核医学检查 同位素肾图 + 肾小球滤过率(GFR),可评估分肾功能。但检查前要注明诊断,以便放射科医师选取合理的ROI感兴趣区。

三、治疗

(1)无症状及并发症者一般不必治疗。如果马蹄肾的夹部对后腹壁压迫引起症状,如严重腰肋疼痛,影响工作和生活者,可考虑开放或腹腔镜下行峡部分离切断。马蹄肾多合并旋转畸形,肾血管异常,肾盂输尿管成形固定术难度很大,效果不好,做PUJ整形要谨慎。

(2)约36%的马蹄肾会合并结石,如果患者的症状均由结石引起,也可单纯处理结石,按结石的不同大小、位置、积水程度,首选经皮肾镜取石术(PCNL),或输尿管软镜碎石取石术(f-URSL),必要时也可行不同术式的组合手术(多镜联合)。ESWL因术后碎石排出较为困难,因此很少选择。

(3)在部分肾旋转不良明显且合并输尿管上段或肾盂内结石的患者,经腹途径的腹腔镜下肾盂切开取石术操作较经皮肾镜取石术更为简单,可获得满意的结石清除率。

(夏磊)

第八节 输尿管开口异位

输尿管开口异位指输尿管开口于膀胱三角区正常输尿管开口的远端。可能为单纯的开口位置异常,但更多伴发于其他泌尿系统畸形,如输尿管重复畸形、输尿管开口囊肿、肾发育不良和异位肾等复杂泌尿系统畸形。女孩明显多于男孩(6:1),其典型表现为两次正常排尿间有尿液不自主地流出。

输尿管开口异位在男孩可以开口于膀胱颈部、前列腺部尿道,甚至开口于生殖道,如附睾;女孩多开口于膀胱颈、尿道、阴道,少见开口于宫颈甚至子宫。

一、诊断

1. 临床表现

(1)男孩和女孩的表现不同,男孩通常在泌尿系统感染和附睾炎的评估中发现,由于异位开口的输尿管末端狭窄而在B超检查时发现肾盂输尿管积水。男孩输尿管异位开口位于尿道外括约肌以上,基本没有尿失禁。

(2)女孩也有以泌尿系统感染为主的表现或开口狭窄表现

出肾盂输尿管积水,更多的是年龄较大的女孩主诉特征性地两次正常排尿间有尿液不自主地流出,或者会阴部湿疹迁延不愈。异位输尿管开口囊肿的女孩还可以表现为排尿困难或排尿时尿道口或阴道口有囊性肿块突出。

2. 影像学检查 B超、CT、MRU检查可以观察到扩张的输尿管向下方延伸,或发现重复的集合系统或发现发育不良的肾脏。同位素分肾功能检测,判断患侧肾功能。

二、治疗

(1)患肾脏功能有保留价值(一般认为DTPA分肾功能≥5%),行下端输尿管膀胱再植术。肾脏功能基本丧失无保留价值的行肾脏切除。有些患儿患肾异位发育差,需腹腔镜下探查找到患肾。

(2)异位输尿管开口合并其他畸形临床处理要一并考虑,如合并重复肾畸形做上半肾功能行上半肾及输尿管切除术,同期行下半肾的输尿管膀胱再植术。

(3)异位输尿管残端位置深,切除非常困难,处理原则上旷置处理。如果异位输尿管残端需处理,可以用腹腔镜在膀胱后分离切除。

(叶惟靖)

第八章

肾 移 植

同种异体肾移植是最早开始临床实践的大器官移植,也是迄今为止临床实践最多的器官移植类型,是终末期肾病的最佳替代治疗方法。近十年来,由于移植免疫学的进展、强效免疫抑制剂的不断涌现、HLA配型及同种抗体检测方法的不断进步,以及临床经验的不断积累,同种肾移植的超急排斥反应已十分罕见,急性排斥反应也大大减少,肾移植的成功率得到了很大的提高。

一、围手术期处理

1. 透析　透析并非肾移植受者术前必经的治疗阶段。只要患者一般状况较好,并且有合适的供肾能够进行移植时,完全可以不需要经过透析治疗直接行肾移植。相反,透析时间超过2年的受者在长期存活率低于透析时间少于2年的患者,因此主张肾移植前透析时间不应过长。但对于出现过重的容量负荷、心功能不全、代谢性酸中毒、电解质紊乱及严重贫血的尿毒症患者,应经过一段时间的血液净化治疗,维持患者内环境相对稳定,为肾移植创造理想条件。

2. 移植前透析达到的理想状况　包括没有水潴留,没有酸中毒和电解质紊乱,血红蛋白维持在80 g/L以上,血浆总蛋白基本正常,血压控制在150/90 mmHg以下,没有进行性心脏扩大、心包积液或肺淤血。

3. 肾移植前高致敏患者的处理 移植受者体内存在同种异体人类白细胞抗原(HLA),是导致超急排斥反应的主要诱发因素。在术前给予大剂量静脉免疫球蛋白、血浆置换联合低剂量静脉免疫球蛋白、免疫吸附、联合应用针对B细胞的新型药物如利妥昔单抗(美罗华)等,可使一些致敏受者能够安全地接受移植。另外,根据受者的PRA结果选择HLA位点错开的供肾也是避免超急性排斥或抗体介导排斥的有效方法。

4. 肾移植术后免疫抑制治疗 肾移植后免疫抑制治疗的目标是预防和治疗排斥反应,最大限度维持人/肾长期存活。免疫抑制剂治疗分为预防治疗和抗排斥治疗,其中预防治疗又分诱导治疗及维持治疗。

(1)诱导治疗:诱导治疗在器官植入、免疫反应最为强烈的阶段提供强效免疫抑制。最常用的诱导剂分多克隆抗体及单克隆抗体。多克隆抗体可提高高危患者的移植物存活率,缩短移植物功能延迟恢复的时间,避免早期应用钙调磷酸酶抑制剂等。其缺点包括可能会出现首剂反应、费用增加、感染风险增加等。单克隆抗体诱导治疗不良反应较少,在一定程度上能够降低急性排斥反应发生率或推迟急排发生时间、减轻急排的程度,但花费相对较高。

(2)维持治疗:维持免疫抑制治疗通常始于肾移植术后早期,大多数受者于术后第2～3天根据肾功能恢复情况采用钙调素抑制剂(CsA或FK506)、霉酚酸类药物(MMF/EC-MPA)及糖皮质激素三联免疫抑制治疗。联合使用时,因其剂量减小,单个药物的毒性减小。

(3)抗排斥治疗:肾移植术后免疫抑制不足的情况下可能出现急性排斥反应,一旦明确诊断,即应给予积极的抗排斥治疗。抗排斥治疗常常采用激素冲击治疗及多克隆抗体治疗。

5. 水、电解质及酸碱平衡的维持 大多数患者在肾移植术后会进入多尿期,水电解质和酸碱紊乱常见,如不能及时有效得到纠正,不但会加重病情和增加治疗难度,也是导致死亡的常见原因。一般采用"肾移植术后多尿期循环输液表",通过采用包括林格氏液、平衡盐液、葡萄糖溶液及碳酸氢钠溶液等在内的一组液体序贯输入,可维持电解质在正常范围,避免水电解质失衡。

二、外科常见并发症的诊断与处理

1. 移植肾破裂 移植肾破裂是肾移植术后严重的并发症,多见于术后2周内,以急性排斥反应和急性肾功能衰竭最为常见。主要表现为突发的移植肾区胀痛、局部隆起、压痛明显,可伴有少尿、血压下降、心动过速甚至休克。床旁B超可发现肾周血肿、破裂口的大小,以及评估出血量。CT检查对于评估移植肾破裂部位、血肿大小有重要作用。如症状不严重且无进行性加重,生命体征平稳,可保守治疗。手术探查应尽早,可采用合成胶、止血纱布,以及可吸收性网状物外缘压迫止血。如裂口较深、范围大或多处破裂、出血严重,则应行移植肾切除。

2. 移植肾血管破裂 移植肾血管破裂常危及生命,需要立即处理,多发生于术后4周内。表现为突发移植肾区胀痛,多在腹压增加后发生,可蔓延至下腹部、膀胱直肠区,引起便意和下腹坠胀感。出血较多时,可出现出血性休克,表现为B超可见移植肾周大量积液,偶可见正在出血的破裂口。CT检查用以明确出血范围。移植肾血管破裂一经确诊,应立即手术探查。

3. 移植肾动脉血栓 多见于术后2周内。临床表现主要为突然发生的尿量减少或无尿。体格检查可见移植肾区压痛,肾脏质地变软,血管杂音消失。辅助检查可见血肌酐、尿素氮持续升高。B超可见肾动脉血流减少或消失。肾动脉造影可见肾动脉完全或部分阻塞。一旦确诊为移植肾动脉血栓形成,应尽早手术治疗。

4. 移植肾静脉血栓 临床表现为突然少尿、无尿,伴有移植肾区疼痛及肿胀感,同侧下肢肿胀。实验室检查见血肌酐、尿素氮快速升高。B超是诊断肾静脉血栓的首选方法,可见阻力指数升高,肾静脉内有血栓形成。移植肾血管造影可见栓塞部位,并可进行溶栓治疗。

5. 尿瘘 表现为伤口引流量增加,尿管引流量减少,或突然无尿。患者可出现体温升高,移植肾区膨隆、阴囊或大阴唇水肿。引流液肌酐超过血肌酐2倍,可诊断为尿瘘。经尿道注入亚甲蓝到膀胱内,若伤口纱布或者引流液变蓝,则可确诊。膀胱造影、增强CT可见造影剂外渗。对于术后早期的尿瘘,多为部分漏尿,可先保守治疗,保持尿管和引流管通畅,一般1～2周多能自行愈合。部分患者需手术治疗,手术方式的选择取决于尿瘘的部位和程度。

三、排斥反应的诊断和治疗

排斥反应仍然是影响肾移植术后移植物长期存活的首要独立危险因素,是亟待解决的瓶颈问题。而启动移植免疫排斥反应的根本原因是移植物表达有与受体不相同的主要组织相容性复合物(MHC)、次要组织相容性复合物、ABO抗原等,受体免疫系统将移植物视为异物而发生的免疫反应。移植免疫反应包括细胞免疫和体液免疫,两者之间存在相互促进的关系。

1. 分类 临床上根据排斥反应发生的时间分为4种类型:超急性排斥反应(HAR)、加速性排斥反应(AAR)、急性排斥反应（AR）和慢性排斥反应（CR）。依据排斥反应的发病机制分为细胞介导的（细胞性）排斥反应和抗体介导的（体液性）排斥反应两种类型，当然，临床上还多见两者同时存在的混合性排斥反应、肾移植术后早期最常见的排斥反应是急性细胞性排斥反应，而影响移植肾近期和远期存活的主要因素是抗体介导的排斥反应。

2. 细胞性排斥反应（TCMR） 急性TCMR多数发生在移植后的前3个月内，主要临床表现有尿量减少、体温升高、体重增加、食欲减退、关节酸痛和移植肾区胀痛等。慢性TCMR多无明确的临床表现，通常需要生化检查结合穿刺病理才能确诊。移植肾病理穿刺是诊断TCMR的金标准，有助于同CNI中毒、BKVN、感染相鉴别。基本的病理学特征为移植肾间质内数量不等的以单个核炎症细胞为主的炎症浸润。淋巴细胞侵入肾小管上皮层内形成肾小管炎。严重者出现动脉分支的血管炎表现。彩色多普勒超声对移植肾急性排斥反应有较高的特异性和敏感性，已经成为诊断移植肾排斥反应的重要手段。当RI < 0.65时，可基本排除急性排斥反应；当RI > 0.85时，急性排斥可能性大。TCMR的治疗包括激素冲击治疗和抗体治疗。甲泼尼龙冲击治疗有效率高，费用低，首次急性TCMR的逆转率达到85%以上。抗体治疗通常与激素冲击方案联用或作为激素冲击失败后的补充。目前常用的抗体有OKT3、ATG、rATG等。

3. 抗体介导排斥反应（AMR） AMR的临床表现与TCMR类似，对激素冲击治疗效果差，因而诊治困难，导致移植肾失功率增加，严重威胁受者及其移植肾的远期存活率。因此，应高度重视肾移植术后AMR的诊治。急性AMR的临床表现与TCMR无显著差异，无法直接通过临床表现区分两者。急性AMR通常发现肌酐、尿素氮突然升高。部分患者同时合并血红蛋白下降、血小板减少、乳酸脱氢酶（LDH）升高等，但不具有特异性。DSA是直接抗HLA或其他内皮细胞抗原的抗体,检查受体外周血内DSA水平是诊断AMR的最重要指标。此外,移植肾活检组织病理学结果也是AMR诊断的重要依据,其主要标志是肾小管周围毛细血管(PTC)补体成分C4d的广泛沉积。AMR的主要的治疗措施包括:血浆置换和免疫吸附、静脉注射用免疫球蛋白(IVIg)、利妥昔单抗(美罗华)、硼替佐米(蛋白酶体抑制剂)、托珠单抗(抗IL-6受体单抗)、依库珠单抗(eculizumab,抗补体C5单抗)、C1酯酶抑制剂(Berinert)等。另外,有研究发现脾切除术发现可用于治疗难治型AMR。其治疗机制可能与减少体内B淋巴细胞的数量有关。

四、术后感染

1. 肾移植前即需预防感染 供受者若有细菌性或真菌性感染,移植前则必须得到有效治疗。对供受者的某些血清学检查,如HIV、水痘-带状疱疹病毒、HBsAg、CMV、EBV、抗HCV、住血原虫病。终末期肾功能衰竭、尿毒症患者,应进行结核菌素试验或者T-spot检测。

2. 细菌感染 肾移植术后的感染中,非特异性细菌感染占80%以上。常见的病原体有肺炎链球菌、大肠埃希菌、葡萄球菌、铜绿假单胞菌、克雷伯杆菌等。

(1)肺部细菌性感染是呼吸系统的一类常见病、多发病,它包括细菌性肺炎、急性和慢性支气管炎、肺脓肿等。细菌性肺炎占全部肺炎的半数左右,病死率为5%。对原无肺部感染者入院48 h后出现咳脓痰,且持续48 h以上,或原有肺部感染者入院48 h后痰量增多伴发热,出现下列情况之一时要考虑院内获得性肺炎:胸部X线有浸润阴影或原有的阴影又有进展,体检有肺炎体征者;有胸痛、发热、咳嗽或原有症状加重者;痰培养发现新的病原菌。抗生素治疗是治疗细菌性肺炎的主要手段。在疾病的急性期，采用静脉给药，稳定后改为口服维持，由静脉给药改口服，治疗的持续时间需结合临床及实验室检查、胸部X线综合判断，一般持续治疗14～21天。经验治疗应尽可能选用广谱抗生素，其抗菌谱应包含下呼吸道感染菌的70%。若采用经验治疗无效，病情继续加重甚至恶化，应分析并找出原因，重新调整治疗。耐药菌感染的抗生素治疗对于革兰阳性耐药菌、MRSA与MRSE可采用万古霉素或者达妥霉素治疗；肺炎链球菌耐药株感染可采用优力新、力百汀、替卡西林＋克拉维酸甲的复合制剂治疗，也可试用哌拉西林或第二代头孢菌素。对革兰阴性耐药菌的感染，可采用亚胺培南-西司他丁钠治疗。

（2）尿路感染是移植受者最常见的细菌感染。移植肾术后出现菌血症者，60%起因于尿路感染。尿路感染症状大多较隐蔽，发生高热者仅占8.33%，有尿路刺激症状者也仅4.17%。移植术后早期应每天做尿培养及尿常规检查，若出现尿蛋白增加、尿培养2日菌种相同、尿白细胞增加即可确诊。应根据药敏试验提示使用相应抗生素，如感染反复或持续高热，疑有菌血症或败血症尿涂片或培养反复出现真菌时，应减少或停用免疫抑制剂。

3. 结核菌感染　活动性结核可严重影响移植受者及移植物存活。术后高热应用一般抗生素治疗无效时，应高度怀疑结核杆菌感染。胸片提示结核、受者的痰、尿、血或骨髓中找到抗酸杆菌时，应立即给予多联抗结核治疗。一般采用异烟肼、利福平和吡嗪酰胺或乙胺丁醇联合用药。需要注意的是，抗结核药物对免疫抑制剂的代谢影响明显，利福平与异烟肼均能降低CsA与FK506的血中浓度，导致患者的免疫活性升高，易出现排斥反应，须采取适当的措施加以预防。

4. 病毒感染　移植术后6个月内病毒感染发病率最高，潜伏隐匿、细胞间传播及致病性强是其特点。常见的有疱疹病毒、CMV、HSV、带状疱疹病毒(VZV)和EB病毒(EBV),以及肝炎病毒、腮腺炎病毒、流感病毒和侵犯中枢神经系统的流行性乙型脑炎(JBE)病毒等。其中以CMV感染最常见。

(1)巨细胞病毒(CMV)是疱疹病毒家族中的一员。CMV是导致器官移植、骨髓移植受者病毒感染的发病率和病死率增高的主要原因之一。许多CMV感染的患者无临床症状而成为潜在感染状态,必须结合实验室诊断才能确诊。早年常用诊断方法是包涵体和组织培养。CMV-IgG、IgM检测可间接证实体内CMV的存在。另外,定量PCR检测技术能从CMV-DNA水平的多少来鉴别潜伏感染或活动性感染,这对于指导抗病毒治疗和监测疗效有一定的临床价值。移植术后一旦发现感染CMV,应立即减少免疫抑制剂的剂量,或停用细胞毒性药,不使用抗淋巴细胞制剂。治疗可选择更昔洛韦和膦甲酸钠焦磷酸盐的类似物。更昔洛韦抗病毒作用为阿昔洛韦的25～100倍,且不易产生耐药。膦甲酸钠焦磷酸盐的类似物能直接作用于病毒核酸聚合酶的焦磷酸结合部位,抑制DNA与RNA的合成。

(2)水痘-带状疱疹病毒(VZV)可引起两种不同的临床表现,即水痘和带状疱疹。在肾移植术后,原发VZV感染出现严重并发症,如肺炎、出血性胃肠炎、中枢神经系统损害和弥散性血管内凝血等。故对既往有水痘病史,近期又有接触史者,应使用带状疱疹免疫球蛋白做预防性治疗。一旦早期出现症状,应尽早使用阿昔洛韦,以减少内脏并发症但对皮肤的愈合及减轻疼痛无效。VZV感染严重者在使用阿昔洛韦时,免疫抑制剂应减量甚至完全撤除。

5. 真菌感染 在肾移植受者中,具有临床意义的是深部真菌病。深部真菌感染是移植受者较常见和严重的并发症,病死率较细菌感染为高,可发生于术后任何时期,但多见于移植后3

个月内,常累及消化道、肺、脑、心内膜、移植物和其他脏器,以白色念珠菌、曲菌、隐球菌及毛霉菌感染为多。

(1) 根据真菌来源的不同分为内生性和外源性两大类。前者存在于健康人的皮肤、黏膜与口腔处,为内源性条件致病菌;后者大多存在于自然界,因人体接触而受染。临床常见的致病性真菌包括白色念珠菌、新型隐球菌、孢子丝菌、球孢子菌、鼻孢子菌和曲霉菌等。

(2) 真菌病的确诊,临床主要依靠病原学检查。包括直接镜检法、真菌培养及真菌染色。

(3) 治疗深部真菌感染的常用药物:① 两性霉素B为目前作用最强、临床应用最广的抗深部真菌药物,对多种深部真菌如新型隐球菌、白色念珠菌、皮炎芽生菌、巴西芽生菌及组织胞浆菌等均有强大的抑菌作用。该药静脉滴注的剂量过大或速度过快,可引起心律失常,对部分患者可引起听力下降、视力障碍、复视及外周神经炎等。② 氟胞嘧啶主要用于念珠菌和隐球菌感染,对其他多数真菌的作用弱,且易产生耐药性。口服吸收良好,通过血脑屏障的性能好,常与两性霉素B合用。③ 棘白菌素(卡泊芬净)对侵袭性曲霉菌和念珠菌属真菌感染有效,其作用机制为阻止真菌细胞壁的形成。④ 咪唑类抗真菌剂对深浅真菌感染皆有效,如氟康唑、伊曲康唑。氟康唑为水溶性三唑类抗真菌剂,代谢稳定,血清蛋白结合率低,口服在血中的有效药浓度维持时间长,渗入组织及脑脊液的浓度高,对隐球菌及念珠菌等所致的感染效果较好。伊曲康唑属三唑类口服抗真菌剂,肠道吸收率高,对肝脏毒性较酮康唑和其他品种显著低,血中半衰期较长,对念珠菌、隐球菌及曲霉菌有强大的抑菌作用。

6. 原虫感染 移植受者接受长期免疫抑制剂治疗后会发生原虫感染,主要有卡氏肺孢子虫引起的肺孢子虫病(也称卡氏肺囊虫病),刚地弓形虫引起的弓形虫病和类圆线虫引起的类贺线虫病等。

卡氏肺孢子虫肺炎主要临床症状为出现发热伴干咳，呼吸急促或困难，中枢性发绀。肺部体征少，X线改变显著。最常用的如支气管肺泡灌洗和经支气管镜活检有很高的诊断价值，当气管镜不能作出诊断或疑有其他的微生物感染时，通常可开胸活检，其阳性率为70%。复方磺胺中噁唑或磺胺嘧啶均为有效药物。对重症病例应加用卡泊芬净、丙种球蛋白。发生卡氏肺孢子虫感染后应显著减少免疫抑制剂的剂量，加强支持疗法，并给予充分氧气。

（邱丰　张明　应亮　袁晓东　李大伟）

第九章
泌尿生殖系统感染

第一节　泌尿系统结核

泌尿系统结核是由结核分枝杆菌(MTB)引起的慢性、破坏性疾病,居肺外结核的第三位。随着近年来结核发病率的逐年上升,泌尿系统结核应该愈发受到临床医师的重视。

一、病因

所有的结核感染均是由于吸入了空气中的带菌飞沫,个体是否会感染取决于吸入的细菌数量、细菌的致病性。原发病灶的结核杆菌经过血行抵达肾脏,肾脏通常是首先被感染的泌尿器官,而泌尿系统其他部位(输尿管、膀胱以及尿道)的结核感染往往继发于肾结核。

如果患者出现没有明确原因的泌尿系统感染症状,并且症状进行性加重,且抗生素使用无效,泌尿科医师就要考虑到泌尿系结核感染的可能。

二、临床表现

1. 早期表现 肾结核早期病变局限于肾皮质,此时结核菌可在肉芽肿组织中休眠,当出现身体虚弱、免疫抑制治疗、糖尿病或者AIDS等免疫力下降的情况时便有可能发展为结核病。

临床型肾结核主要的病理表现为干酪样坏死,随着病程的进展,肾脏出现修复反应,表现为纤维化和钙盐沉着。

早期的肾结核无任何临床表现,发展到临床型肾结核时的最突出的表现通常是无痛性尿频,症状呈进行性加重,一般的抗生素治疗无效。几乎所有的患者都有脓尿,镜下血尿的发生率在50% ~ 60%,长期脓尿且多次细菌培养均为阴性需要考虑泌尿系统结核的可能。

2. 结核性输尿管炎 一般由肾结核扩散而来,主要导致输尿管纤维化和狭窄,最常见的受累部分是膀胱输尿管连接部。其次是上段输尿管,中段输尿管很少累及,少数情况下可累及全程输尿管。如因为输尿管完全闭塞造成"肾自截",尿频症状可好转。

3. 膀胱结核 继发于肾结核,最先出现同侧输尿管开口炎症水肿。随着炎症加重,肉芽肿形成,膀胱输尿管开口在膀胱镜下显示不清。如果疾病进一步发展,输尿管开口附近膀胱壁纤维化、挛缩,输尿管开口将出现经典的"高尔夫球洞"样改变,整个膀胱纤维化形成挛缩性小膀胱。

4. 附睾结核 结核菌累及前列腺,经输精管逆行引起附睾结核,表现附睾串珠样改变。附睾结核浸及阴囊皮肤形成结核性窦道。附睾血运丰富,也可以是原发性附睾结核。

5. 尿道结核 非常罕见,主要发生在男性,结核菌多来自肾脏,也可由生殖系结核播散而来,少数可由尿道外口直接感染。早期表现主要为黏膜溃疡，晚期可因尿道纤维化出现尿道狭窄。

6. 晚期表现　肾结核晚期典型表现为一侧肾结核、失功、对侧肾积水、挛缩性小膀胱。

三、诊断

泌尿系统结核的诊断比较困难，结核菌素试验是通过人体对结核菌素纯蛋白衍生物（PPD）产生的变态反应程度来判断有无结核菌感染，但由于我国城市居民基本接种过卡介苗，一般阳性意义不大。对于接种过卡介苗的人群，美国CDC推荐T-SPOT作为结核感染检查的首选。它通过检测结核分枝杆菌的特异效应T淋巴细胞来明确机体是否正处于结核感染，无论是否有临床症状。T-SPOT检测的特异性约为95%，不受卡介苗和环境分枝杆菌影响，敏感度达到95%，不受机体免疫功能低下影响。且检查中斑点数越多越倾向活动性结核（不能仅仅通过斑点数多少来确诊患者是活动性结核还是潜伏感染），此外，在结核治疗中可以通过T-SPOT检测反应治疗效果。

1. 尿液检查　是泌尿系统结核常规诊断手段之一，需要观察尿液中是否有红细胞和白细胞，也要注意尿液的pH，由于抗酸杆菌涂片往往为阴性，因此尿结核杆菌培养更应受到重视，由于结核菌生长缓慢，培养需要6～8周，而且由于结核菌是间断性排出，因此需要连续3～5天留取晨尿进行培养。分子方法（核酸分子杂交和PCR）作为一种补充手段也在临床工作中得到应用。

2. 影像学检查　肾结核可以通过X线平片、超声检查、静脉肾盂造影或肾盂逆行造影、CT及18F-FDG PET/CT等影像学检查进行诊断。X线平片可以通过肾脏广泛钙化来诊断肾结核,也可以通过诊断肺结核来提示肾结核的存在。传统上诊断和评估泌尿系结核的影像学金标准是大剂量静脉尿路造影(IVU),静脉肾盂造影在肾实质有明显破坏时才出现改变。肾盏边缘不整、扩大、变形甚至消失是重要的诊断依据。病变严重时,可出现肾盏颈部或者UPJ狭窄,并可能因为肾脏广泛钙化导致肾实质的破坏,最终发展成"自截肾"。CT尿路造影(CTU)创伤小,检查时间短,能同时显示肾实质及输尿管、膀胱病变,较X线平片及IVU更佳。CT平扫能显示肾实质内多发低密度灶或点状、结节状钙化灶,因此能早期发现肾皮质内结核性病灶。CTU除了可以显示尿路情况,还可以发现泌尿生殖道外的结合病变,如肾上腺、前列腺及精囊坏死或干酪样改变。18F-FDG PET/CT对于监测结核的治疗效果很有帮助,并可以区分活动性与潜伏性结核感染。此外,B超、膀胱镜检查也有一定的临床价值。超声可以用来监测治疗期间肾脏损害的程度或挛缩膀胱的容量变化,膀胱镜检查可以在评价病变范围或者治疗效果方面有所助益。

四、治疗

1. 抗结核治疗　结核诊断一经确定,应及早给予抗结核药物治疗。目前抗结核治疗一般采用多种药物联合治疗,一般采用2～3个月的强化治疗期,可采用如异烟肼、利福平、吡嗪酰胺,以及乙胺丁醇标准联合强化治疗2～3个月,再以异烟肼与利福平联合乙胺丁醇治疗6～9个月。对于多药耐药结核(MDR)的治疗必须根据病菌药物敏感性来制订,使用二线抗结核药物,不使用已经耐药的利福平、异烟肼等药物,强化期至少选用5种药物联合,巩固期也至少有3种药物联合治疗并且持续用药18～24个月。化疗结束后至少随访1年,期间应定期做尿常规、尿结核杆菌培养（每3个月）及静脉肾盂造影。如有复发，再按药敏试验结果予以联合治疗。轻者5年不复发可认为已治愈，倘若已有明显的膀胱结核，或合并肺结核、骨关节结核，随诊时间则需长达10～20年，甚至更长。药物治疗可使肾结核病灶纤维化加重，部分病例可因纤维化而加重梗阻，从而加速肾的损害，应注意随诊。

2. 全肾切除术　适用于一侧肾病变严重，而对侧肾功能无明显损害者；一侧肾病变严重，并发膀胱挛缩及对侧肾盂积水，若肾功能正常，仍可先行肾切除，待膀胱结核愈合后再处理对侧肾积水；若对侧肾积水伴肾功能不全或继发感染时，可先行尿液引流，待肾功能有所恢复后再行肾切除术。

3. 抗癌治疗　泌尿系统结核呈活动性或双肾病变严重应暂缓手术，待抗结核治疗至病情稳定或一侧肾脏功能显著好转后再进行手术。手术前须进行抗结核治疗，一般先使用强抗结核治疗法：用异烟肼与利福平联合乙胺丁醇，每天1次，使用1～2个月。术后继续以上述方案治疗2个月，然后用间歇抗结核治疗法：异烟肼、利福平及吡嗪酰胺联合乙胺丁醇治疗，每周3次，抗结核治疗至切除术后4个月、重建术后7个月。

4. 泌尿系结核外科治疗　一般作为药物治疗的辅助手段，以前的观点是将所有病变组织全部切除，目前治疗的焦点在于器官功能的保留和重建，反对盲目切除。输尿管狭窄最常见于膀胱输尿管连接部，也可发生在肾盂输尿管连接部，但很少发生在输尿管中1/3；发病早期可以通过DJ管内引流或者PCN造瘘外引流，这可以充分保护患者的肾脏功能。输尿管狭窄修复的手术方式要根据狭窄部位和狭窄程度决定。内镜下狭窄段的扩张、内切开等手术只适用于狭窄段比较短的患者。与开放手术相比，手术成功率比较低。手术治疗输尿管膀胱连接部狭窄时，应切除全部狭窄段，运用抗反流技术进行输尿管与膀胱再植。

UPJ和输尿管中段狭窄比较少见，必要时可以进行相应的整形，所有狭窄修复手术患者均需定期影像学检查以了解有无狭窄复发。

5. 膀胱扩大术和尿流改道术 对于膀胱挛缩患者，根据患者的情况可以选择膀胱扩大术或者尿流改道，一般在病肾切除及抗结核治疗3～6个月后进行。对侧肾正常无积水、无结核性尿道狭窄的患者可以进行膀胱扩大术，膀胱扩大术的目标是增加膀胱容量，尽可能地改善患者尿路刺激症状。手术中应尽量多地保留膀胱，同时使用回肠、结肠等组织进行膀胱扩大手术，通常两层缝合并常规使用大网膜包裹吻合口以减少并发症。对于结核性尿流狭窄或者对侧肾积水的患者，为了保护对侧肾功能不宜行膀胱扩大术，此时尿流改道术更合适患者。一般可以选择行PCN引流、输尿管皮肤造口或者回肠膀胱术这类尿流改道手术。

（刘炜）

第二节　泌尿系统非特异性感染

一、泌尿系统感染

泌尿系统感染，又称尿路感染（UTI），是尿路对细菌侵入导致的炎症反应，常伴随菌尿和（或）脓尿。通常指除结核、寄生虫外的泌尿系统非特异性感染。

1. 菌尿和脓尿 通常尿液中是没有细菌的。菌尿提示尿中有细菌存在，可以有症状或无症状。脓尿是指尿液中存在白细胞，当与菌尿同时存在时，提示存在尿路感染。

2. 泌尿系统感染 包括肾、输尿管、膀胱、尿道、男性生殖系统(在其他章节讲述)的感染。

3. 病原菌　95%以上是由单一细菌引起的,常见的主要为革兰阴性杆菌,如大肠埃希菌和变形杆菌等;亦有革兰阳性球菌,如肠球菌。大肠埃希菌感染最常见于85%的社区获得性尿路感染与50%以上的院内尿路感染;感染可能与女性尿道短、阴道细菌定殖、雌激素缺乏、尿液的冲刷、尿液pH、尿道与尿路上皮的抗菌黏附能力及宿主的免疫力有关。

4. 感染途径　① 逆行感染:致病菌经尿道进入膀胱,然后沿输尿管上行至肾脏。② 血行感染:身体其他部位感染灶的细菌经血液传播至泌尿系统。③ 淋巴途径感染:致病菌从附近病灶通过淋巴管传播至泌尿系统。④ 直接感染:细菌直接来自邻近有感染的器官,如阑尾脓肿、盆腔化脓性炎症。感染亦可来自外部,如直接通过瘘道或造瘘管使泌尿系统感染。

5. 分类

(1) 根据感染部位分为上尿路感染(肾、输尿管)和下尿路感染(膀胱、尿道)。

(2) 根据两次感染之间的关系可分为:孤立或散发性感染和复发性感染,后者又可分为再感染和复发(细菌持续存在)。

(3) 根据感染发作时的尿路状态又可分为单纯性尿路感染、复杂性尿路感染及尿脓毒血症。单纯性尿路感染指无尿路结构异常,患者无发热,细菌的毒力超过了人体的防御体系;复杂性尿路感染的患者存在功能或结构异常的泌尿道、免疫功能低下、细菌的毒力较强或对抗生素耐药,感染难于治疗。尿脓毒血症在相关章节详述。

(4) 首诊医师尿路感染最有用的分类是斯坦福大学的Tom Stamey分类以及尿路感染各个病程间的关系。① 初次感染,是指单纯性或轻微的细菌性膀胱炎。这是女性最常见的感染,

30～40岁女性有25%～30%的发病率。② 未治愈的菌尿,是指尽管使用抗生素治疗,但尿液没有达到无菌的状态。常见的原因:本来就存在或获得性的耐药性;对二重菌群没有完全覆盖;治疗过程中新的微生物的快速再感染;氮质血症对抗生素到达泌尿道的阻碍;治疗的依从性不够。③ 复发性感染,是指先前的感染被成功治愈后,再次诊断为感染。这类情况占女性复发尿路感染的95%;另外5%可能是由细菌的持续存在所致;尿液的无菌状态在治疗后短期存在;几周内,相同的细菌再次复发出现。这种感染往往提示有持续感染灶的存在,鹿角形结石、肠膀胱瘘、易感染的解剖异常如泌尿道的憩室。

(5)重要的定义:① 预防性抗菌治疗:通过抗微生物药物,预防无菌的泌尿道发生感染;② 抑制性抗菌治疗:在没有临床症状但有细菌生长的患者,预防发生临床性感染;③ 院内泌尿系统感染:发生于住院患者的泌尿系统感染。

6. 病因　① 90%的门诊患者和50%左右的住院患者,其病原菌是大肠埃希菌。致尿感型大肠埃希菌与患者粪便中分离出来的大肠埃希菌属同一种菌型,多见于无症状菌尿或无并发症的尿路感染。② 变形杆菌、产气杆菌、克雷伯肺炎杆菌、铜绿假单胞菌、粪链球菌等见于再感染、留置导尿管、有并发症的尿路感染者。③ 白色念珠菌、新型隐球菌感染多见于糖尿病及使用糖皮质激素和免疫抑制药的患者及肾移植后。④ 金黄色葡萄球菌多见于皮肤创伤及吸毒者引起的菌血症和败血症。⑤ 病毒、支原体感染虽属少见,近年来有逐渐增多趋向。⑥ 多种细菌感染见于留置导尿管、神经源性膀胱、结石、先天性畸形和阴道、肠道、尿道瘘等。⑦ 尿路感染易感人群:婴幼儿、孕妇、老年人、脊髓损伤、留置导管、糖尿病、多发性硬化、获得性免疫缺陷综合征、潜在的泌尿道异常。

7. **泌尿系统感染评估的指征** ① 对患者进行详细的评估,包括临床表现、既往史、检查结果、抗感染治疗的反应及反复感染的病史;② 男性泌尿系统感染的临床表现、病史有理由需要评估;③ 女性患者,对于经常发生的、复发的或持续的泌尿道感染有理由需要评估;④ 脓毒血症、发热、泌尿道感染持续7天以上、肉眼血尿、有梗阻因素或结石史都是进一步评估的指征;⑤ 诸如妊娠、糖尿病、免疫抑制状态或其他令人虚弱的疾病也应该考虑。

8. **诊断**

(1)病史采集:① 临床表现:尿路感染相关症状的特点、持续时间及伴随症状;② 既往史、药物史及相关疾病史等:寻找发病的可能原因、伴随疾病、曾经的药物治疗史及可能影响疾病发展、转归的因素等。

(2)体格检查:包括泌尿外生殖器的检查,腹部的体检。盆腔和直肠指诊对鉴别是否合并其他疾病非常有意义,如盆腔、肛周脓肿、前列腺脓肿。

(3)辅助检查

1)实验室检查包括血常规、尿常规、尿涂片镜检细菌、中段尿细菌培养+药敏试验、血液细菌培养+药敏试验、肾功能检查等。

2)影像学检查包括超声、腹部平片、静脉肾盂造影等,必要时可选择CT或MRI检查。

3)对结果的判定:① 对于有症状的女性,诊断膀胱炎要求病原菌 $\geqslant 10^2$ CFU/mL,诊断肾盂肾炎时要求病原菌 $\geqslant 10^4$ CFU/mL。② 对于有膀胱炎症状的男性,病原菌 $\geqslant 10^3$ CFU/mL考虑有临床诊断价值。③ 对于留置尿管或间断性插尿管的患者,要求在过去48 h内已拔除尿管且单次尿管采集的尿液标本或中段尿标本培养出病原菌 $\geqslant 10^3$ CFU/mL才能诊断UTI。④ 若是膀胱穿刺获得的尿液标本,只要培养出病原菌即可诊断 UTI。

二、急性膀胱炎

1. 概述 起病突然,女性患者多见。发病多与性活动或憋尿有关。女性尿道很短,细菌通常易逆行进入膀胱。阴道前庭黏膜内细菌定殖通常发生在感染之前,并由细菌黏附性、上皮的表面与分布表面的液体的接受性特征所决定。雌激素和 pH 影响附着和定殖阴道黏膜。主要防御机制包括阴道黏膜和膀胱黏膜的抗黏附特性,通过排尿的流体动力清除细菌,并改变尿液 pH 和成分可能抑制细菌生长。

2. 危险因素 性活动、子宫帽、杀精剂、泌尿科操作、糖尿病、年龄相关的改变。

3. 临床表现 主要表现是膀胱刺激征,即尿频、尿急、尿痛,膀胱区或会阴部不适及尿道烧灼感;尿频程度不一,严重者可出现急迫性尿失禁。90%的患者通过病史、临床表现即可诊断。

4. 实验室检查 尿混浊、80% ~ 90%的尿液中有白细胞,50%有镜下血尿,常见终末血尿,有时为全程血尿,甚至见血块排出。假阳性的尿液分析结果,可能是阴道正常定植的菌群;而脓尿也可能是泌尿道其他部位的感染。假阴性主要是大量尿液的冲刷及频繁的排尿。亚硝酸盐、白细胞的存在往往提示细菌感染。

5. 全身症状 一般无明显的全身感染症状,体温正常或有低热。

6. 关注点 儿童时期膀胱、肾脏的感染,既往泌尿道手术、操作,尿石症,糖尿病等都提示可能是复杂性感染。如血尿持续或怀疑复杂性感染,进行影像学评估,甚至膀胱镜检查都是必需的。

7. 影像学评估的指征 ① 女性伴有发热；② 男性；③ 怀疑泌尿道梗阻，存在结石、输尿管肿瘤、输尿管狭窄、先天性 UPJ 狭窄、既往泌尿道手术或操作、糖尿病等病史；④ 数天正规的抗炎治疗后症状持续；⑤ 治疗成功后快速复发；⑥ 超声检查作为首选，CT 或 MRI 可以提供更多的解剖学上的疾病信息。

8. 急性膀胱炎治疗

（1）经验性抗菌治疗药物选择：对当地、当前的细菌谱及耐药率的了解是经验性治疗有效的关键；尿液中的浓度也是药物选择的重点；不良反应少、费用低、使用方便也是要考虑的。① 磷霉素氨丁三醇（单次剂量 3 g）和呋喃妥因（5～7天）可以作为首选经验用药，因其发生耐药和不良反应的概率较低；② 氟喹诺酮类药物 3 天疗程非常有效，但应作为二线药物，因其容易发生药物损伤；③ 当其他药物存在禁忌时，也可选择 β-内酰胺类药物，疗程 5 天，以及头孢克肟，疗程 3 天；④ 氨苄青霉素和阿莫西林不应作为经验用药，因其耐药率较高；⑤ 对于男性，以及症状超过 7 天、近期的尿路感染、糖尿病、肾功能不全、使用免疫抑制剂或者有阴道隔膜的女性，建议采用较长疗程的抗菌药物治疗（至少 7 天）。

（2）建议采用 3 天疗法治疗，即口服复方磺胺甲基异噁唑，或氧氟沙星，或左氧氟沙星。由于单剂量疗法的疗效不如 3 天疗法好，目前不再推荐使用。对于致病菌对磺胺甲基异噁唑耐药率高达 10%～20% 的地区，可采用呋喃妥因治疗。

（3）男性患者均应该除外前列腺炎。可口服复方磺胺甲基异噁唑或喹诺酮类药物治疗，剂量同女性，但疗程需要 7 天。

（4）妊娠期急性膀胱炎：可经验性给予呋喃妥因或阿莫西林或二代、三代头孢菌素治疗。然后根据尿培养和药敏试验结果给予 3～5 天抗菌药物治疗。需再行尿培养了解治疗效果。若反复发作急性膀胱炎推荐每日睡前口服头孢呋辛或呋喃妥因直至产褥期,以预防复发。

（5）复发性膀胱炎：经 3～5 天经验性治疗后，症状持续，需进一步评估，加尿培养与药敏试验。复发的膀胱炎，前次的尿培养结果很重要的意义，近 95% 为同种细菌感染。同时出现多种病原菌感染，需考虑肠膀胱瘘的疾病，如克罗恩病、肠道肿瘤等。

三、急性肾盂肾炎

1. 概述 急性肾盂肾炎是肾实质与集合系统的急性感染，90% 以上是由大肠埃希菌所致。尿路逆行感染最常见，血行感染少见；通常存在肾外感染灶。

2. 易发因素 梗阻、膀胱输尿管反流、结石、神经源性膀胱、糖尿病、免疫功能低下、妊娠、导管相关。

3. 临床表现 因为是肾实质的感染，故多有发热、寒战、乏力，患侧腰部疼痛；一半以上的患者可有尿频、尿急、尿痛等膀胱刺激征，血尿；可有恶心、呕吐等消化道症状，甚至麻痹性肠梗阻；患侧脊肋角有明显的压痛或叩击痛等。

我们的经验：尿路刺激症状，女性伴有发热或腰部不适、男性排除急性前列腺炎，即可考虑急性肾盂肾炎。

4. 实验室检查 尿常规显示白细胞升高，镜下或肉眼血尿；血、尿培养及药敏有助于明确感染菌种，利于后期选用敏感抗生素。常伴有血白细胞计数升高和血沉增快，仁济泌尿更常应用的 C 反应蛋白、降钙素原也会明显升高。进展迅速或起病急，要注意检查的全面性，要包括血糖、酮体、静脉血气、肝肾功能、血淀粉酶等。

5. 分类 急性肾盂肾炎、局灶性细菌性肾盂肾炎、多灶性细菌性肾盂肾炎、肾脓肿、肾周脓肿、气性肾盂肾炎，以及黄色肉芽肿性肾盂肾炎。

（1）急性肾盂肾炎常见于糖尿病患者，由产气细菌如大肠埃希菌糖酵解产生CO_2，肾实质、肾周可见气体。

（2）黄色肉芽肿性肾盂肾炎，可见于大肠埃希菌或变形杆菌等感染的一种不典型肾实质感染，一般有发热、腰痛，尿中白细胞升高病史，影像学上与肾细胞癌相混淆。所以病史是诊断的关键所在。

（3）肾脓肿：位于肾实质（皮质、髓质或囊肿）内的化脓性病灶。

（4）肾周脓肿：位于肾周筋膜内的化脓性病灶，多伴有肾脓肿。

6. 血行感染　多为革兰阳性菌，最常见金黄色葡萄球菌；逆行感染多为G^-菌，常见为大肠埃希菌、克雷伯菌、变形杆菌等；约1/4为混合感染。

7. 影像学检查　常规建议影像学检查，B超为首选，如有阳性发现或症状进展，建议常规行泌尿系CT检查，有助于排除梗阻等其他因素。

8. 治疗

（1）一旦怀疑急性肾盂肾炎应及时静脉使用抗生素。

（2）使用抗生素前留取血、尿培养加药敏。

（3）抗生素经验性使用三代以上头孢菌素、抗β-内酰胺酶青霉素或氟喹诺酮类，后期根据药敏结果进行调整。

经验性抗菌药物选择：① 氨苄青霉素、阿莫西林、阿莫西林-克拉维酸、复方新诺明、氟喹诺酮类药物、呋喃妥因、磷霉素氨丁三醇都不建议作为急性肾盂肾炎的经验性用药。② 对于非复杂性社区获得性急性肾盂肾炎，若没有感染产超广谱内酰胺酶（ESBL）肠杆菌科细菌的危险因素，可以经验性使用头孢呋辛或三代头孢菌素。若患者对上述药物过敏，可选用氨基糖苷类、氨曲南或者磷霉素；碳青霉烯类也可选用。③ 对于社区获得性急性肾盂肾炎且有感染产超广谱内酰胺酶肠杆菌科细菌的危险因素（至少2个），或者先前有产ESBL细菌感染/定植史，可选择碳青霉烯类抗菌药物或哌拉西林–他唑巴坦可作为次选。对青霉素过敏者，可选择丁胺卡那霉素或静脉磷霉素钠，碳青霉烯类也可在严密监测下使用。④ 对于院内获得性急性肾盂肾炎，建议选用能对抗假单胞菌的碳青霉烯类，次选Ceftolozane/他唑巴坦或哌拉西林–他唑巴坦。对于重症感染脓毒症，可考虑联合丁胺卡那霉素。对青霉素过敏者，可选择氨曲南、丁胺卡那霉素或静脉磷霉素钠联合丁胺卡那霉素，碳青霉烯类也可在严密监测下使用。⑤ 对于院内获得性急性肾盂肾炎且出现脓毒症或有可能并发心内膜炎者，建议覆盖肠球菌。⑥ 若使用氨基糖苷类，建议疗程小于5天。

（4）抗生素使用的疗程至少1～2周，根据情况可延长至6周。

（5）发现有继发因素的要尽快解除或控制，如梗阻、糖尿病、脓肿。在用药期间的方案调整和随访很重要，应每1～2周做尿培养，以观察尿菌是否阴转。在疗程结束时及停药后第2周、6周应分别做尿细菌定量培养，以后最好能每个月复查一次。

（6）妊娠期急性肾盂肾炎发生率1%～4%，多发生于妊娠后期。可选择头孢曲松，或氨曲南，或哌拉西林+他唑巴坦，或头孢吡肟，或氨苄西林治疗。根据尿培养或血培养及药敏试验结果给予抗菌药物静脉输液治疗，临床症状明显改善后，可改为口服抗生素治疗。总疗程至少14天。

（7）如为产气细菌感染，常合并糖尿病，需控制血糖，必要时外科清创引流。

四、无症状菌尿

1. 无症状菌尿　是一种隐匿性尿路感染，多见于老年女性和妊娠期妇女,患者无任何尿路感染症状,发病率随年龄增长而增加。

2. **临床表现**　无症状菌尿是指仅尿中存在显著数量的细菌,但不存在局部或全身性症状或体征。常常提示细菌的繁殖。

（1）女性,连续2次洁净尿标本培养出相同病原菌,菌落数量≥105 CFU/mL,或者尿液细菌培养阳性+尿液亚硝酸盐阳性（不同标本）。

（2）男性,一个尿液标本培养出病原菌≥105 CFU/mL。

（3）留置尿管或间断性插尿管的患者,要求在过去的48 h内已拔除尿管且单次尿管采集的尿液标本或中段尿标本培养出病原菌≥105 CFU/mL。

3. **不适用人群**　对于绝经前非妊娠妇女、糖尿病患者、老年人、脊髓损伤及留置导尿管的无症状菌尿的患者不推荐抗菌药物治疗。

4. **敏感抗生素治疗**　对于经尿道行前列腺手术或其他可能导致尿路黏膜出血的泌尿科手术或检查的无症状性细菌尿患者,应该根据细菌培养结果采取敏感抗生素治疗。

5. **在某些特定的情况下推荐治疗**　① 妊娠妇女:3天的阿莫西林、口服头孢菌素,或TMP/SMX;除了在妊娠末3个月。② 在泌尿系统操作、内镜或手术前。③ 移除长期留置的导管后。④ 肾移植患者或其他免疫抑制患者。⑤ 儿童。

6. **妊娠期间无症状菌尿治疗**　发生率为4% ~ 7%,常发生于妊娠第1个月,40%的病例可进展为急性肾盂肾炎,因此建议在妊娠早期应常规进行尿液检查,以便及时发现。目前建议应该抗感染治疗,根据药敏试验结果给予3 ~ 5天抗菌药物治疗。可选用呋喃妥因、阿莫西林、阿莫西林/克拉维酸钾。停药后1周来医院复查尿培养,以后每个月复查一次,直到妊娠结束。对于反复出现无症状菌尿者,可以在妊娠期间采取抗生素预防措施,于每晚睡前服用呋喃妥因或头孢氨苄。

五、复杂性尿路感染

1. 临床表现 差异很大,可伴或不伴有临床症状(如尿频、尿急、尿痛,排尿困难,腰背部疼痛,脊肋角压痛,耻骨上区疼痛和发热等)。

2. 伴随疾病 常伴有增加感染或治疗失败风险的其他疾病,如糖尿病、泌尿系梗阻、肾功能不全、免疫力低下等。

3. 后遗症 导致的后遗症较多,最严重和致命的情况包括尿脓毒血症和肾功能衰竭。

4. 复杂性尿路感染的治疗

(1)方案取决于疾病的严重程度。

(2)留取尿液、血液样本培养后,经验性静脉使用广谱抗生素治疗。在用药期间,应该及时根据病情变化和(或)细菌药敏试验结果调整治疗方案,部分患者尚需要联合用药,疗程至少为10～14天。

(3)除抗菌药物治疗外,还需同时处理泌尿系解剖功能异常,以及治疗合并的其他潜在性疾病,若有必要,还需营养支持治疗。

(4)应该及时有效控制血糖、酸中毒等基础疾病,必要时需要与内科等相关专业医师共同治疗。单纯使用抗生素治疗很难治愈。

六、导管相关的尿路感染

导管相关的尿路感染是最常见的院内感染。导管留置时间的延长,细菌繁殖的风险随之增加,30天几乎100%存在。

1. 导管相关的无症状菌尿 一般不推荐使用抗生素治疗。

推荐进行治疗的情况包括：① 毒力较强的微生物造成的院内感染；② 可能出现严重并发感染风险的患者；③ 泌尿系统手术的患者；④ 某些可引起高菌血症发生率的菌株感染；⑤ 年龄较大的女性患者移除导管后可能需要短期治疗。

2. 有症状的感染

（1）在尿培养及应用抗菌药物治疗前更换留置时间超过7天的导管；或采用其他方式引流，如阴茎套引流、耻骨上膀胱造瘘引流等；如无必要，建议去除导管。

（2）根据尿培养及药敏试验结果选用有效抗生素。

（3）初始可根据经验选用广谱抗生素治疗，之后根据培养结果调整抗生素使用。① 症状较轻者可采用口服用药，一般用药5～7天；② 症状较重、发热、血培养阳性及胃肠道给药有困难者可选用胃肠外给药，如肌内或静脉注射给药；③ 病情严重者一般静脉广谱抗菌药物10～14天，亚胺培南、美罗培南、哌拉西林/他唑巴坦是最有效的抗菌药物；④ 偶有念珠菌感染，可采用抗真菌治疗。

（4）不推荐长期无根据使用抗生素治疗。

（张连华）

第三节　泌尿生殖系统特异性感染

泌尿生殖系统特异性感染主要包括泌尿系统结核（详见泌尿系统结核章节）、泌尿系统寄生虫感染，以及泌尿系统真菌感染。

一、泌尿生殖系统血吸虫病

泌尿系统血吸虫病是由血吸虫引起的一种慢性疾病,全球数亿人均受到血吸虫的威胁。其中在中东地区和非洲地区较多见。血吸虫主要分为三类,其中日本血吸虫和曼氏血吸虫主要为肠血吸虫,而埃及血吸虫是最常见的泌尿生殖系统血吸虫。

埃及血吸虫是最常见的泌尿生殖系统血吸虫,主要分布于非洲和中东地区。

1. 病因 血吸虫尾蚴穿透人体皮肤进入人体内后开始迁移、生长、配对并产卵。虫卵会沉积于膀胱、输尿管黏膜下及肌肉内引起嗜酸性粒细胞性肉芽肿,导致膀胱黏膜增厚、纤维化、膀胱挛缩,以及输尿管纤维化并引起梗阻及肾积水。

2. 临床症状 与尾蚴初次接触时会有严重的瘙痒。当感染血吸虫后,大量的童虫进入循环系统后可以引起发热、咳嗽、畏寒、虚弱和肌肉痛等症状。当疾病进入慢性期后,大量虫卵开始沉积于膀胱、输尿管壁等生殖系统组织中,往往会引起血尿、尿频、尿急、尿痛等症状,病情进展后期可能出现膀胱严重纤维瘢痕化而导致排尿困难、膀胱溃疡等。同时虫卵往往会导致输尿管下端发生纤维瘢痕化,导致输尿管狭窄,继而引起肾积水。

3. 诊断 患者往往有疫区疫水接触史,尿液检查中可看到明显红细胞和白细胞,尿沉渣中可以找到血吸虫卵。膀胱镜可以看到膀胱黏膜下沉积的虫卵如沙粒样,并可见以虫卵为中心的肉芽肿,同时可以取膀胱黏膜活检可以找到虫卵。X线片可以用来评估血吸虫病后遗症及并发症的重要检查。可以看到膀胱壁明显钙化,呈蛋壳样改变。

4. 治疗 首选治疗为药物治疗,吡喹酮治疗血吸虫病效果很好,剂量为40 mg/kg体重,每天1次或分次给药。如果药物治疗后出现晚期并发症必要时再考虑手术治疗，主要包括输尿管狭窄行输尿管膀胱再植术、膀胱挛缩行回肠膀胱扩大术，如果引起双侧输尿管梗阻可以行置管或经皮肾穿刺引流术等。

二、泌尿生殖系统丝虫病

丝虫病是由斑氏丝虫和马来丝虫在人体淋巴系统内寄生而引起的疾病，其中斑氏丝虫在人类淋巴系统丝虫病占90%。丝虫病主要引起急性淋巴管炎，睾丸鞘膜积液、肢体象皮肿和乳糜尿为主要特征的慢性淋巴管扩张。

1. 流行病学　丝虫病主要分布于亚洲、非洲、拉丁美洲、大洋洲等地区，在我国也广泛流行。

2. 病因　丝虫病主要为侵袭并损害人体淋巴系统，导致淋巴液循环障碍而导致一系列症状。

3. 临床症状　丝虫病在急性期可以引起急性淋巴结和淋巴管炎导致腹股沟区淋巴结肿大伴疼痛，而后引起下行性淋巴管炎与小腿及足部的弥漫性毛细淋巴管炎。在慢性期，由于引起明显的淋巴管堵塞，可以引起精索淋巴管炎，睾丸鞘膜积液、阴囊阴茎象皮肿、乳糜尿等表现。

4. 诊断　有丝虫流行区居住或接触史，既往有急性或慢性淋巴管炎病史，或有乳糜尿病史，查体如有腹股沟淋巴结肿大、鞘膜积液、阴囊或下肢的象皮肿。

5. 实验室检查　血液检查中可以发现嗜酸性粒细胞数量明显增加，外周血检查中发现微丝蚴可以确诊。

6. 治疗　目前丝虫病的治疗以药物治疗为主，海群生是丝虫病治疗的特效药。患者按照6 mg/kg体重剂量分3次服用，一般服用2周。同时也可以联合使用伊维菌素和阿苯达唑。

三、泌尿生殖系统真菌感染

真菌也称霉菌,除白色念珠菌属外,原发性的真菌感染很少累及泌尿生殖系统,真菌性尿路感染的发病率增加,部分原因是广泛使用抗生素,同时也可能与长期或不适当的留置尿导管有关。

1. 病因　大剂量使用广谱抗生素、长期应用皮质醇类固醇激素或免疫抑制剂、机体抵抗力下降,患有长期慢性消耗性疾病等因素都会导致泌尿系统真菌感染。

2. 临床症状　泌尿系统真菌感染最常见的疾病有念珠菌性肾盂肾炎,主要表现为明显的发热、腰部疼痛,尿液中可出现胶冻样物或白色霉菌团块。当大量念珠菌通过输尿管时可引起输尿管梗阻而导致无尿,或表现为肾绞痛症状。当念珠菌进入膀胱可以引起膀胱念珠菌病,患者往往可以有尿路刺激症状,同时尿液沉渣中可以见到假菌丝和孢子。

3. 诊断　根据患者的病因和临床表现,同时结合实验室的病原学检查,诊断往往不难。根据涂片镜检、染色镜检可以找到假菌丝和孢子,尿培养也可以确诊。

4. 治疗　首先去除病因,同时根据培养结果使用抗真菌药物。常用的抗真菌药物主要包括氟康唑、伊曲康唑、两性霉素B等。

(金迪)

第四节　尿源性脓毒血症

脓毒症是机体对感染的一种复杂的炎症反应,具有较高的病死率,是非心脏重症监护患者死亡的主要原因。根据解剖位置不同，9% ～ 31%的脓毒症病例来源于泌尿系统感染，因此被称为尿源性脓毒血症。随着人口老龄化趋势，泌尿系统的并发症（如与留置导尿管相关的并发症）预计将变得更加常见。严重脓毒症的病死率因感染来源不同而不同，总病死率为55.2%。尿源性脓毒症预后较好，严重尿源性脓毒血症病死率为20% ～ 40%。通常而言，尿源性脓毒血症在男性比女性更常见。

一、病因与发病机制

1. 病因　尿源性脓毒血症是泌尿系统感染的结果。肠杆菌科细菌是最常见的致病菌，包括大肠埃希菌、奇异变形杆菌、克雷伯菌属。还可见铜绿假单胞菌和部分革兰阳性球菌，如肠球菌。有败血症风险的患者更有可能因泌尿系统感染而发生菌血症。梗阻性泌尿系统疾病可导致78%的泌尿系统败血症。在一项涉及205例泌尿系统败血症的研究中，43%是泌尿系统结石，25%是前列腺增生，18%是泌尿系统肿瘤，14%是由其他泌尿系统疾病引起。

2. 病理机制　脓毒症的病程和严重程度既取决于机体的致病性，也取决于患者免疫反应的性质和程度。当感染存在时，细菌或细菌细胞壁的成分作为病原体致病相关分子模式（PAMP），与巨噬细胞、中性粒细胞和内皮细胞或泌尿道上皮细胞表面的模式识别受体（PRR）结合。转录因子NF-κB介导促炎细胞因子IL-6、IL-12和肿瘤坏死因子α的产生。

进一步的介质（趋化因子、前列腺素、血栓素和白三烯）的产生增加了"炎症风暴"。高迁移率族蛋白B1（HMGB-1）作为一种有败血症风险的患者更有可能发展为菌血症危险相关分子模式（DAMP），或在败血症晚期由巨噬细胞产生，也与PRR结合。Wagen lehner等提出尿源性脓毒血症的存活率高于其他原因引起的脓毒血症,部分原因可能是泌尿系外科手术清除感染性病灶所致的组织损伤程度较轻所致,其中微创手术包括输尿管狭窄内支架置入术和经皮肾造瘘术。

(1)对免疫系统的影响:感染激活补体系统和自然免疫系统,导致大规模的促炎症反应。造血生长因子刺激中性粒细胞的产生,释放蛋白酶和氧自由基等杀菌物质。淋巴细胞也会受到刺激,产生抗体,并产生细胞介导的免疫反应。内皮细胞被诱导产生一氧化氮(NO),进而降低血管张力,引起低血压状态。受损的内皮细胞异常渗透,随后水肿。随后是一个相反的抗炎(免疫抑制)阶段,这是导致脓毒症的高病死率及后期脏器衰竭的过程。巨噬细胞和中性粒细胞可能会死于免疫麻痹,而淋巴细胞和树突状细胞表现出很高的凋亡率。

(2)对凝血系统的影响:过度激活的补体系统与凝血系统密切相关。内皮细胞和中性粒细胞表面受体上调,导致相互黏附性增加。此外,凝血系统被内皮合成的纤溶酶原激活剂抑制剂激活,易发生血栓形成和弥散性血管内凝血(DIC)。低抗凝血酶Ⅲ水平,血小板计数下降可能是DIC的第一个征象。同时,蛋白C等抗凝物质被抑制,促进全身凝血,导致微循环功能不全和组织缺氧。

二、临床表现

快速诊断是早期目标导向治疗的关键。在评估尿源性脓毒症时,既要注意脓毒症的定义标准,也要注意指出感染根本原因的症状和体征:腰部疼痛和压痛(可能与放射痛有关)、排尿困难/尿潴留、阴囊和(或)前列腺疼痛。在男性中,体格检查必须包括直肠指诊(压痛表示前列腺炎,有波动性肿块表示前列腺脓肿)和睾丸触诊(压痛、局部温度升高和肿胀表示附睾炎)。留置导尿管可能是引起感染的原因之一。

三、诊断

1. 实验室检查

(1)血培养:经验性抗生素治疗应在血培养完成后开始(至少2~3套),最好是通过无菌外周静脉穿刺留取血标本。在疑似尿源性脓毒血症的患者中,只有大约30%的血培养呈阳性。留取的血标本应尽量充满血培养瓶,因为阳性率也取决于培养瓶中的血容量(每减少1 mL容量,假阴性了升高3%)。

(2)尿液检测:所有尿源性脓毒血症患者在开始抗生素治疗前必须进行尿液检测,包括尿常规检测和中段尿培养。但中段尿培养对梗阻性肾盂肾炎的诊断价值有限,因为感染负荷最高的尿液往往在梗阻部位以上(敏感性为30.2%,特异性为73%)。

(3)生物标志物:仅靠生物标志物不能诊断尿源性脓毒血症。在目前可供选择的炎症标志物中,降钙素原(PCT)常被用于确认或排除脓毒症。PCT比急性时相蛋白CRP更可靠,并能将细菌感染与其他类型的感染区分开来。

PCT低于0.5 ng/mL可以排除严重的脓毒症或脓毒症休克,若超过2 ng/mL极有可能导致严重的脓毒症或脓毒性休克。在一项前瞻性的多中心队列研究中,用0.25 ng/mL的PCT临界值判断泌尿系统感染伴发热患者菌血症的敏感性为95%(95%可信区间为0.89~0.98),特异性为50%(95%可信区间为0.46~0.55)。不止一项研究(ProHOSP,ProRata)显示,使用PCT指导抗菌药物治疗可以缩短脓毒症患者使用抗生素的时间,且不会提高病死率。

细胞因子IL-6也是脓毒症的标志物,其浓度在泌尿系统感染并发热时升高。然而,与PCT和CRP不同的是,IL-6的测量尚未被纳入临床标准。检测与脓毒症相关的特异性RNA和通过扩增技术(如聚合酶链反应)直接显示特定细菌的DNA目前已经是临床上的研究热点。

2. 影像学检查 超声显像以其快速、广泛的应用前景成为首选的尿源性脓毒血症影像学检查方法。常应用于肾积水、肾脓肿和前列腺脓肿。泌尿系统脓肿应在超声(或其他放射学)引导下穿刺,取出的脓液应进行相关的微生物学检测。如果不清楚是否存在梗阻性肾盂肾炎,或仅存在扩张的肾盏系统,则可考虑对肾盂进行诊断性穿刺。如果超声检查结果不明确,建议进行腹部CT检查,以便早期识别导致或加重尿源性脓毒血症的异常解剖因素。

四、治疗

在一项涉及260名患者的试验中,Rivers等表明目标导向治疗(EGDT)可降低严重脓毒症和脓毒症休克的病死率,将病死率从46.5%降至30.5%。Kumar等确认脓毒症干预启动时间是影响预后的重要因素。在诊断脓毒症休克后1 h内开始经验性抗生素治疗与80%的生存率相关。抗生素启动每延迟1～2 h,患者存活率平均下降7.6%。EGDT目前是有争议的,更多的研究指出,严格遵守EGDT方案没有显著的生存效益。

一般来说,尿源性脓毒血症目前有三种治疗方案:病因导向治疗(抗生素治疗和清除感染病灶)、支持治疗(血流动力学和呼吸循环稳定)、辅助治疗(糖皮质激素和胰岛素治疗)。

1. 病因导向治疗

(1)尿源性脓毒血症应在诊断后1 h内,在送检血和尿标本培养后,根据预判病原菌谱启动抗菌药物治疗方案。鉴于毛细血管渗漏导致水肿形成,以及由高动力循环或多器官功能障碍导致清除率低,一般应先给予大剂量抗生素,随后在治疗过程中减少剂量。这一考虑首先适用于亲水性的、经过肾脏清除的抗生素(β-内酰胺类抗生素和氨基糖苷类抗生素)。

(2)相比之下,氟喹诺酮类药物是浓度依赖性的,几乎不受表观分布容积变化的影响;它们的剂量只应在肾滤过率升高的情况下加以调整。

(3)MAXSEP试验显示,经验性联合使用抗生素治疗没有额外的益处。每天都应该重新评估抗生素方案,以期达到潜在的缓解,同时避免耐药性的产生和不必要的费用增加。

(4)消除感染病灶和早期控制复杂因素是病因导向治疗的重要组成部分。对于泌尿道梗阻上方的肾脏感染,可行输尿管内支架植入或经皮肾造瘘术。荟萃分析没有显示这两种方法中的任何一种优于另一种;它们之间的选择可以单独进行。由残余尿量大或急性尿潴留(即使没有脓尿)引起的尿源性脓毒血症,需要留置导尿;在急性前列腺炎或附睾炎的情况下,应使用耻骨上膀胱造瘘术。

(5)需要治疗的脓肿或受感染的淋巴囊可在超声(或其他放射学)引导下插入导管引流。在这种情况下,临床决策不仅应根据解剖细节(如输尿管狭窄),还应根据患者的凝血状态(可能受治疗性抗凝的影响)。

2. 支持治疗 支持治疗的主要目的为使得脓毒血症患者血流动力学稳定,并促进组织提供充足的氧气供应。一旦怀疑尿源性脓毒血症,应在15 min内开始静脉输注等渗晶体液,目标是在第1 h内给予至少30 mL/kg体重的补液量(如果发生充血性心力衰竭,请谨慎处理)。

根据VISEP、CRYSTMAS、6S和CHEST试验的结果,胶体

HAES溶液不再推荐用于治疗严重脓毒症和脓毒症休克,如需要使用胶体液进行容量补充,可以考虑输注人血白蛋白。

低水平的平均动脉压(MAP < 65 mmHg)是使用血管活性药物的指征。去甲肾上腺素是首选的血管活性药。如果心输出量低,液体复苏仍为首选治疗。正性肌力药物多巴酚丁胺[20 μg/(kg·min)]是首选的儿茶酚胺类药物。一旦组织灌注正常,在无冠心病的情况下,血红蛋白低于7 g/dL的贫血应输注浓缩红细胞治疗。小剂量多巴胺[5 μg/(kg·min)]目前已不推荐用于肾脏保护治疗。

动脉血氧饱和度高于93%和中心静脉血氧饱和度至少为70%应该是一个早期目标。当患者血流动力学稳定,而单独面罩供氧无法达到上述指标时,应该在小潮气量(6 mL/kg体重)峰值压力不高于22.5 mmHg的情况下进行肺保护性通气。

3. 辅助治疗　辅助治疗是与支持性治疗同时进行的。早期的随机对照试验显示大剂量糖皮质激素治疗使脓毒症休克患者获益,但CORTICUS试验显示使用糖皮质激素组患者病死率呈升高趋势(尽管差异无统计学意义),而使用小剂量糖皮质激素治疗重叠感染的风险更高。只有在脓毒症休克且已经使用血管活性药物药和液体复苏疗法,但仍有无法纠正的休克状态时,才能将氢化可的松(200 mg/d)作为最后的治疗方法。

对于脓毒症患者,常规胰岛素治疗优于强化胰岛素治疗。在VISEP试验中,接受强化治疗的患者中有17%出现严重低血糖(血糖 < 40 mg/dL),而接受常规治疗的患者中有4.1%(30例)出现严重低血糖。此外,NICE-SUGAR试验显示,由于强化胰岛素治疗,病死率增加了2.6(27.5% *vs.* 24.9%,*P*=0.02)。因此,没有表明严格的血糖控制可以使得患者获益;相反,血糖目标应设定在110 ~ 180 mg/dL,并每隔1 ~ 2 h定期测量血糖,对于预后水平的改善存在一定的作用。

在对9项小规模研究进行荟萃分析的基础上,目前的德国指南指出,在治疗严重脓毒症和脓毒症休克时,可以考虑静脉注射硒(一种氧自由基清除剂)。然而,其真实效果有待进一步多中心研究证实。

4. 新的治疗方法 针对炎症细胞因子的大量分泌("炎症风暴")。在最初的病例报道中,在持续的静脉-静脉血液透析过程中,体外细胞因子吸附与中等大小分子(10～50)的浓度相关,但有特定的过滤作用,显著降低了最初高浓度的IL-6、IL-1β和肿瘤坏死因子-α的浓度,并减少了对血管活性药物的需求。这种治疗方法尚有待于在随机、多中心试验中进一步评估疗效。

五、小结

尿源性脓毒血症通常可以在病程早期被发现,并通过基本的诊断性评估,包括体格检查、尿液分析、实验室相关血液指标检测,以及泌尿系统超声检查等与其他病因导致的脓毒血症相鉴别。一旦诊断尿源性脓毒血症,应立即开始治疗。快速诊断和(通常)微创病灶清除可以改善此类患者预后。尽管如此,标准化治疗流程,以及在急性疾病期间和之后的多学科合作将是进一步提高诊疗治疗的不可或缺的先决条件。

(皋源)